Oliver Sacks

On the Move
A Life

道程
オリヴァー・サックス自伝

オリヴァー・サックス
大田直子 訳

早川書房

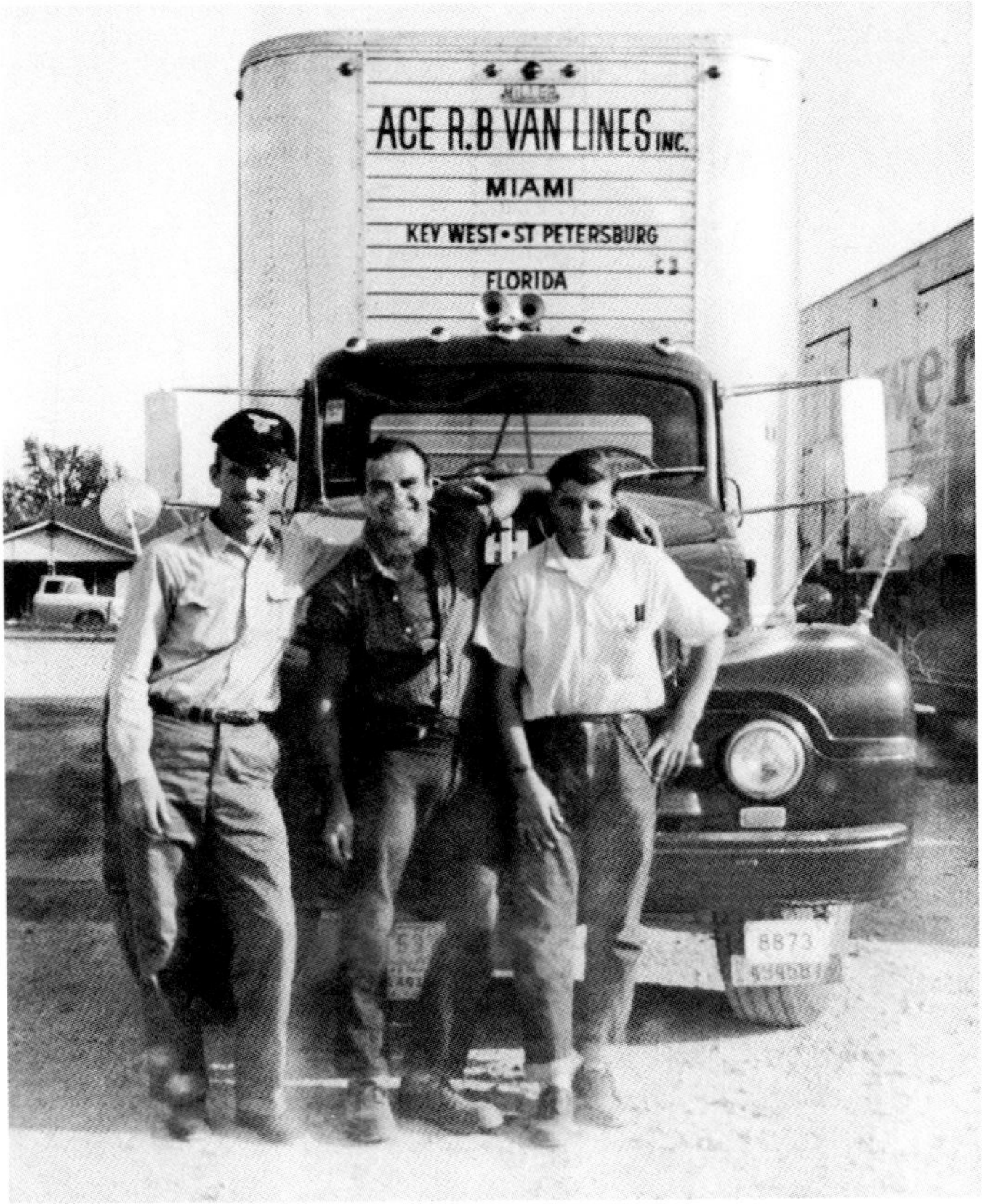

1961年5月、トラック仲間のマックとハワードとともに、路上で。

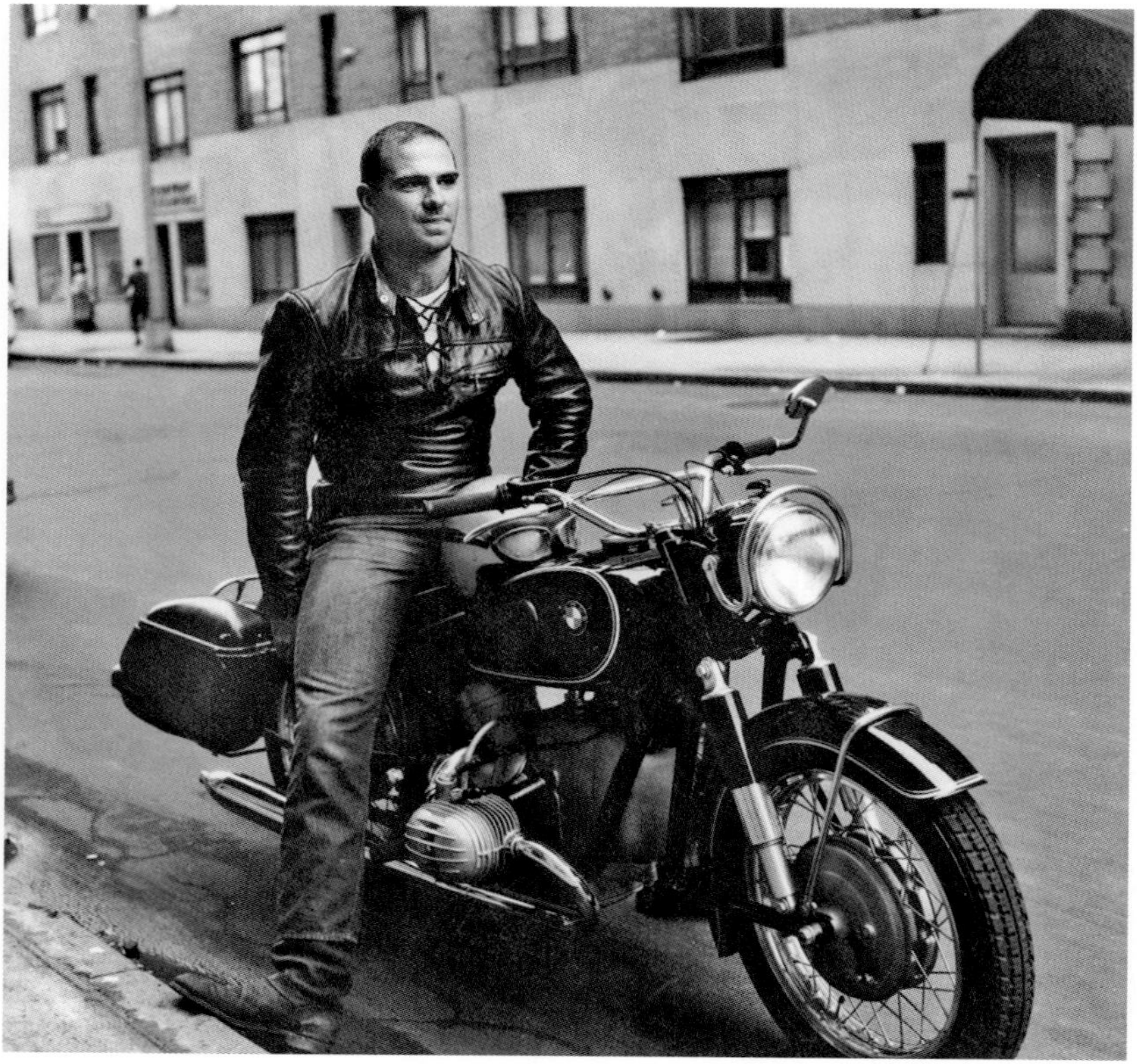

1961年、グリニッチヴィレッジにて、新しいBMW R60と。

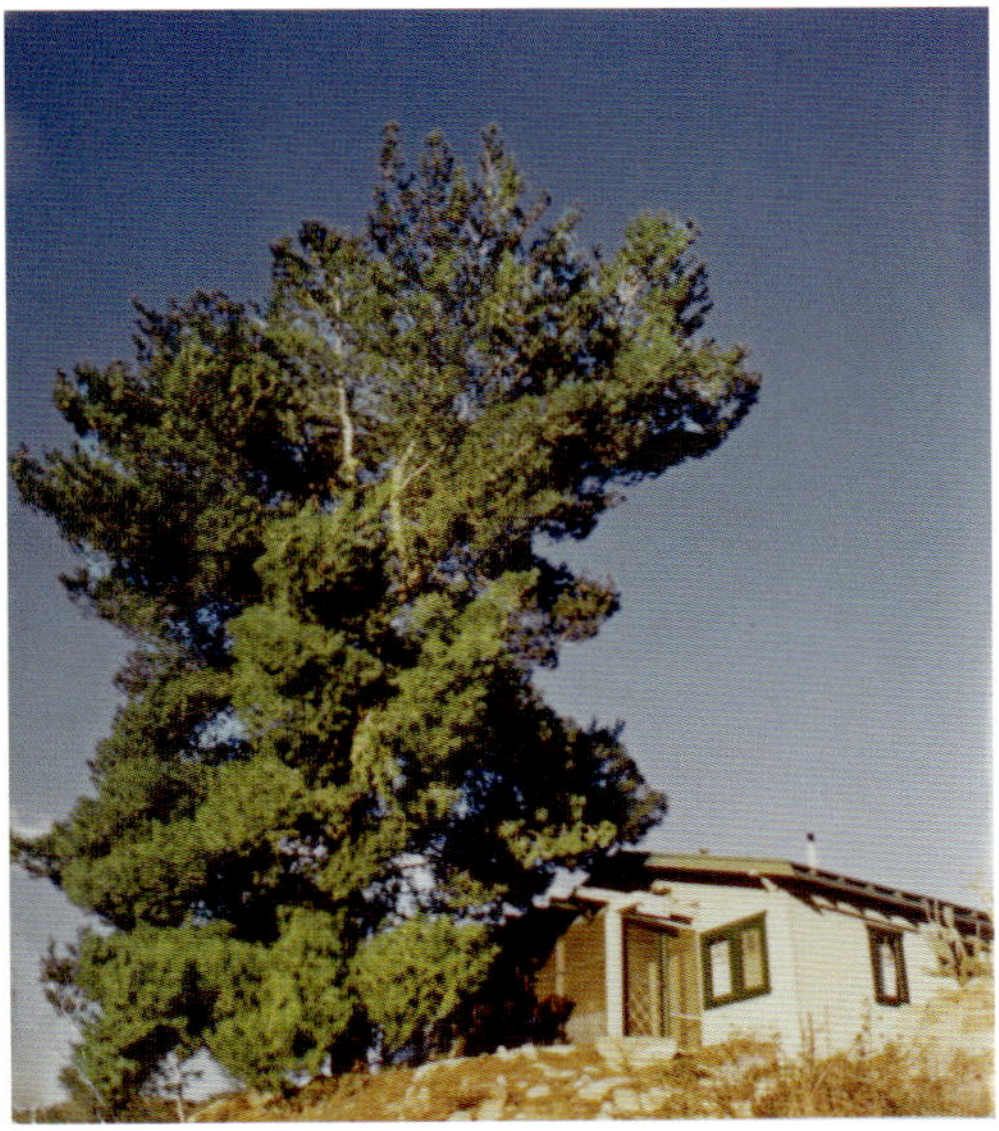

トパンガキャニオンに
手に入れた小さな家。

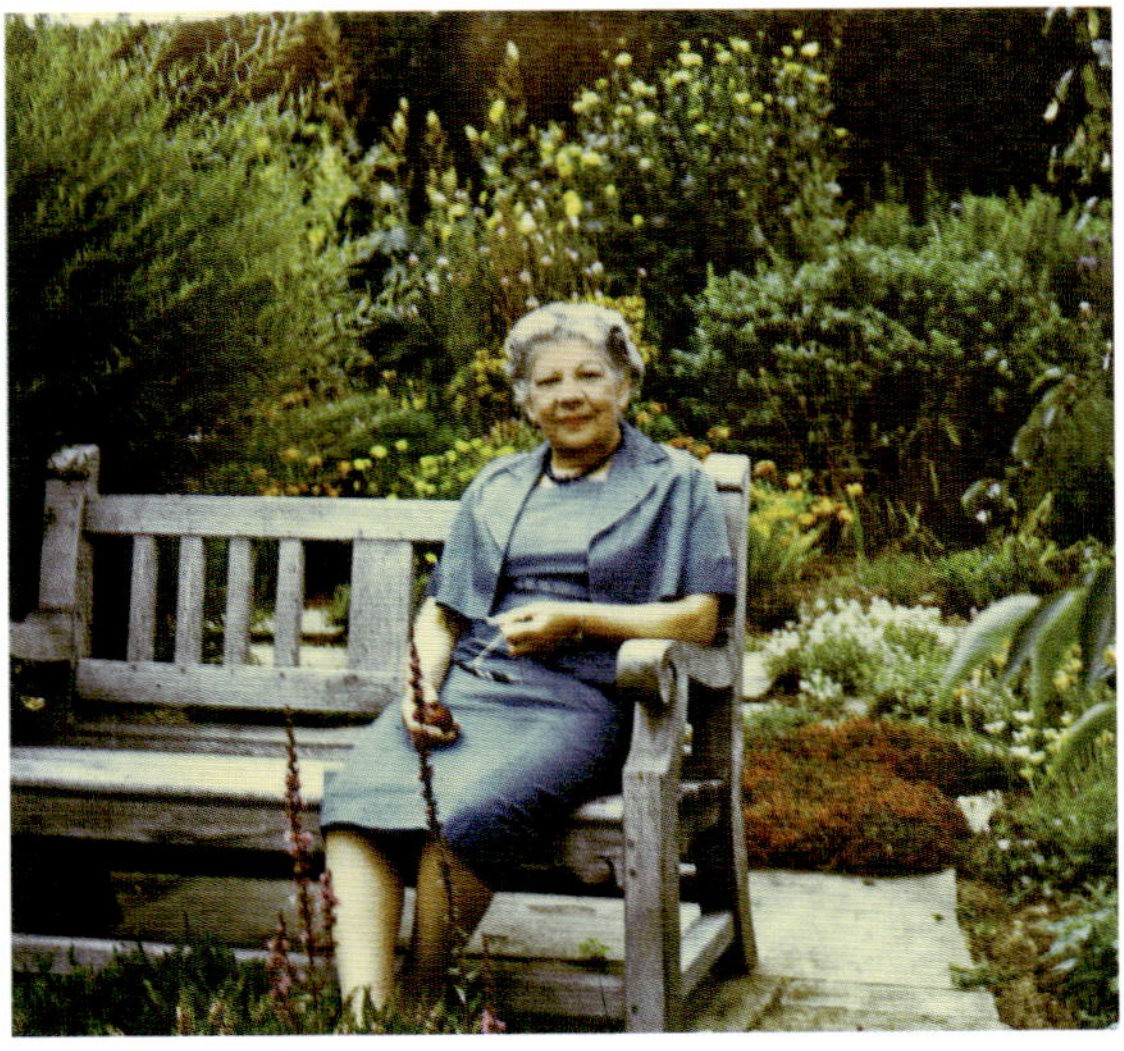

レニーおばさん。

1974年にノルウェーで起きた
足の事故から回復中。

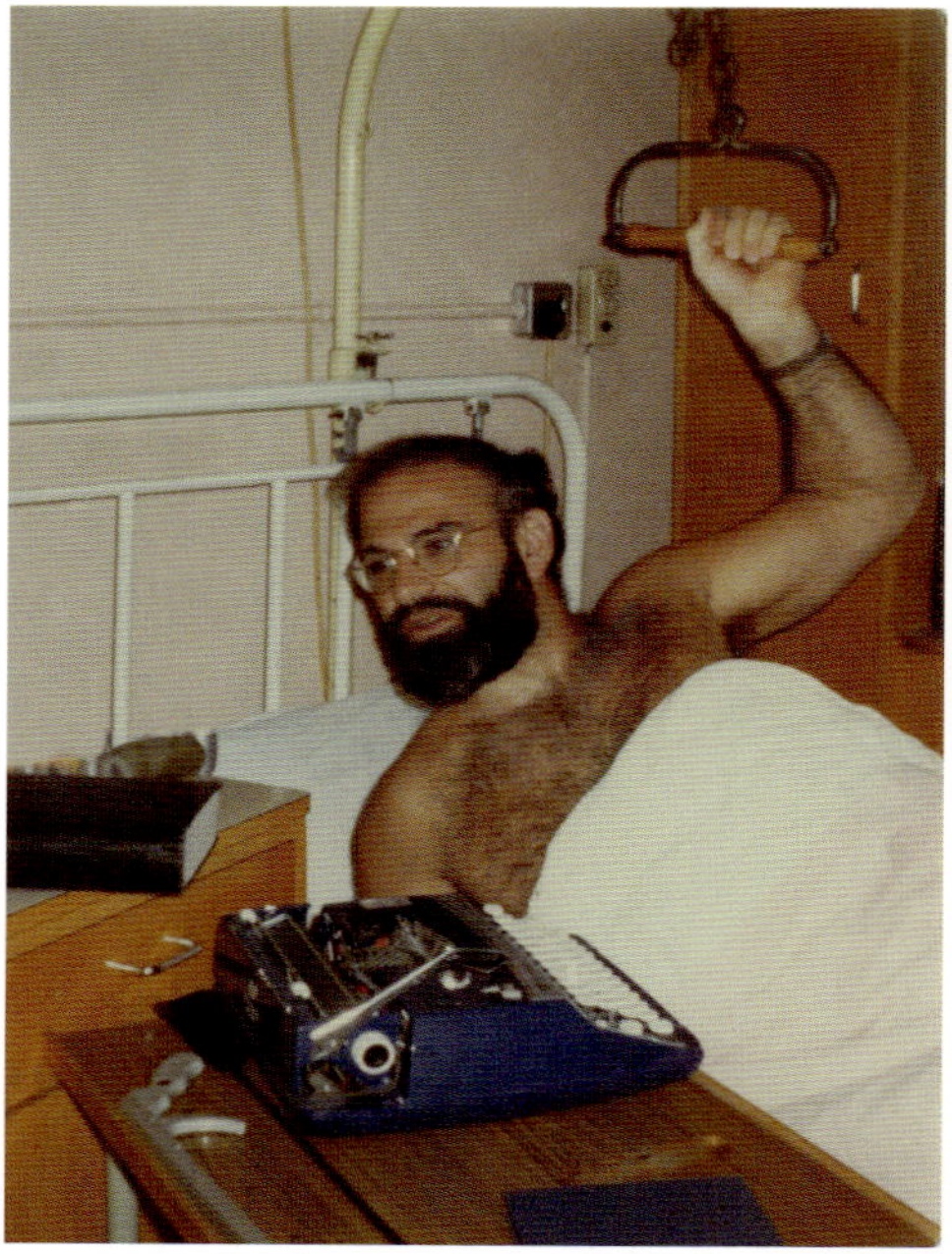

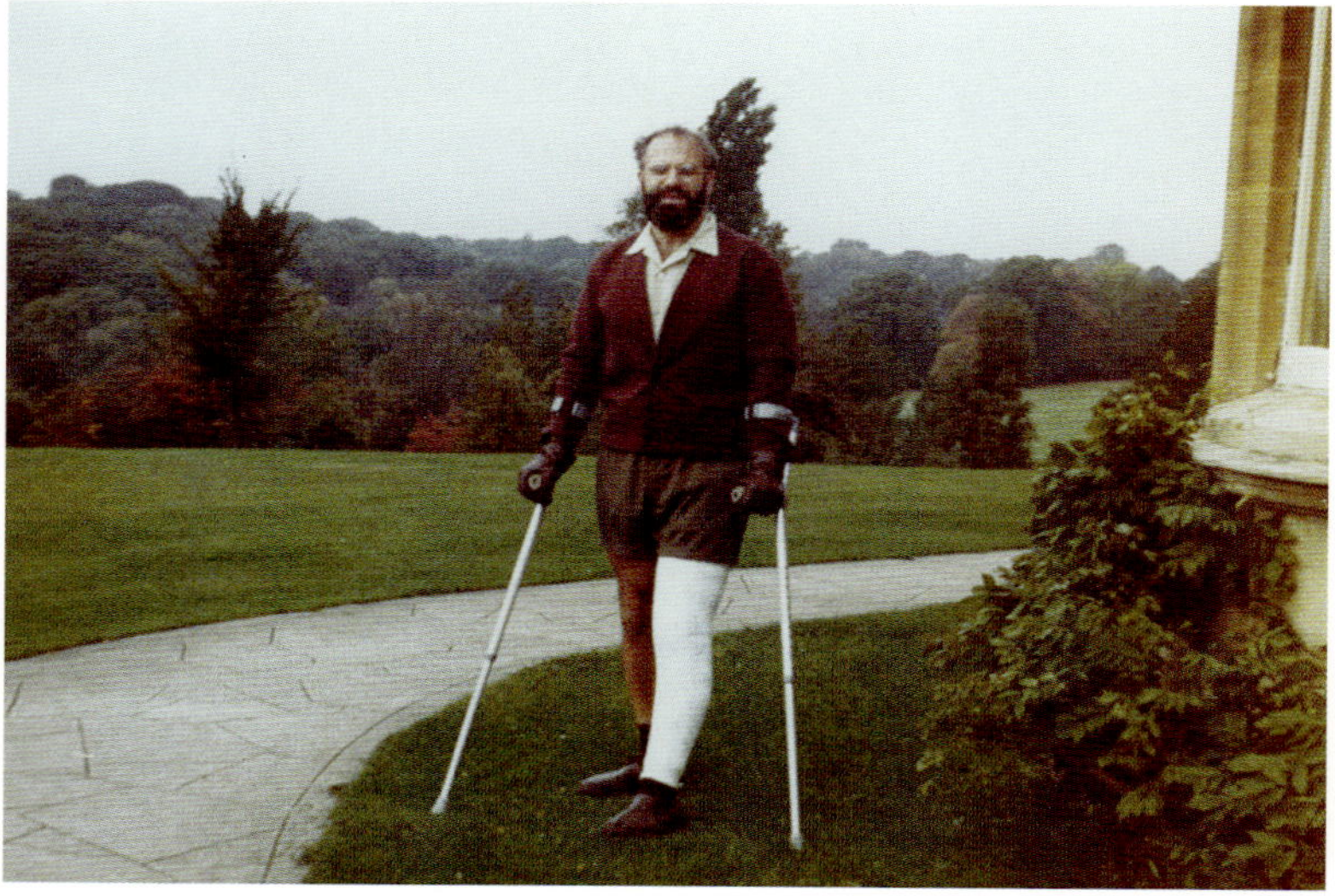

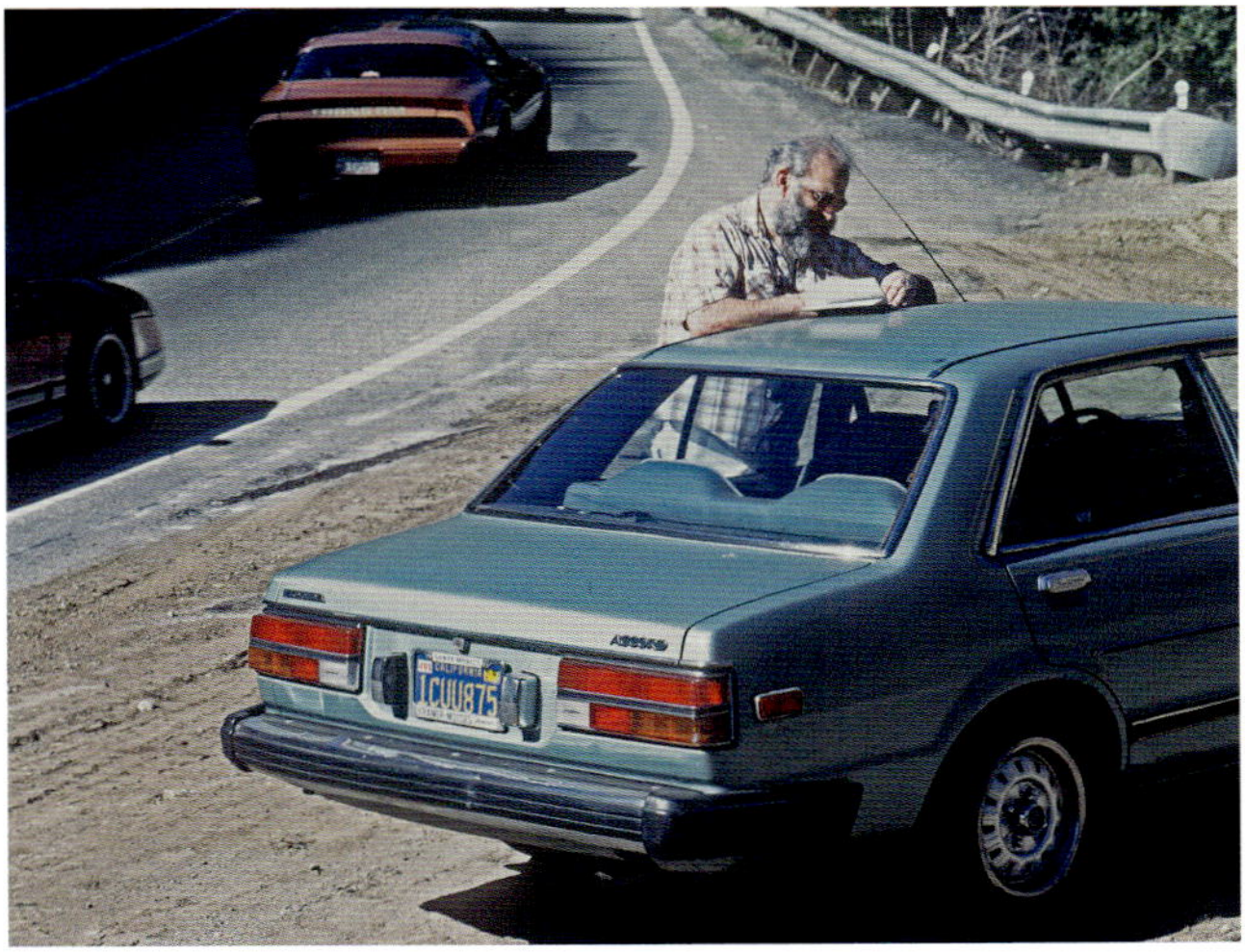

車の屋根を机にして執筆。

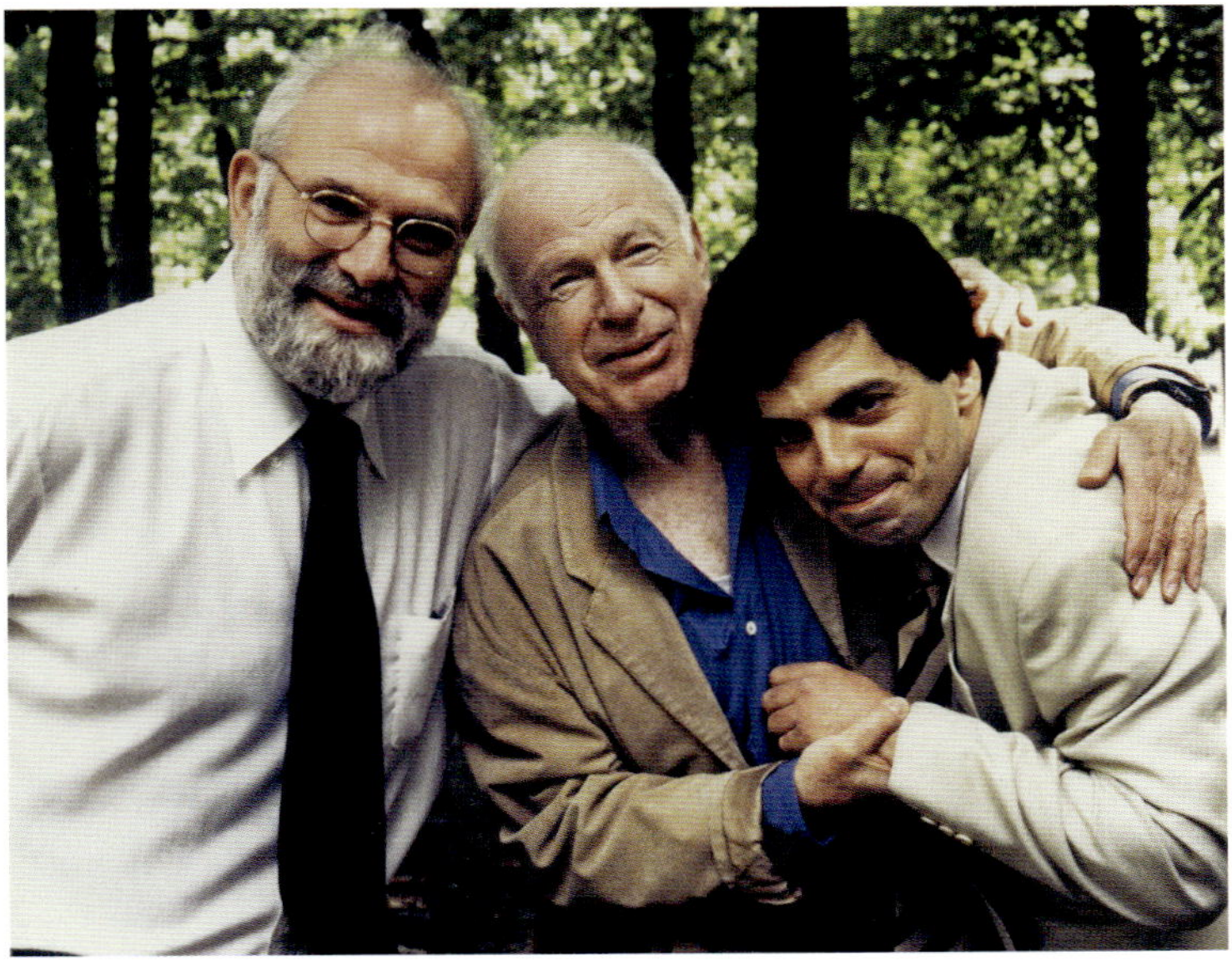

1995年、ピーター・ブルックおよび友人で
トゥレット患者のシェーン・フィステルと。

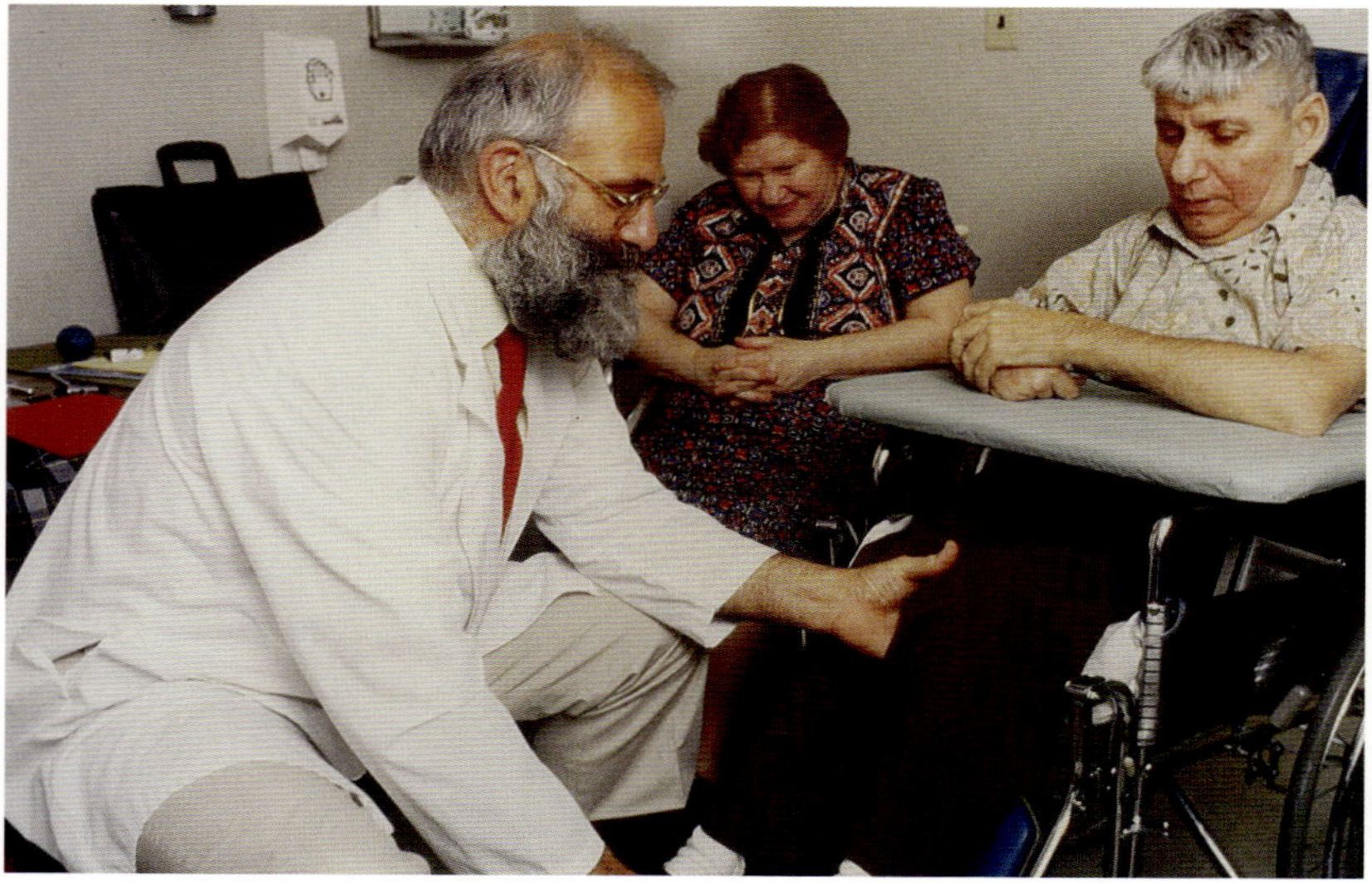

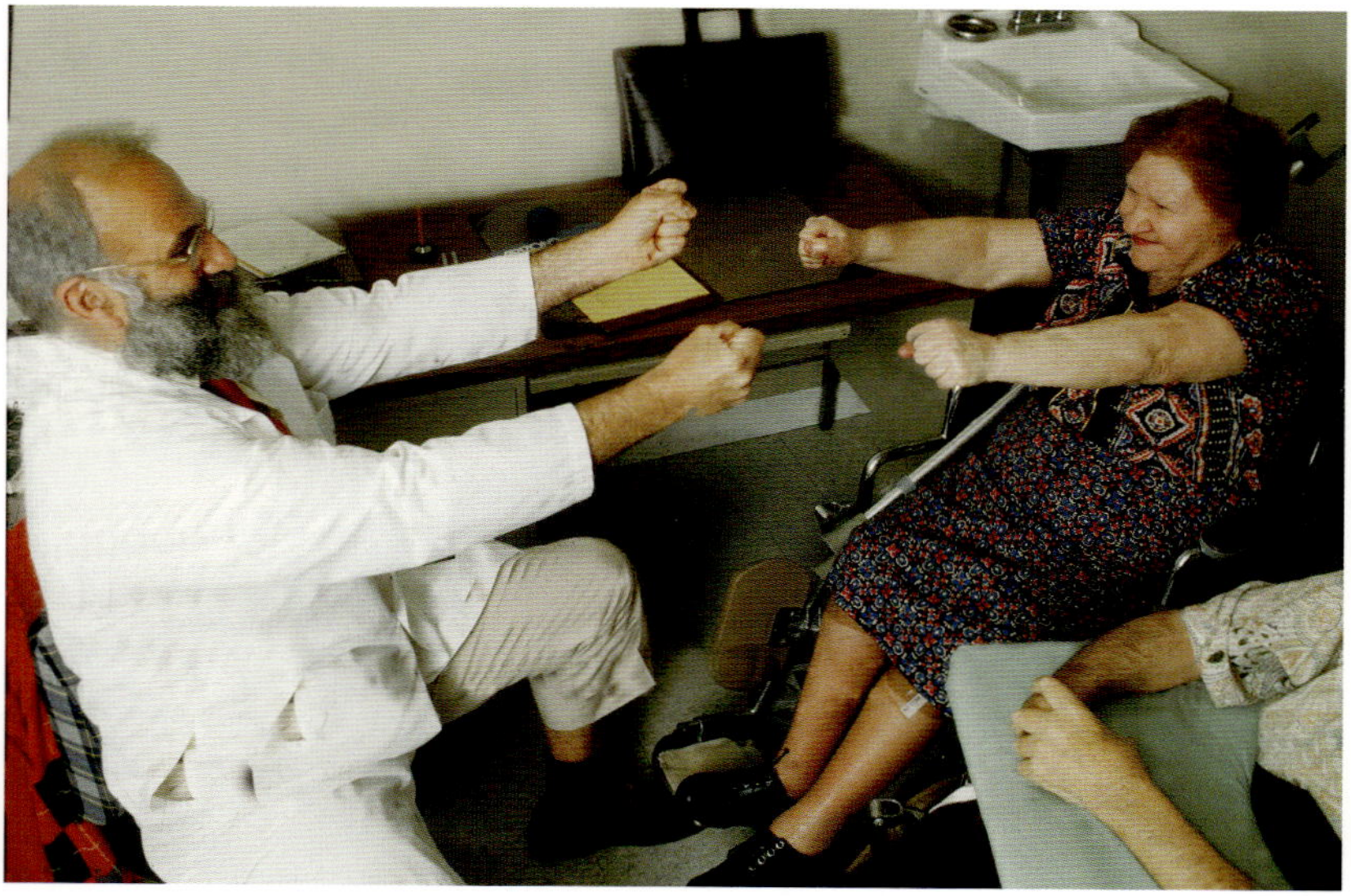

1988 年ごろ、ベス・エイブラハムでの診察。

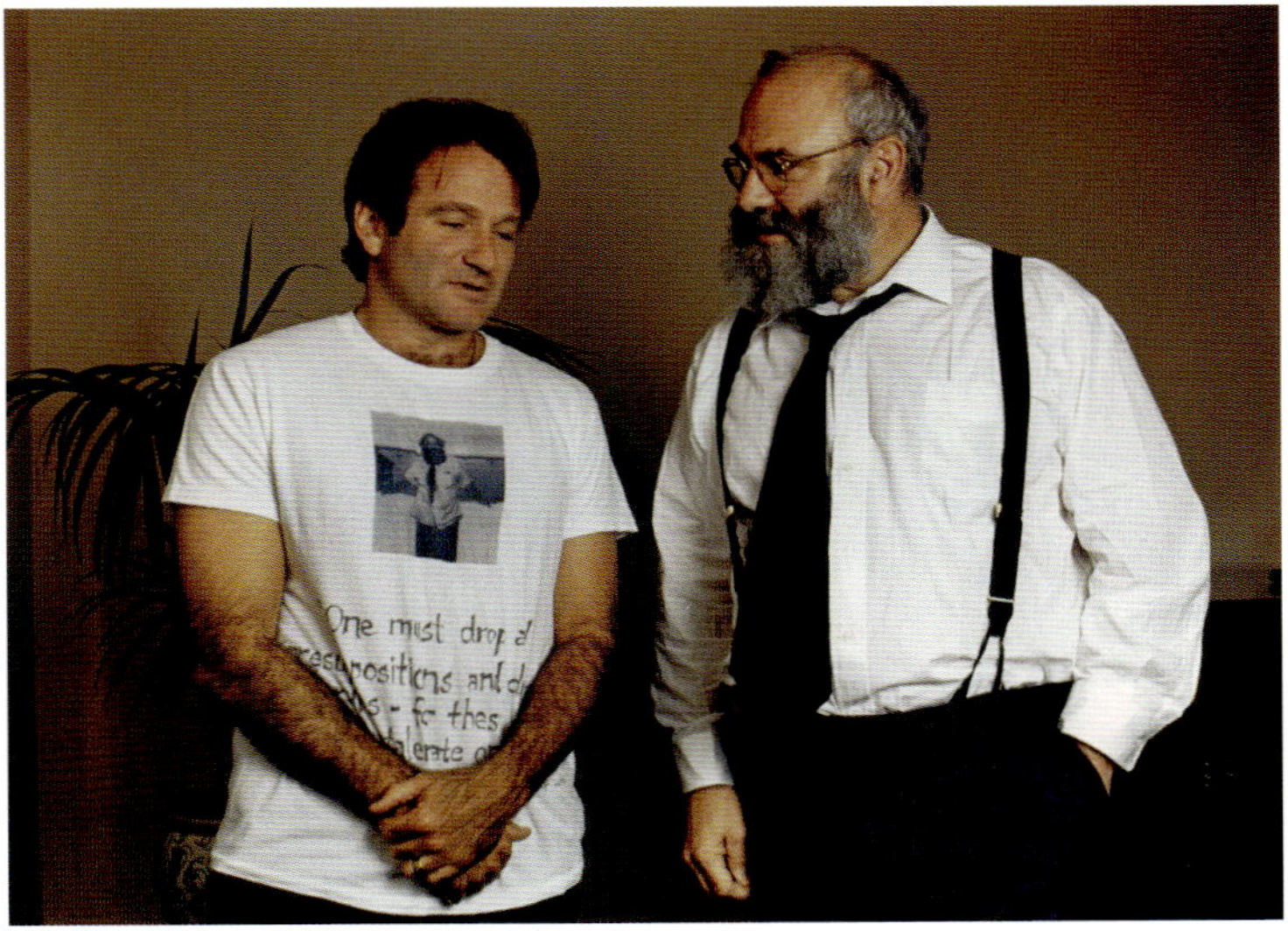

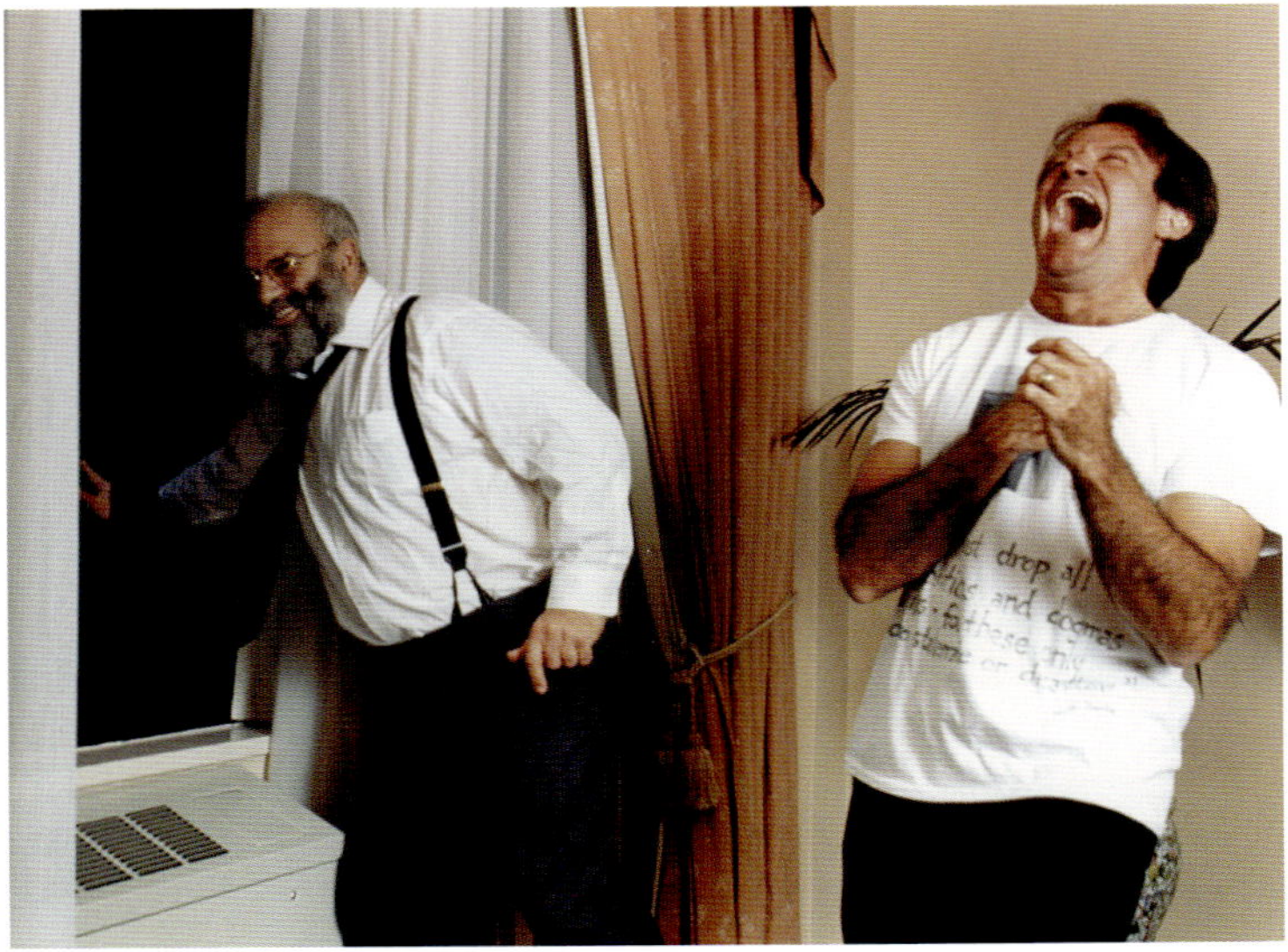

1989年、ロビン・ウィリアムズと、映画『レナードの朝』のセットにて。

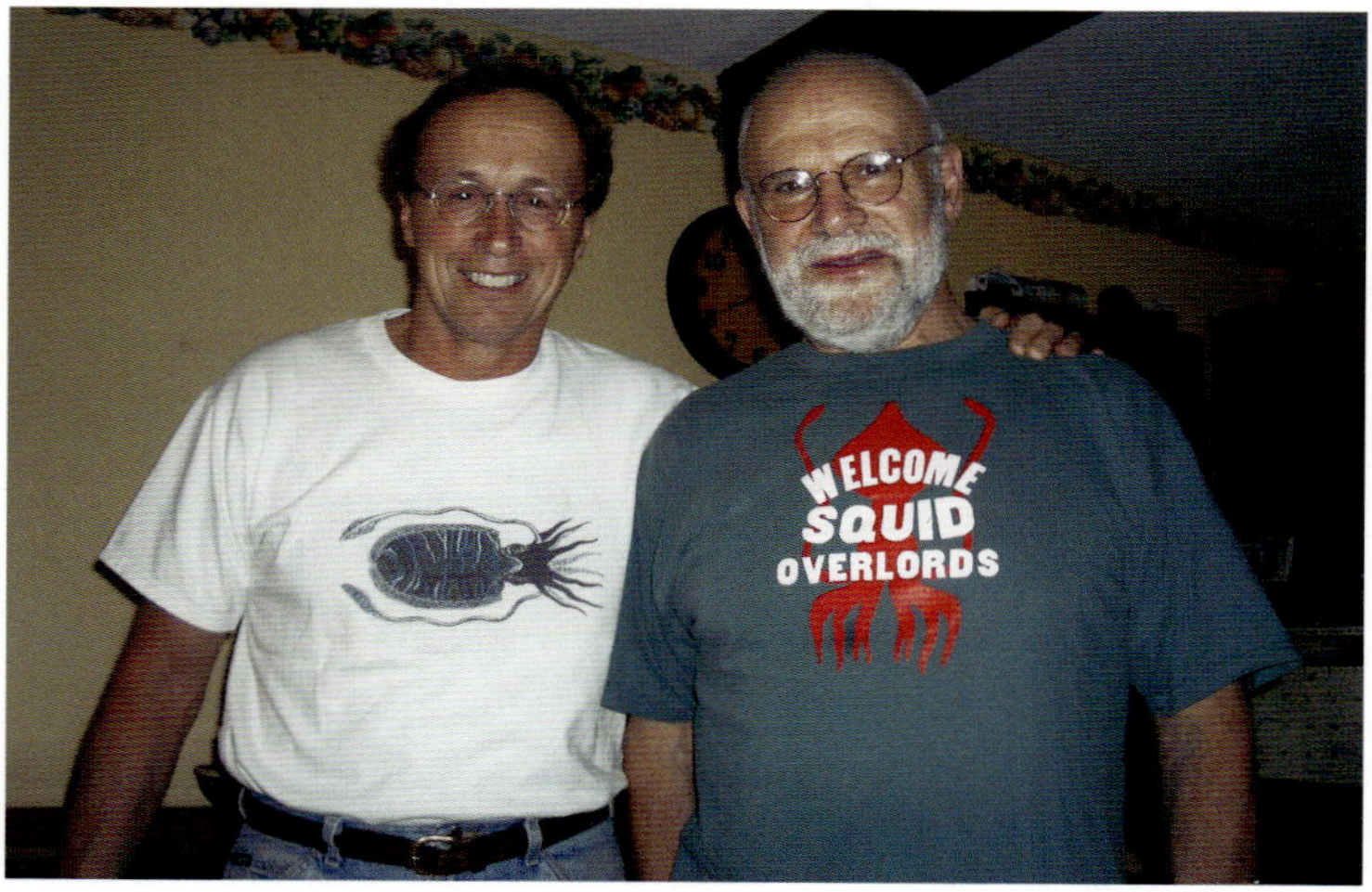

私同様、ヤリイカやコウイカなどの頭足類が
大好きなロジャー・ハンロンと。

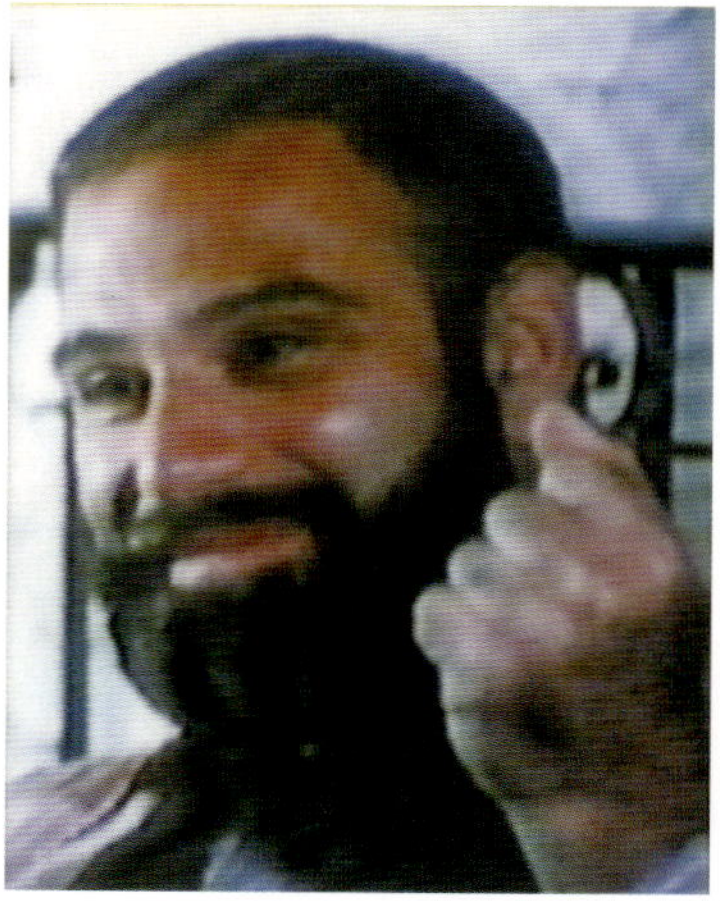

1974 年のドキュメンタリー映画
『目覚め』からのスチル写真。

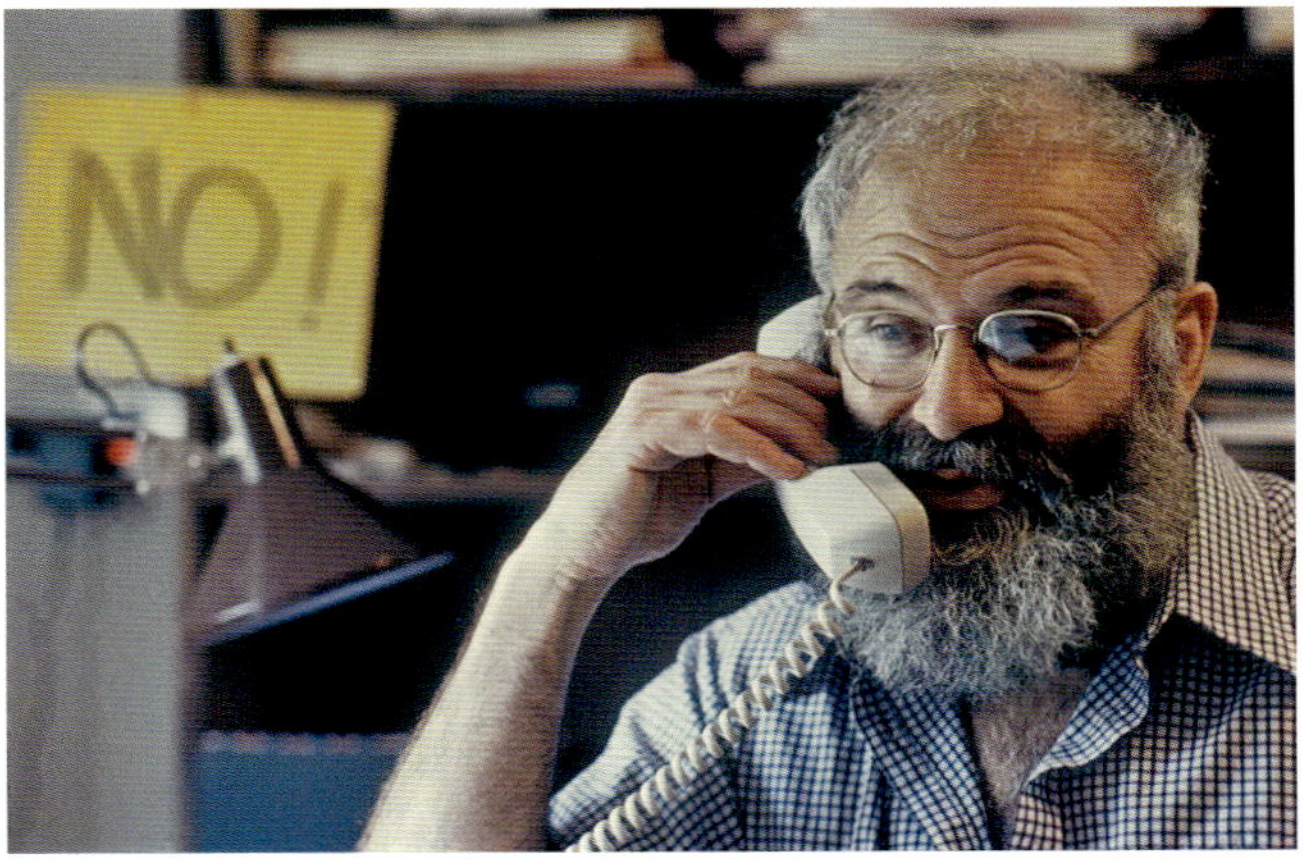

シティ島の家では、執筆時間を確保できるよう、
誘いにノーと言うことを忘れないための張り紙をした。

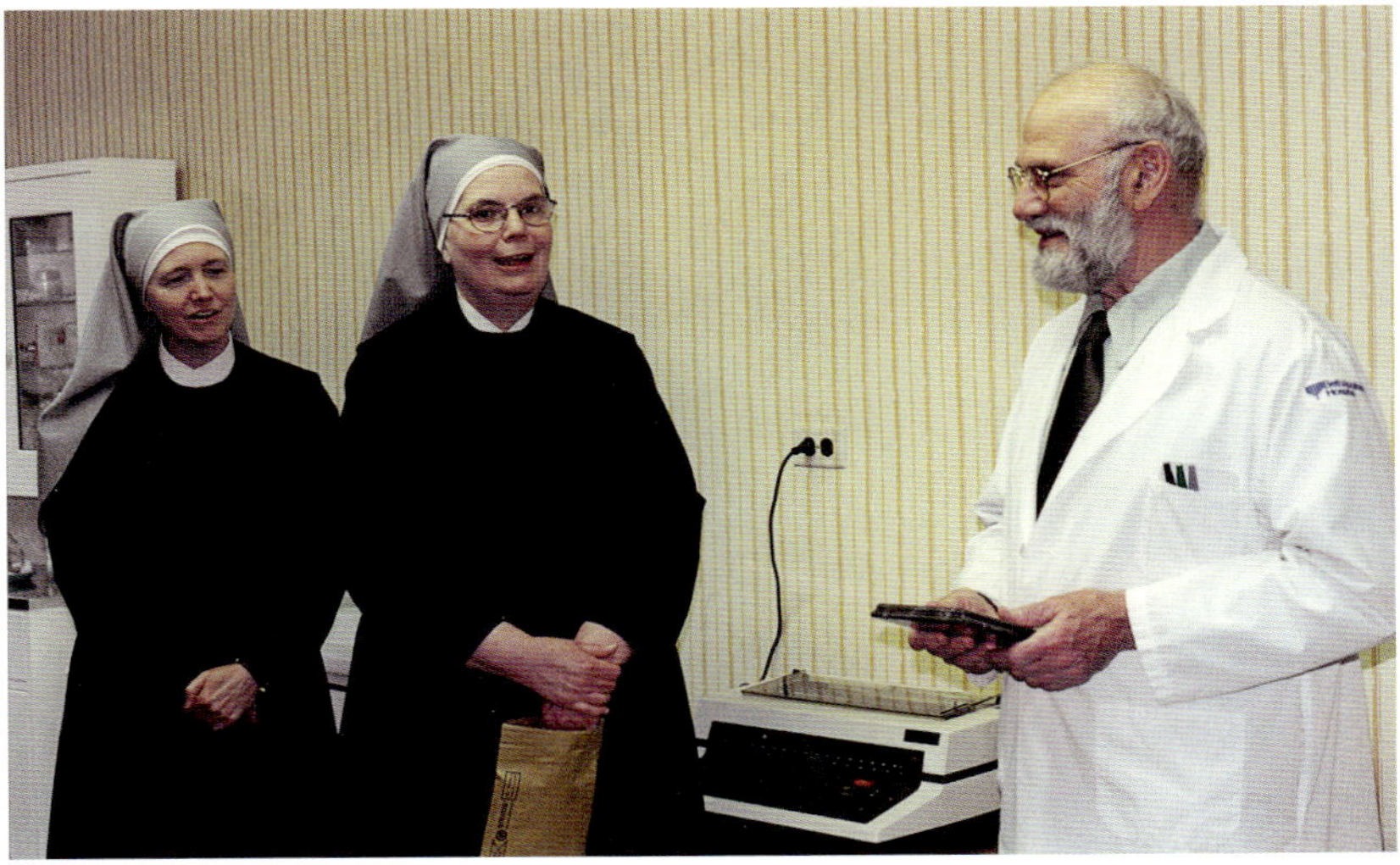

1995年、ザ・リトル・シスターズ・オブ・ザ・プアと協力。

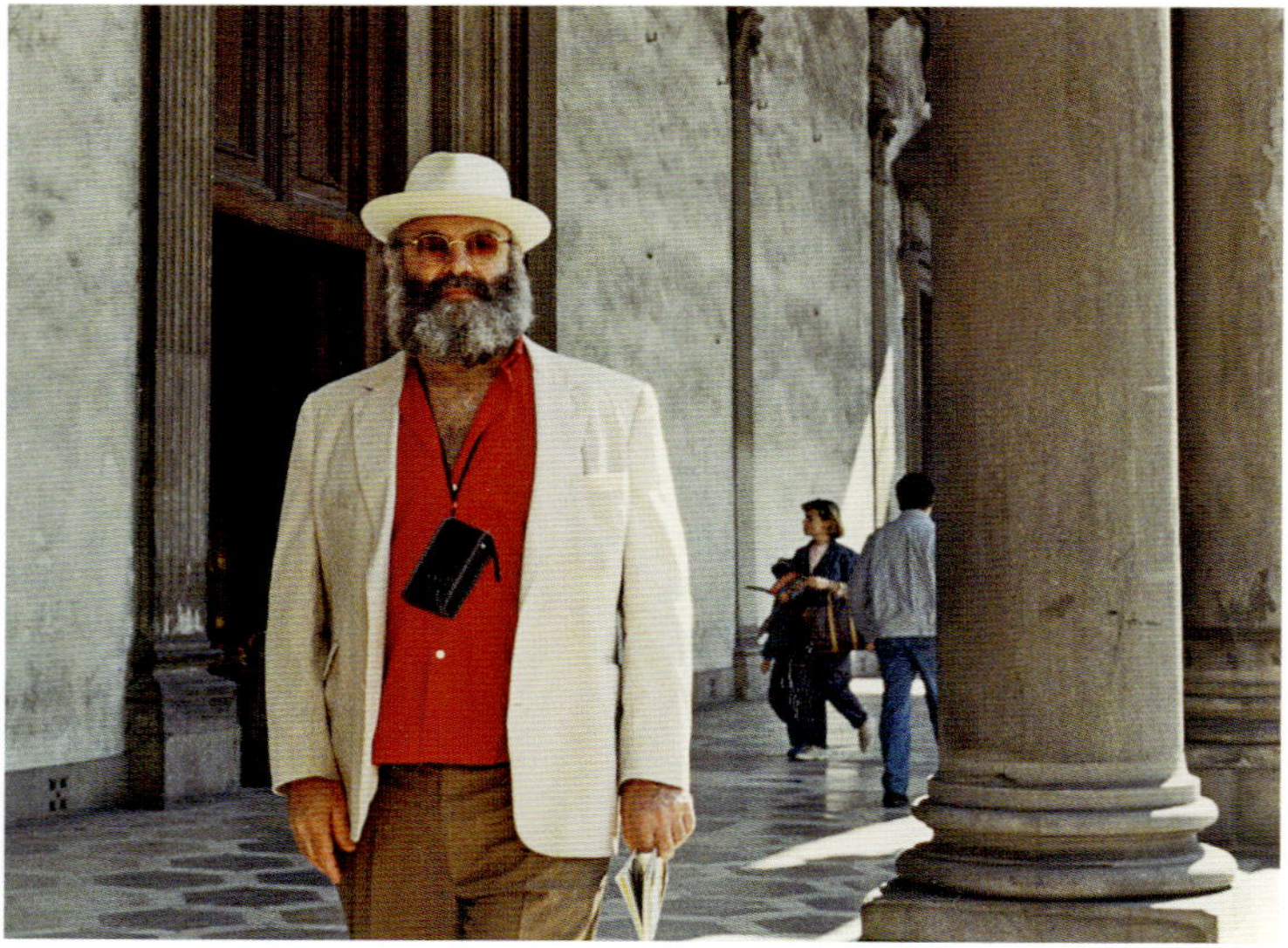

1988 年、ジェラルド・M・エーデルマンと
実り多い夕食をともにしたフィレンツェにて。

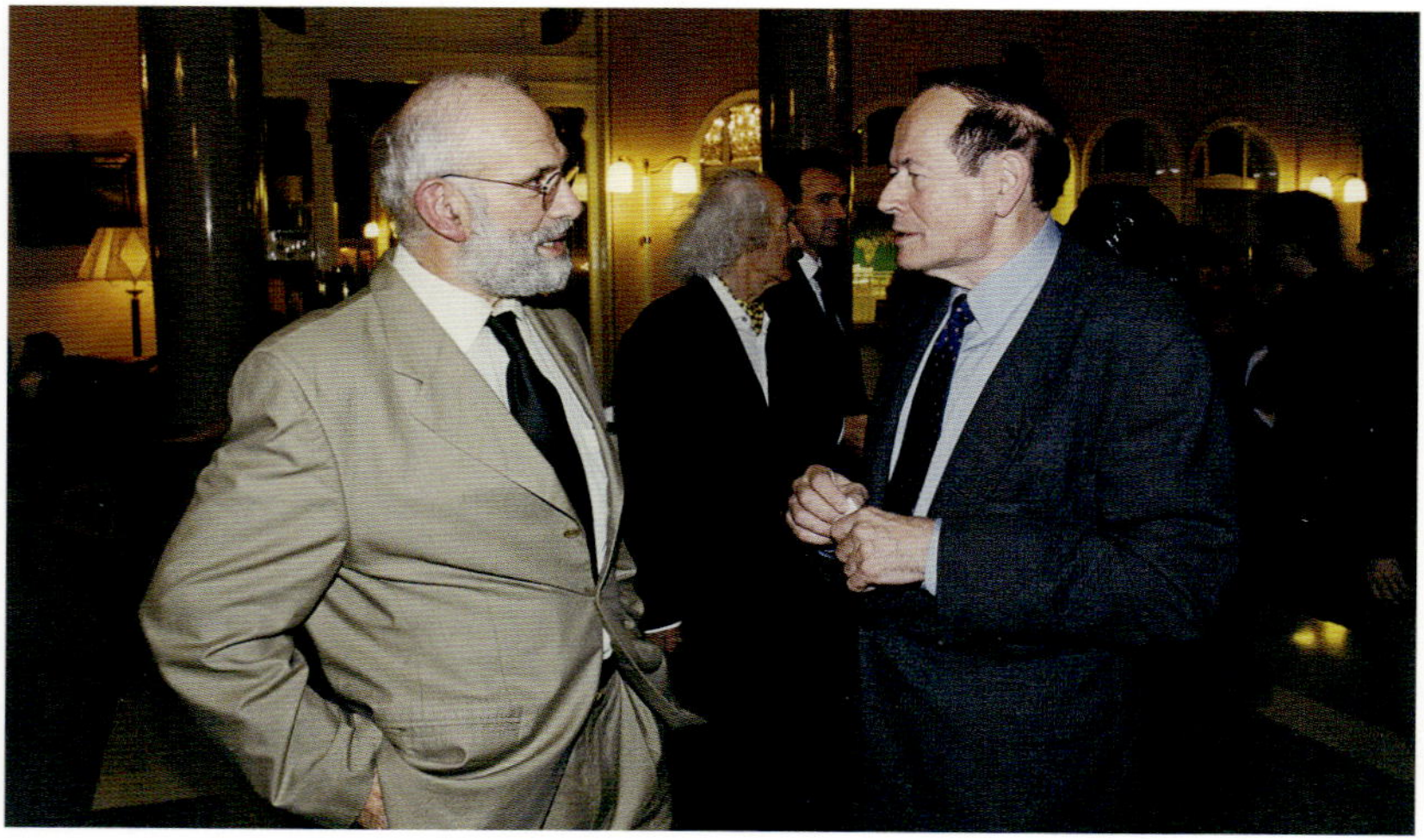

数年後、ボローニャでまた会議のときにエーデルマンと歓談。

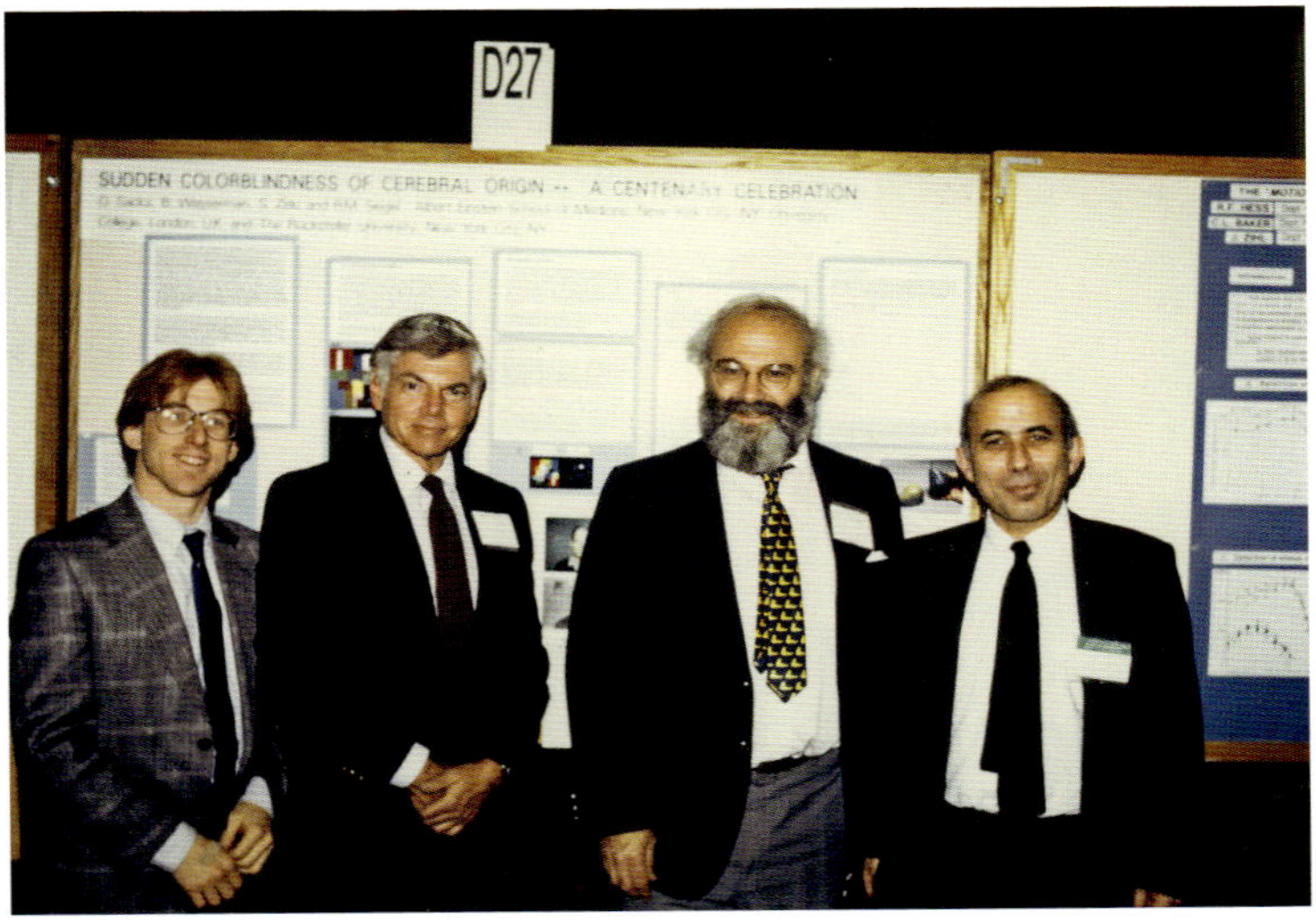

ラルフ・シーゲル、ボブ・ワッサーマン、セミール・ゼキと私は、1992年の神経学会の年次総会で、色盲の画家についてポスター発表を行なった。

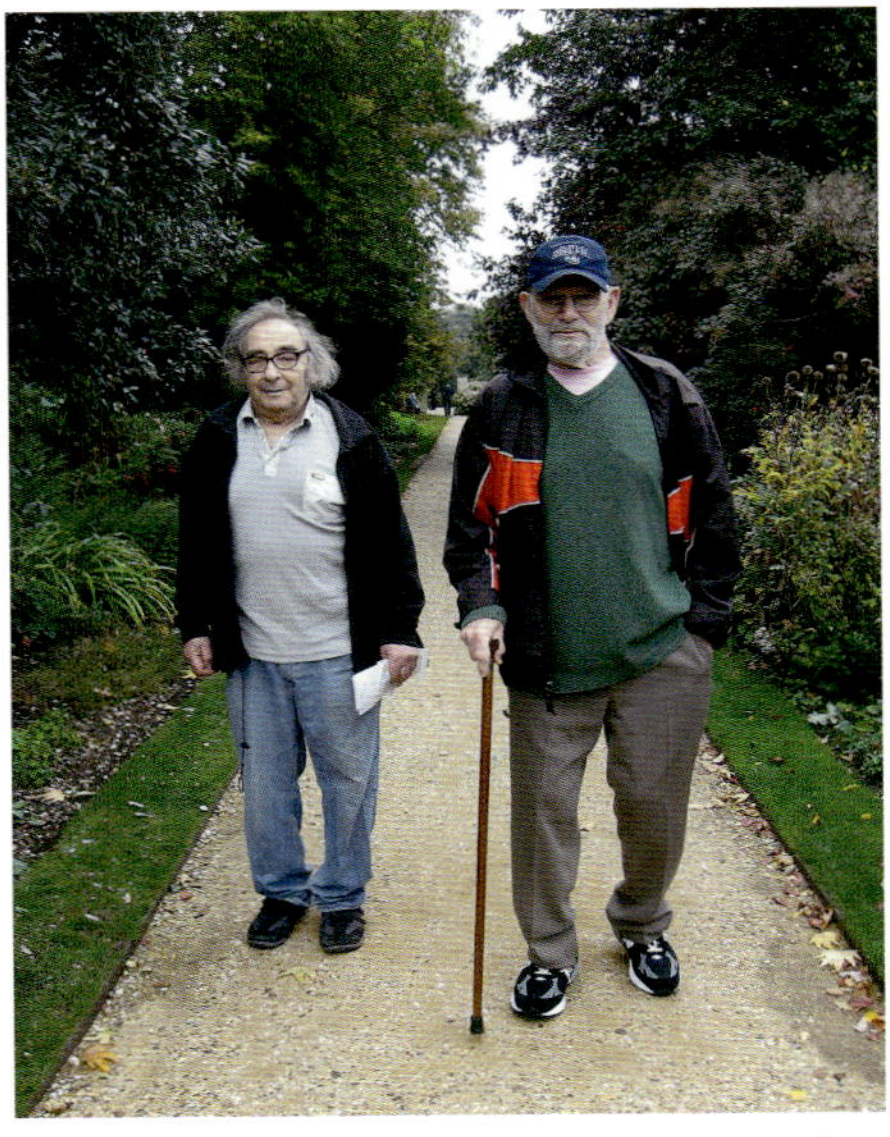

2010年、ダーウィンの家のサンドウォークを、いちばん古い友人のエリック・コーンと散策。

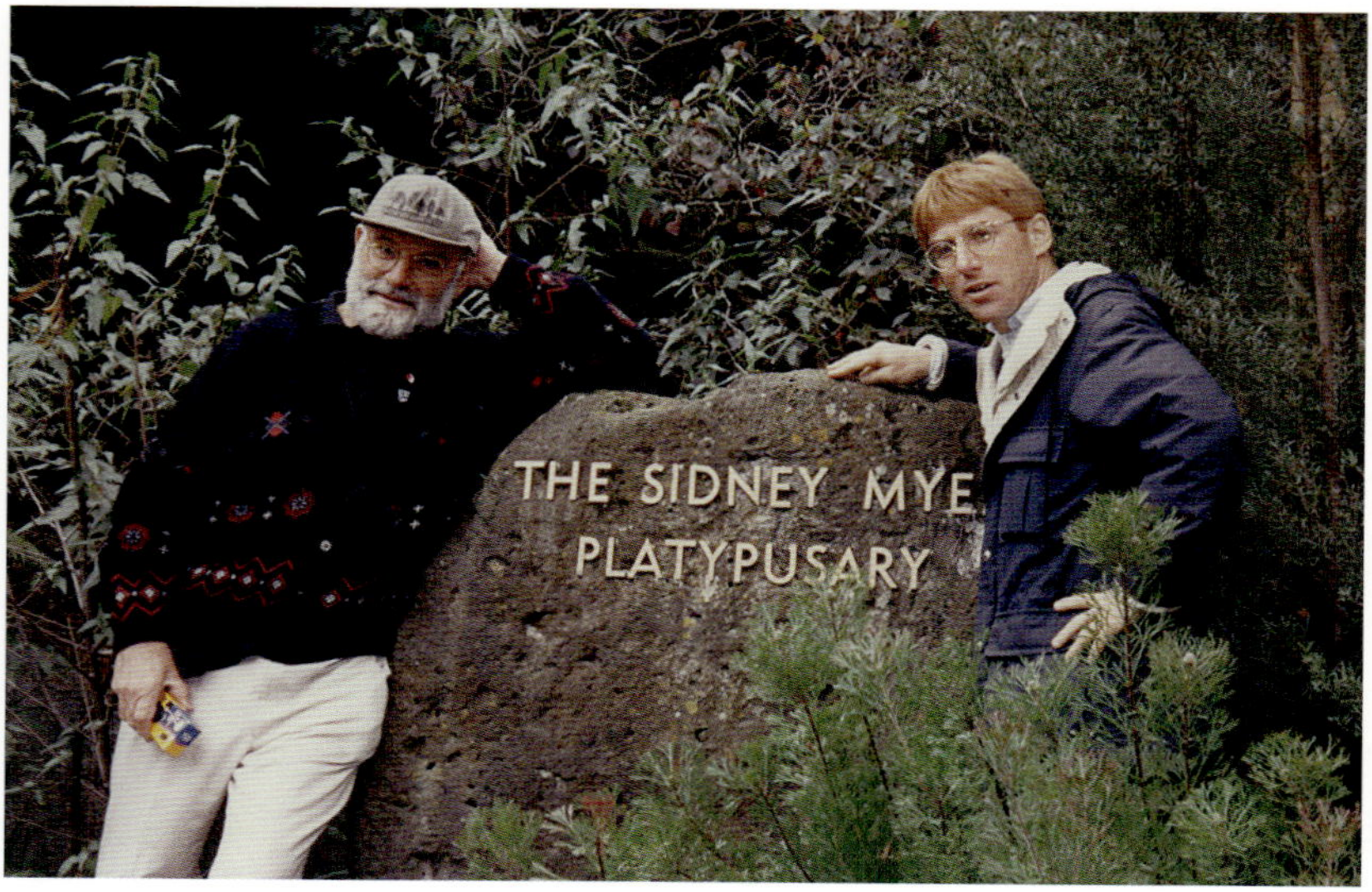

ラルフ・シーゲルと、メルボルン近くの「カモノハシ飼育場」にて。

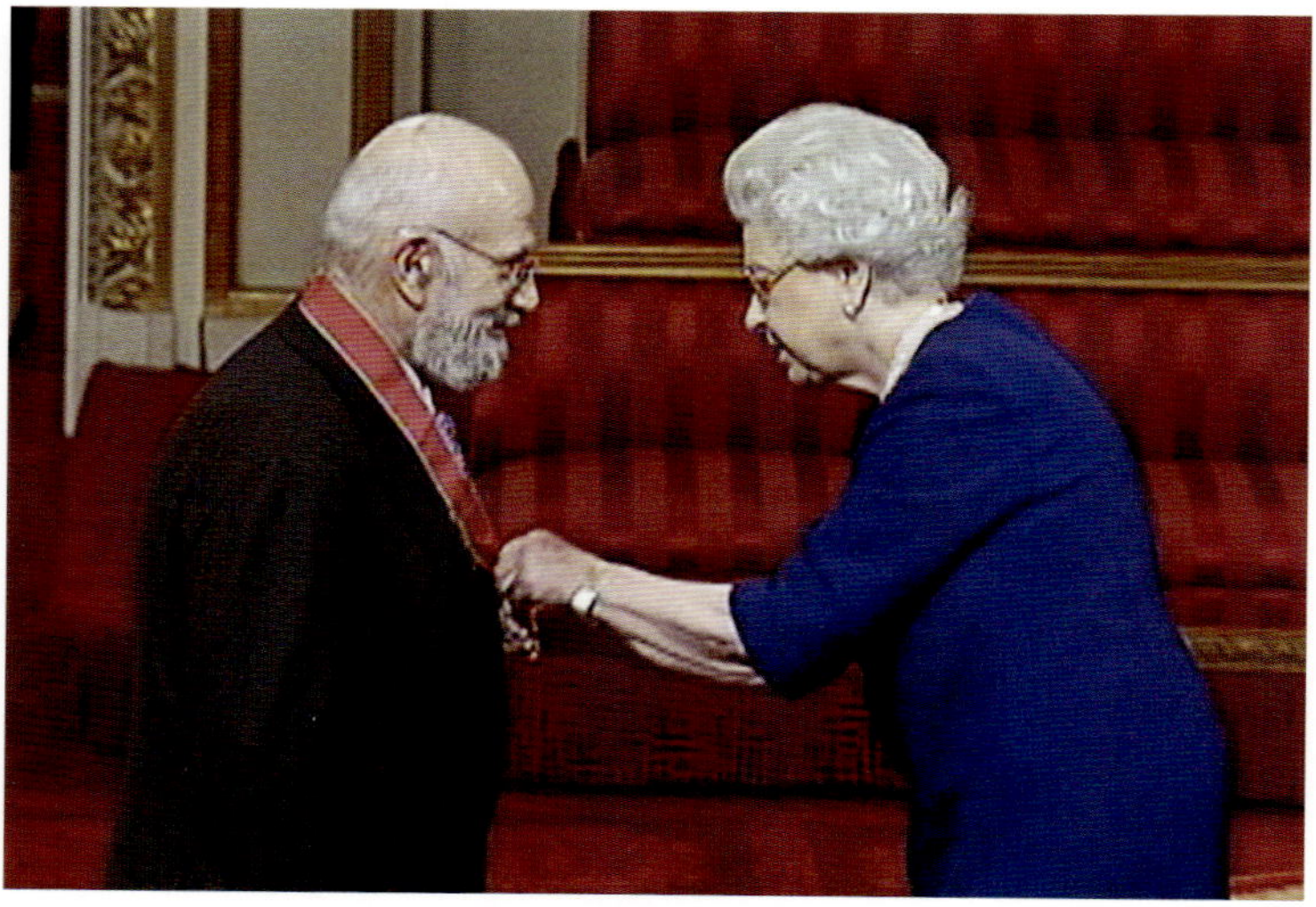

エリザベス女王から大英帝国勲章コマンダーを受章。

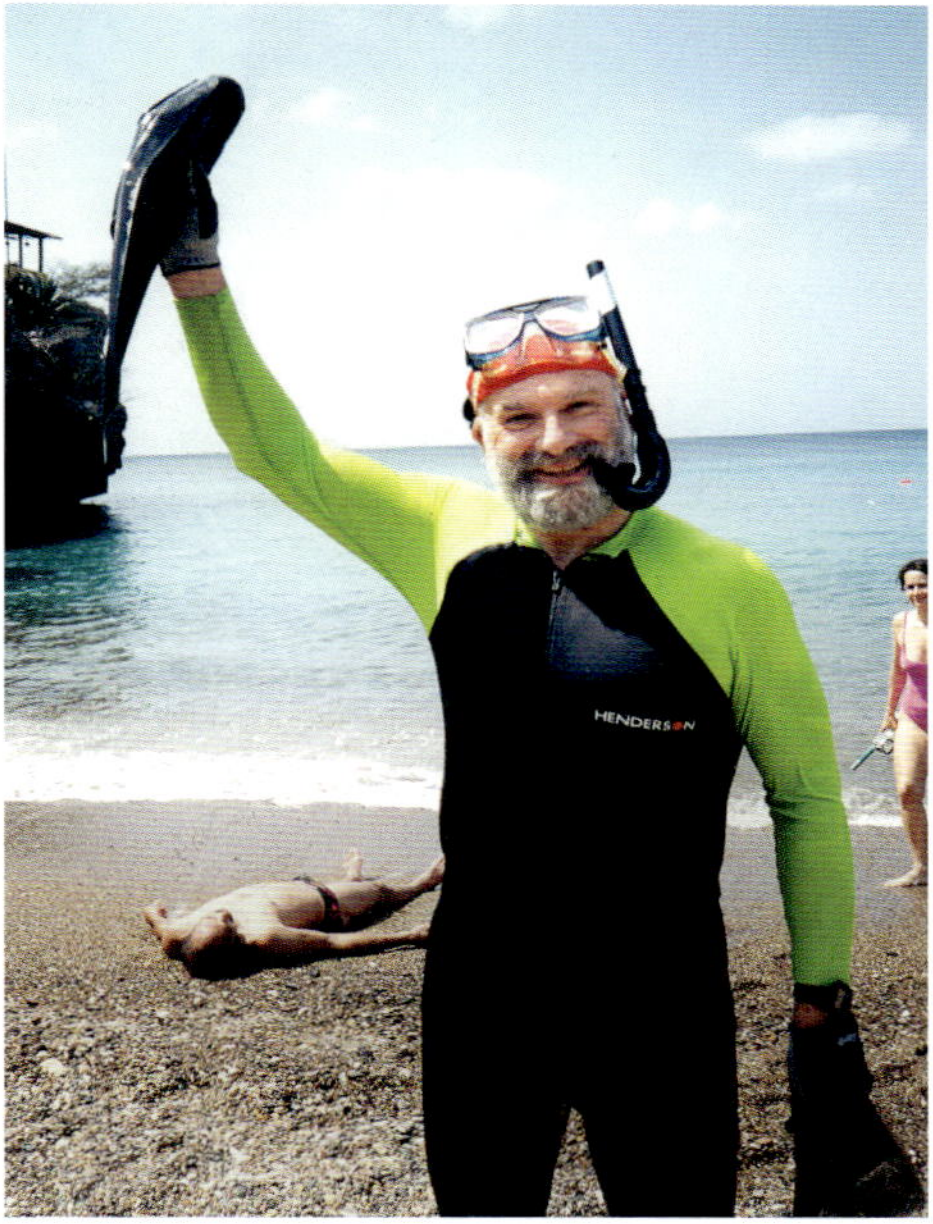

私は陸上にいるより水中にいるほうが幸せだ。キュラソー島でシュノーケリングをしたり、ビーチを歩いたり。タホ湖ではスキューバダイビング。

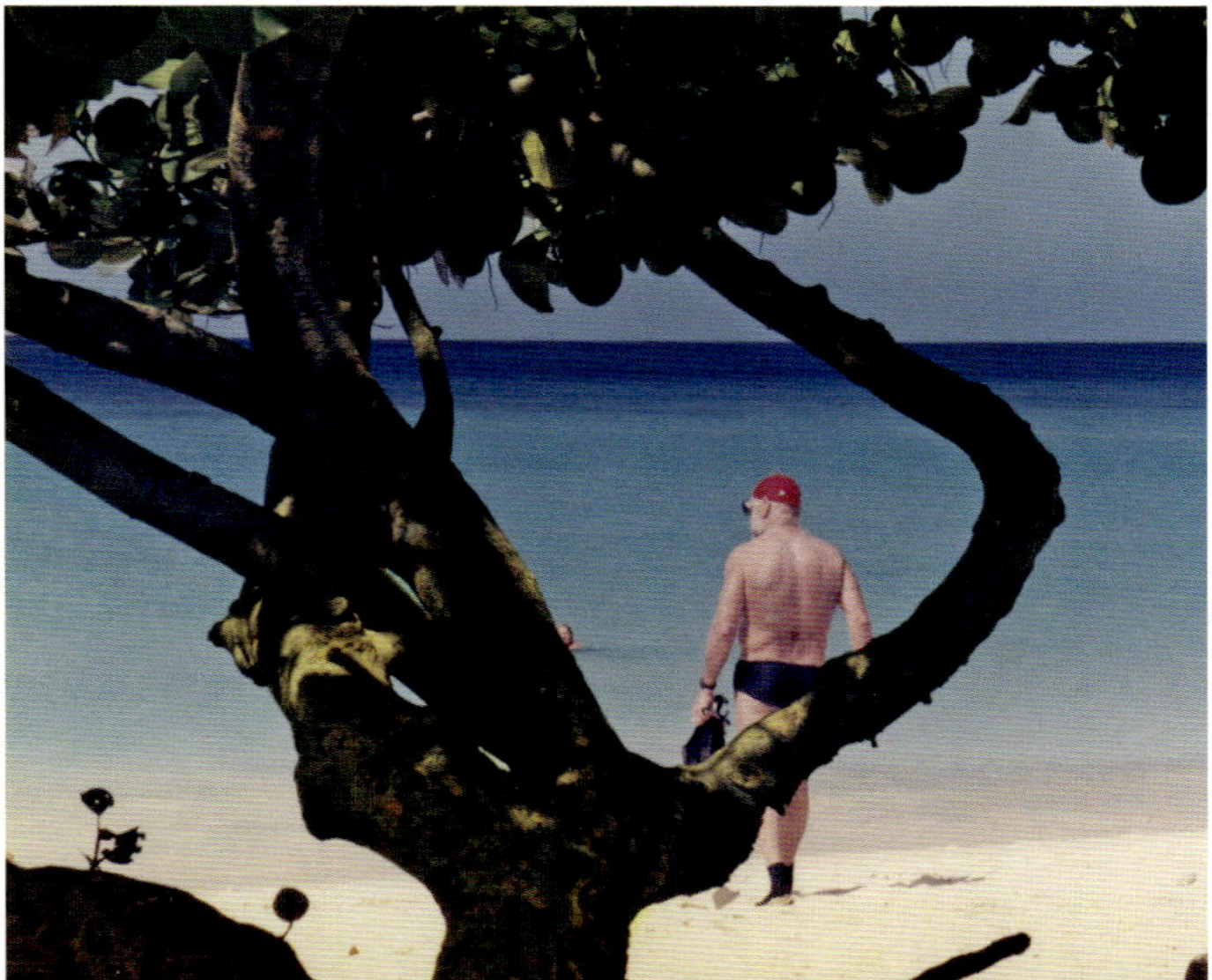

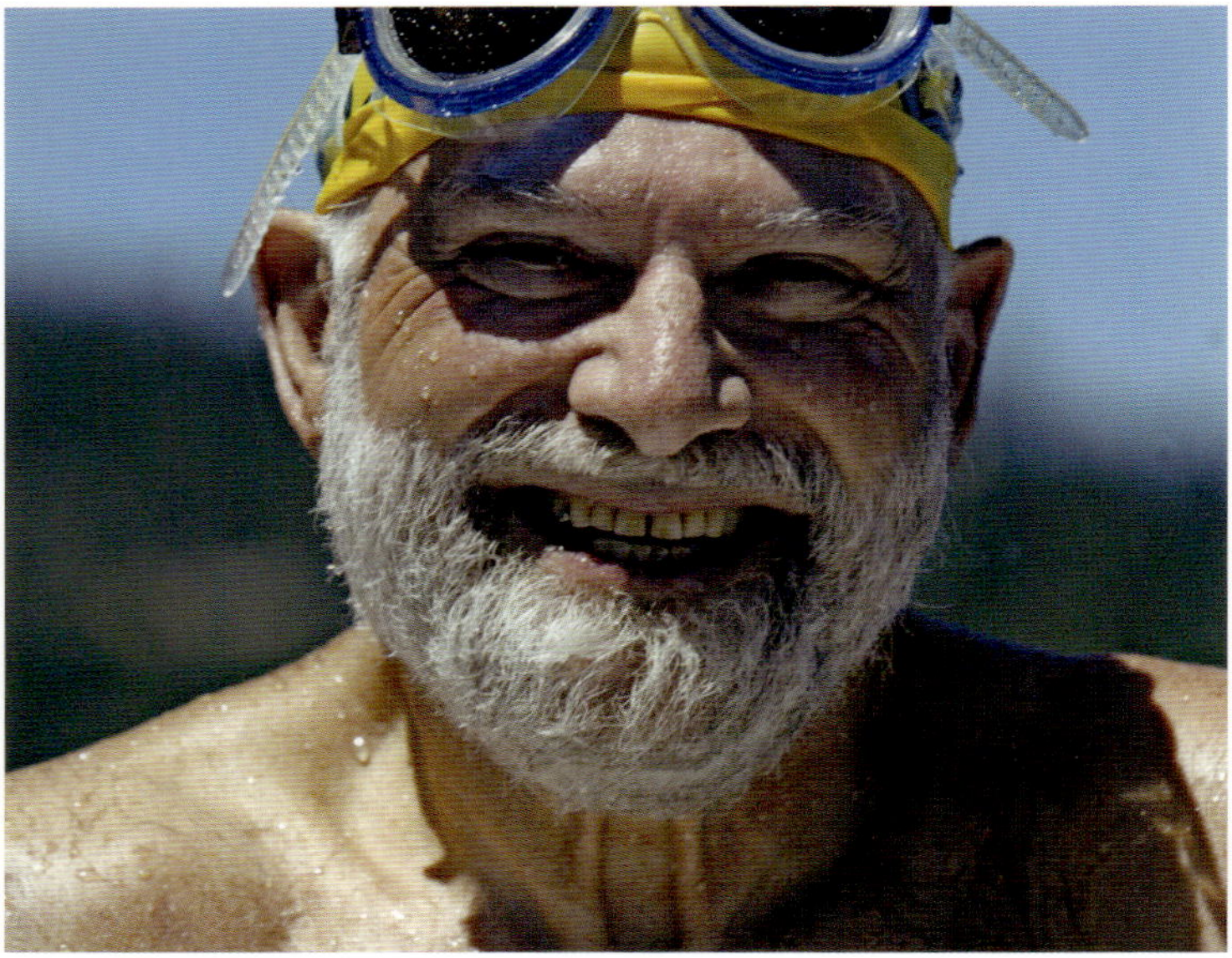

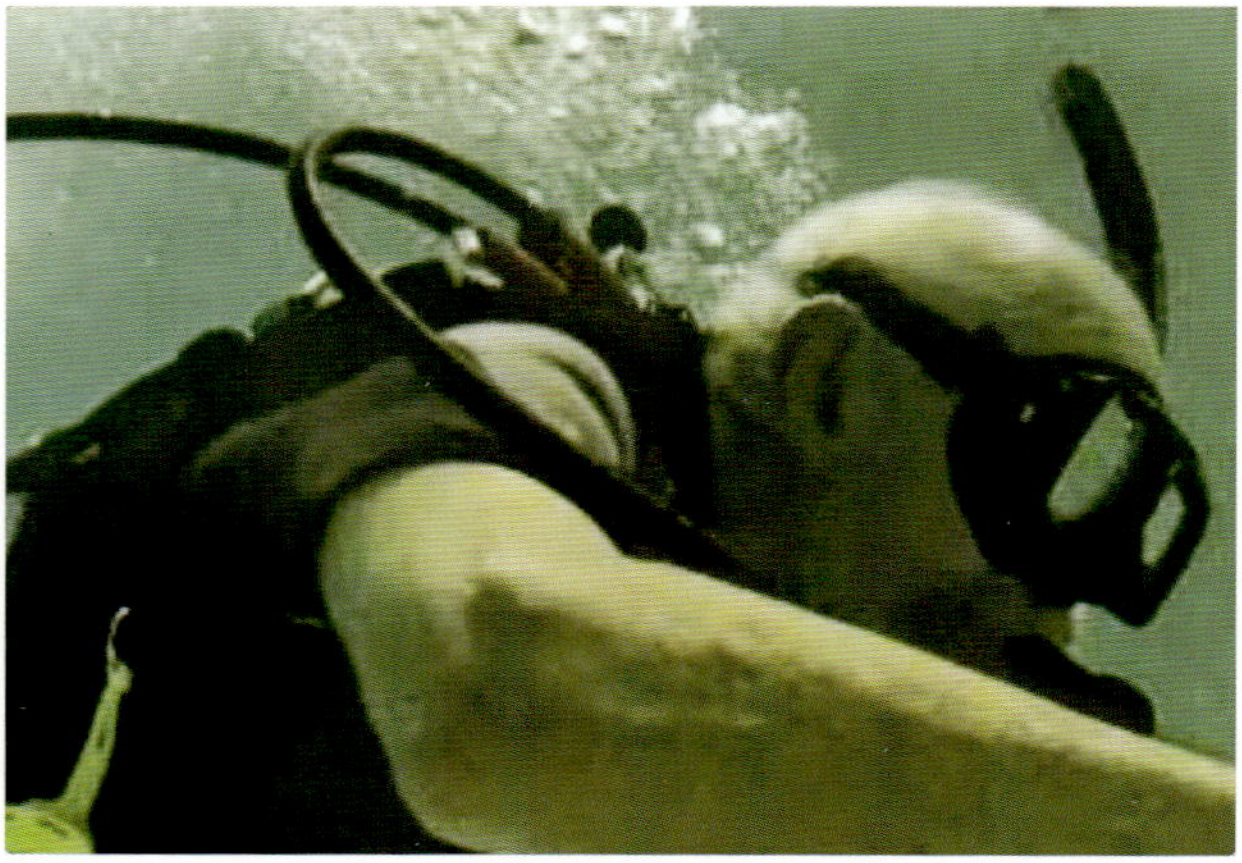

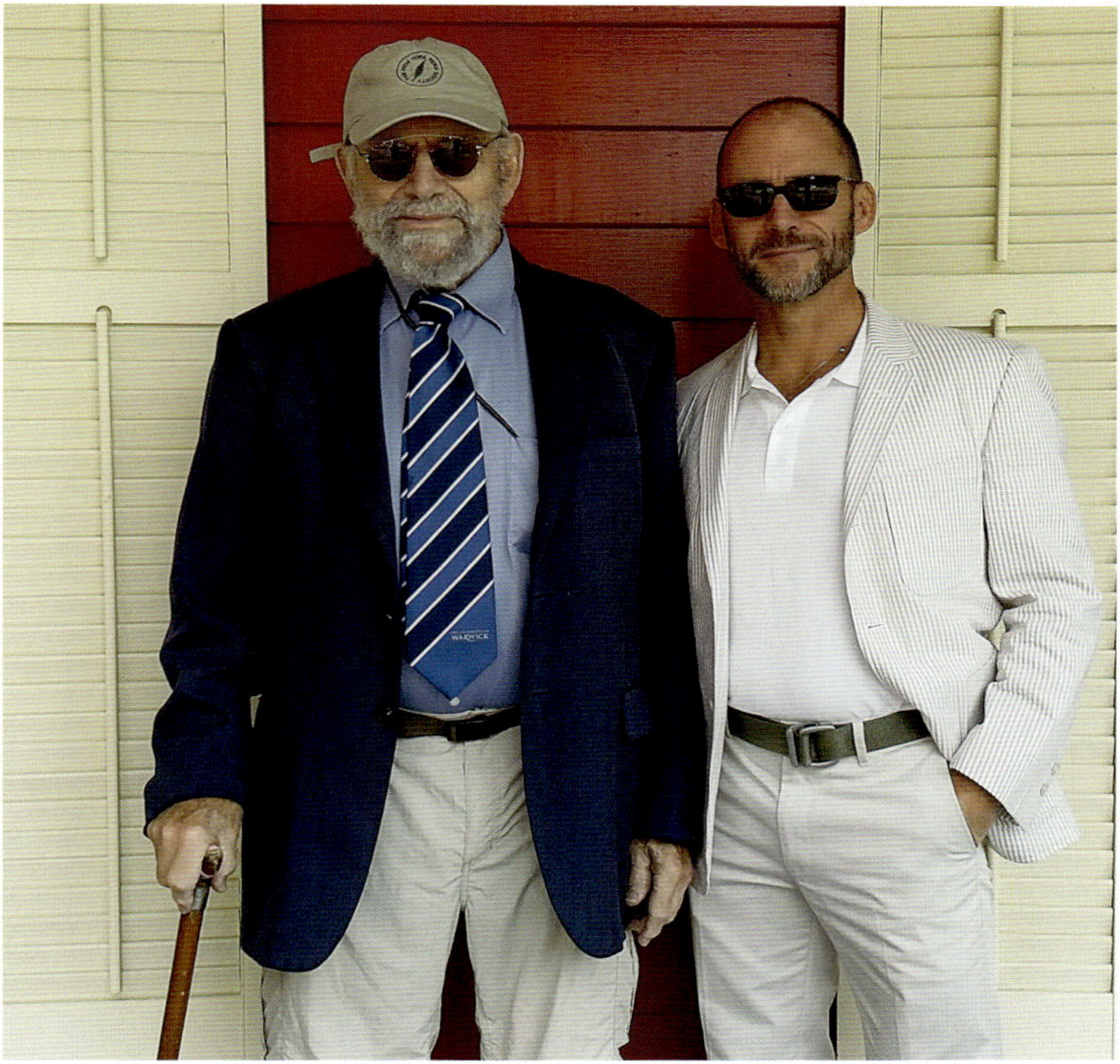

2014年、ビリー・ヘイズとともに。

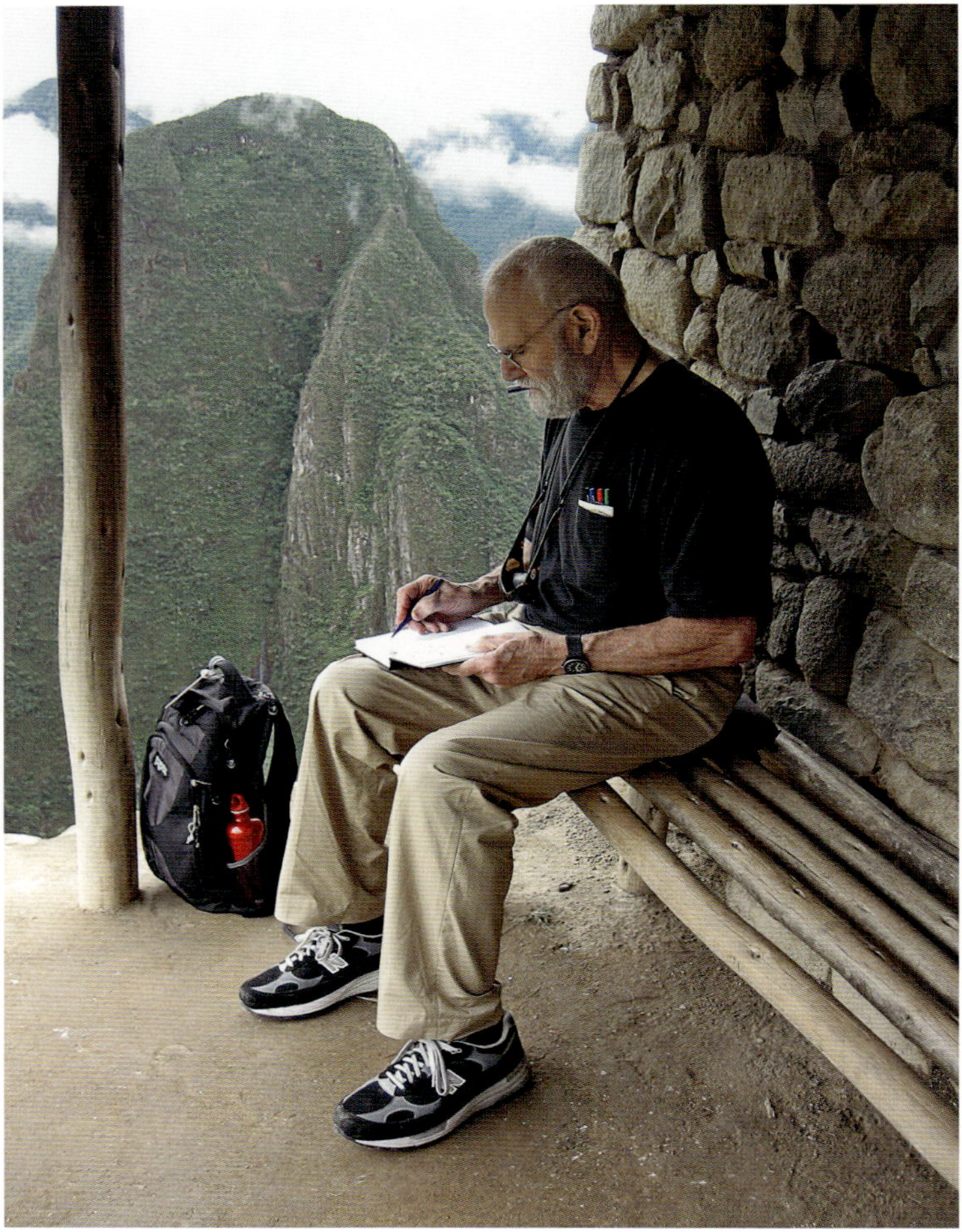

2006年、マチュピチュで日記を書いているところ。

道程——オリヴァー・サックス自伝

ON THE MOVE
A Life
by
Oliver Sacks

Translated by
Naoko Ohta
First published 2015 in Japan by
Hayakawa Publishing, Inc.
This book is published in Japan by
arrangement with
The Wylie Agency (UK) Ltd.
through The Sakai Agency.

装幀／水戸部 功

ビリーに捧ぐ

「人生は前向きに進まなくてはならないが、後ろ向きにしか理解できない」

——キェルケゴール

目次

止まらず進んで

飛行機とバイクに魅せられて

幼いころ、戦争中に疎開させられて寄宿学校にいたとき、閉じ込められている気がして無力感を覚え、動きたい、力がほしいと心から願った。軽々と動けて、超人的な力があればいいのに、と。その願いは空を飛ぶ夢のなかで一瞬かなえられ、そして別の意味で、学校近くの村で乗馬をしたときにも実現した。私は馬の強さとしなやかさが大好きで、いまだにその軽く楽しげな動き、その温もりと甘い干し草のにおいを思い起こすことができる。

しかし何より好きだったのはバイクだ。父は戦争前、耳をつんざくような排気音を立てる大型水冷式エンジンのスコット・フライング・スクイレルに乗っていて、私も馬力のあるバイクがほしかった。私のなかでバイクと飛行機と馬のイメージはひとつになり、同じようにバイク乗りとカウボーイと飛行機乗りのイメージも融合し、彼らが危険と隣り合わせでも、とてもうれしそうに乗りこなしているところを想像したものだ。その男の子らしい想像をさらにあおったのは、西部劇と勇敢な空中戦の映画である。映画のなかで航空兵たちは命をかけて戦闘機ハリケーンやスピットファイアに乗り込むとき、分厚いフライトジャケットで身を守っている。バイク乗りがレザージャケットとヘルメットで身を守るのと同じだ。

一九四三年、一〇歳でロンドンにもどると、道に面した部屋の窓ぎわにすわり、疾走するバイクがどこのバイクかを当てようと外を見守ったものだ（戦後、ガソリンが手に入りやすくなると、バイクはよく見かけられるようになった）。私は一〇種類以上のマークを見わけられた――AJS、トライアンフ、BSA、ノートン、マチレス、ヴィンセント、ヴェロセット、アリエル、サンビームといったイギリスのものはもちろん、BMWやインディアンのような珍しい外国のバイクも。

一〇代のころには、同好のいとこと一緒にしょっちゅうクリスタルパレス・パークまでバイクレースを見に行った。ウェールズのスノードニアに山登りに行ったり、湖水地方に泳ぎに行ったりするのに、よくヒッチハイクをしたのだが、バイクに乗せてもらうこともあった。後部座席に乗るとゾクゾクして、いつの日か手に入れるつもりのつやつやで迫力あるバイクへの夢想をかき立てられた。

一八歳で初めて手に入れたバイクは中古のBSAバンタムで、小型の2サイクルエンジンだったが、あとでわかったようにブレーキが壊れていた。初乗りでリージェンツパークに行ったのだが、いま思えばそれが幸運だった。そのおかげで命を救われたとも言える。というのも、全速力で突っ走っているときにスロットルが引っかかり、しかもブレーキがきかず、バイクを止めることはおろかスピードを落とすこともできなかったのだ。リージェンツパークには周回道路があって、気づけば私は止めるすべがないバイクにしがみついて、そこをグルグル回っていた。歩行者にどいてくれとわめいたり警笛を鳴らしたりしたが、二、三周するとみんなが道を開けて、何度も通り過ぎる私にがんばれと声援を送っていた。最終的にガソリンがなくなれば、バイクは止まるはずだとわかっていた。そしてしかたなく公園を何十周もしたあと、ようやくエンジンがプスプスと音を立てて止まった。

母はそもそも私がバイクを買うことに大反対だった。それは予想どおりだったが、父の反対は意外だった。なにしろ彼自身もバイク乗りだったのだ。両親は私がバイクに乗るのをやめさせようと、小さい車を買い与えた。一九三四年型のスタンダードで、時速六〇キロそこそこしか出ない。私はその小さい車にうんざりし、ある日、衝動的にそれを売り、そのお金でバンタムを買ったのだ。そのバンタムがこうなったからには、貧弱で小さい車やバイクはトラブルを切り抜ける力がないので危険であり、もっと大きくてパワフルなバイクのほうがはるかに安全だと、両親に説明するしかなかった。両親はしぶしぶこの考えに同意し、ノートンを買うお金を出してくれた。

最初の二五〇ｃｃのノートンでは二回事故を起こしかけた。一度めは、スピードを出し過ぎて赤信号に近づき、無事に止まることも曲がることもできないと気づいて、そのまま突っ込み、行き交う二列の車のあいだをなんとか――奇跡的に――すり抜けた。曲芸を演じた反動は一分後に襲った。もう一ブロック走ってバイクを道路わきに止め、そして気を失ったのだ。

二度めの事故が起こったのは土砂降りの夜、曲がりくねる田舎道でのことだった。反対方向から来る車がヘッドライトを上げたままだったので、目をくらまされた。正面衝突すると思ったが、間一髪、私はバイクから降りた（命を救うかもしれないが命取りになるかもしれない作戦を言い表すには、とんでもなく穏やかな表現だ）。バイクを一方向に進ませ（車にはぶつからなかったが完全に壊れた）、

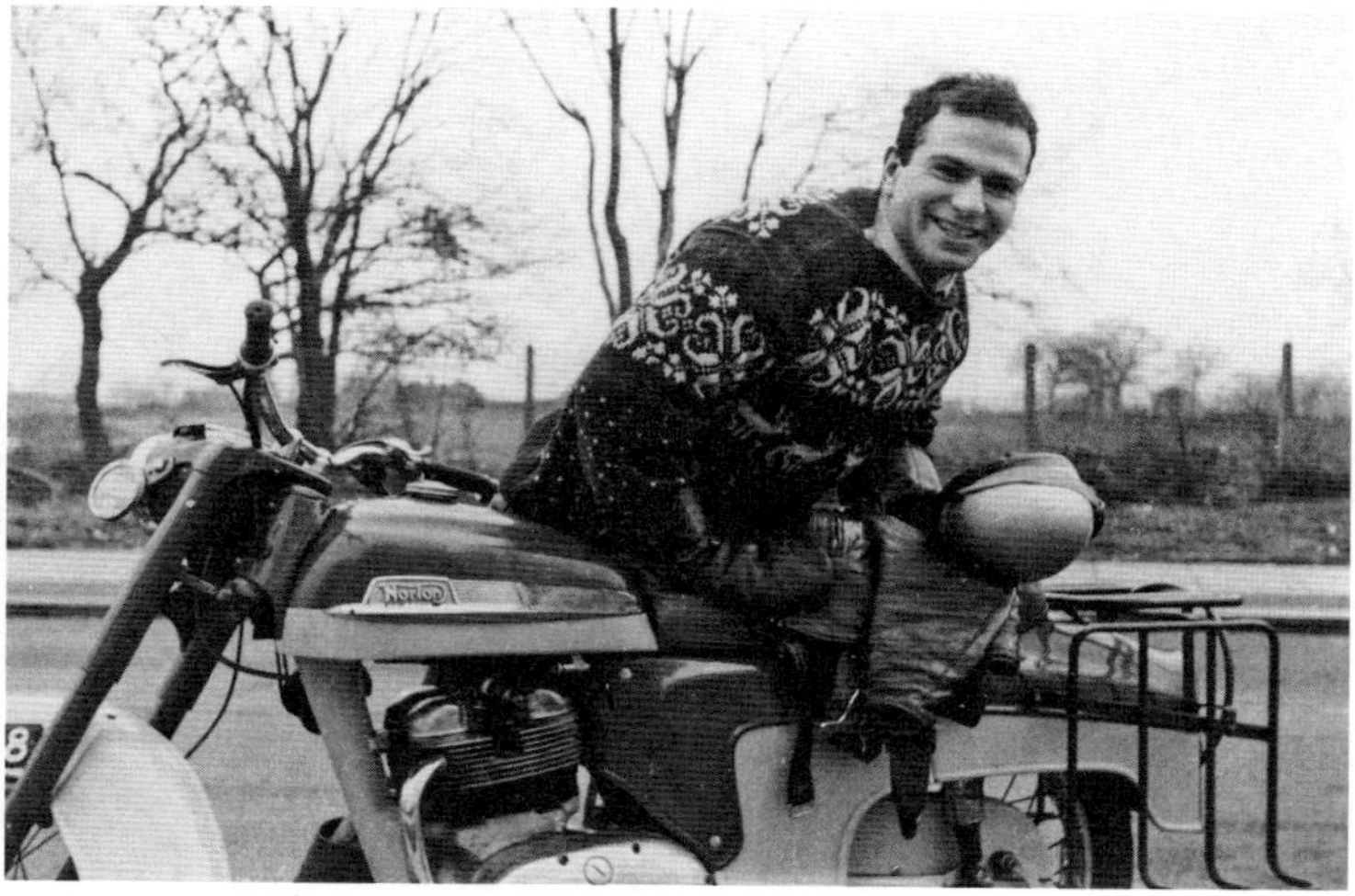

1956年、新しい250ccのノートンと。

自分は別の方向に飛んだのだ。さいわい、ヘルメットとブーツと手袋を着けていたし、全身をレザースーツで包んでいたので、雨で滑りやすい道路を一八メートルほど滑ったにもかかわらず、衣類にがっちり守られて、かすり傷ひとつ負わなかった。

両親はショックを受けたが、私が無事だったことをとても喜び、不思議なことに、私が次のもっとパワフルなバイク――六〇〇ccのノートン・ドミネーター――を手に入れることにほとんど反対しなかった。このころ私はオックスフォード大学を卒業し、一九六〇年前半は外科のインターンとして働くために、バーミンガムに引っ越そうとしていた。そこで抜かりなく、バーミンガムとロンドン間に新しく開通するM1高速道路をスピードの出るバイクで走れば、毎週末に家に帰ることができると両親に話した。当時の高速道路は速度制限がなかったので、一時間あまりで帰ることも可能だった。

バーミンガムではバイクグループと出会い、グループの一員になって、情熱を共有する喜びを味わった。そのときまでずっと私は孤独なライダーだったのだ。バーミンガム周辺の田舎はまったく自然のままで、とくに楽しかったのは、ストラトフォード・オン・エイヴォンまでバイクを走らせ、上演されているシェイクスピアの劇を見ることだった。

一九六〇年六月、私は「TT」に出かけた。毎年マン島で開催される大規模なツ《T》ーリスト・ト《T》ロフィー・バイクレースだ。なんとか救急医療サービスの腕章を手に入れたおかげで、ピットを訪れ、数人のライダーに会うことができた。詳細なメモをとり、マン島を舞台にしたバイクレース小説を書く計画を温め、そのためにかなりのリサーチもしたが、実現にはいたっていない(1)。

ロンドンの北環状線も一九五〇年代には速度制限がなくて、スピード愛好家をおおいに誘惑した。そこには有名な「エース」というカフェがあった――要は高速バイクに乗るライダーたちのたまり場である。内輪のグループのトン・アップ・ボーイズに加わるには「トンをやる」、つまり時速一〇〇マイル（一六〇キロ）のレースができることが最低条件だった。

その当時でもトンをやれるバイクはたくさんあって、少しチューンアップし、（排気装置など）余計な重さを取りのぞき、ハイオクの燃料を入れれば問題なかった。もっと腕が試されるのは「バーンアップ」、つまり周辺道路でのレースで、カフェに入ったとたんに挑まれる覚悟が必要だ。しかし、いわゆる「チキンレース」（訳注：どちらが先にブレーキをかけるかを競いあう〝度胸試し〟）は歓迎されなかった。北環状線は当時でも交通量が多いときもあったのだ。

私はチキンレースをしたことはないが、ちょっとしたロードレースは楽しんでいた。私の六〇〇ccの「ドミー」には少し馬力を上げたエンジンが積まれていたが、エース・カフェのトン・アップ・ボーイズが好んだ一〇〇〇ccのヴィンセントにはかなわなかった。いちどヴィンセントを試したが、とくに低速でひどく不安定に感じられた。私のノートンはまったくちがって、羽毛布団のように乗り心地のいい「フェザーベッド」フレームで、どんなスピードでもすばらしく安定していた（ノートンのフレームにヴィンセントのエンジンを合わせることはできないかと思っていたが、何年もたってから、そのような「ノーヴィン」がつくられていたことを知った）。速度制限が導入されると、トンをやることはできなくなって、楽しみは終わり、エース・カフェも様変わりした。

「サックスはやりすぎなければ成功する」

一二歳のとき、洞察力の鋭い先生が通知表《レポート》に「サックスはやりすぎなければ成功する」と書いていて、その言葉どおりのことが多かった。少年時代の私はよく化学の実験でやりすぎ、家中に有毒ガスを充満させた。さいわい家を焼き払うことはなかったが。

私はスキーが好きで、一六歳のとき、学校のグループで滑降スキーをするためにオーストリアに行った。翌年、テレマークでクロスカントリースキーをしようと一人旅をした。スキーは順調で、イギリスにもどるフェリーに乗る前に、免税店でアクアビット（ジャガイモからつくられる北欧の蒸留酒）を二本買い、ノルウェーの国境検問所を通った。ノルウェーの税関としては私が何本持っていてもかまわないが、イギリスに持ち込めるのは一本だけだ（と教えられた）。イギリスの税関がもう一本を没収するだろう。私は船に乗り、二本の酒を持って上甲板に出た。すばらしい晴天でとても寒い日だったが、暖かいスキーウェアを着込んでいたので寒さは問題ではない。ほかの人たちはみな船内にいて、上甲板には私ひとりきり。

読む本――少しずつ読み進めていた『ユリシーズ』――はあるし、すするためのアクアビットもある。アルコールほど体を内側から温めてくれるものはない。眠りを誘う穏やかな船の動きが心地よく、ときどきアクアビットをすすりながら、私は上甲板にすわって本に没頭した。ふと、ほんの少しずつだがボトルの半分近くを飲んでしまったことに気づいて驚いた。なんということもなかったので、そのまま読書を続け、ボトルからすすり続けた。半分以上空になると、だんだんにボトルをひっくり返すようにして飲む。船が港に入ろうとしていることに気づいたときは、かなりびっくりした。『ユリシーズ』に夢中になっていて、時間のたつのを忘れていたのだ。ボトルはもう空だ。それでも別段変わりはなかった。この酒はラベルに「一〇〇プルーフ」（訳注：UKプルーフ。度数にして五七・一％）と書いてあるが、それよりずっと弱いにちがいない。おかしなことは何もないと思っていたが、立ち上がったとたん、バタンとうつぶせに倒れてしまった。これには心底驚いた。船が突然傾いたのか？そこで起き上がったが、すぐにまた倒れた。

このときようやく、自分が酔っている、と言うかひどく酔っぱらっていることに気づきはじめた。アルコールは頭のほかの部分をそのままにして、小脳に直行したようだ。全員下船したことを確認するために上がってきた乗組員が、スキーのポールを支えにして、一生懸命歩こうとしている私を見つけた。彼は助けを呼び、二人が両脇を支えて、私を船から下ろしてくれた。ひどくふらつき、衆人の（大部分がおもしろがっている）注目を集めはしたが、私は二本の酒を持ってノルウェーを離れ、一本だけを手に到着して、当局を出しぬいたと思った。イギリスの税関職員はこいつをぜひともせしめたいにちがいない、と頭の中で勝手に思い描いていた一本を、うまいこと没収されずにすませたのだ。

性病理学と母へのうしろめたさ

一九五一年は、波乱に富んだ、ある意味でつらい年だった。私の生活につねに存在していたバーディーおばさんが三月に亡くなった。彼女は私が生まれたときからずっと一緒に暮らしていて、私たちみんなを無条件に愛していた（バーディーは小柄な女性で、知力が控えめで、母のきょうだいでただひとりの障害者だった。幼いころ彼女に何があったのか、私はよく知らない。赤ん坊のとき頭にけがをしたという話があったが、先天性の甲状腺障害とも言われていた。私たちにとって、そんなことはどうでもよかった。彼女はとにかくバーディーおばさんであり、かけがえのない家族の一員だったのだ）。私はバーディーの死にいたく動揺し、おそらくそのときはじめて、彼女が私の生活に、私たちみんなの生活に、どれだけ深く溶け込んでいたかに気づいた。数カ月前、私がオックスフォードに進学するための奨学金を獲得したとき、その電報を手渡して、私を抱きしめておめでとうと言ってくれたのはバーディーだった――少し涙も流していた。なぜなら、それはいちばん年下のおいっ子が家を出ていくことを意味するのだと、彼女は知っていたからだ。

私は夏の終わりにオックスフォードに行くことになっていた。父は一八歳になったばかりの私と男

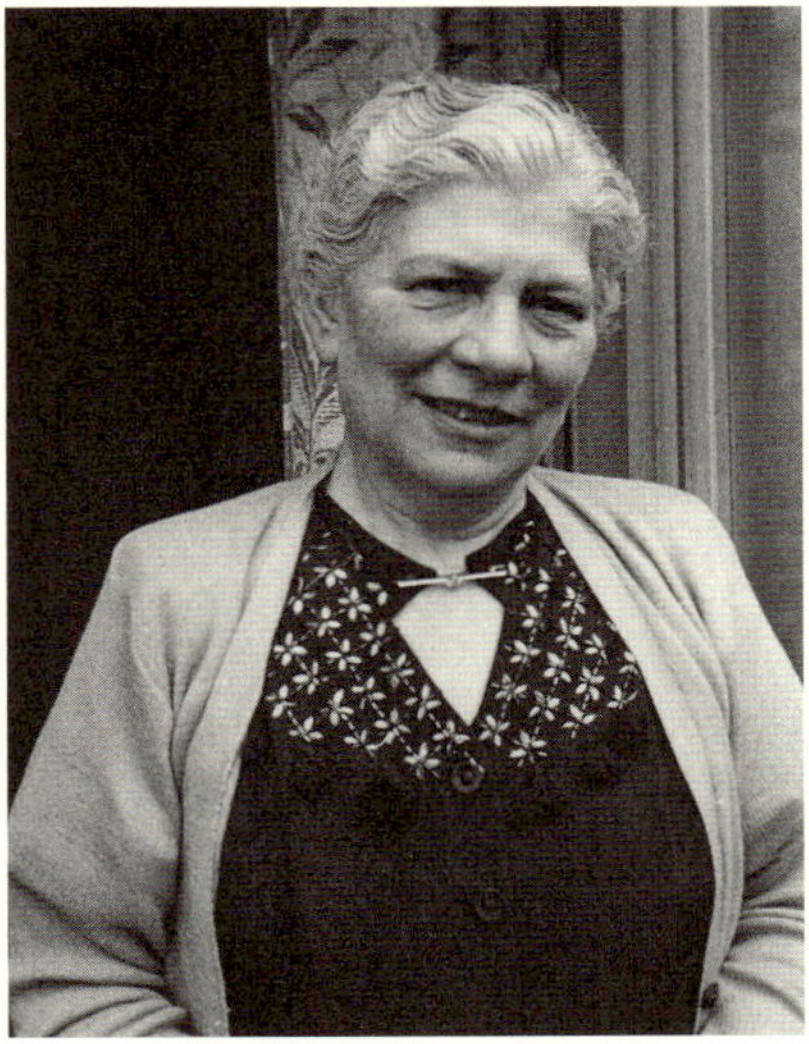

母。

どうし、父親と息子の真剣な話をするべきときだと考えた。私たちはこづかいとお金について話したが、たいした問題ではなかった。なにしろ私はかなり倹約家で、ぜいたくするのは本だけだ。次に、父はほんとうに心配していることを切り出した。

「おまえにはガールフレンドがあまりいないようだが。女の子が好きではないのか?」

「別に問題ないよ」と私は答え、その会話が終わってくれることを願った。

「もしかしたら、おまえは男の子のほうが好きなのか?」と父が食い下がる。

「うん、そう、でもただそう思うだけで、何も『やった』ことはないよ」。私は不安になって言い足した。「ママには言わないで。ママには理解できないことだから」

しかし父は母に話し、翌朝、母がものすごい形相でやって来た。それまで見たことのない顔だった。「おまえは憎むべきもの。おまえなんか生まれてこなければよかったのに」と言って出ていき、数日間、私と口をきかなかった。そして口をきくようになっても、あのとき自分が言ったことには触れなかった（その問題に二度と触れることもなかった）が、私たちのあいだに何かが生まれていた。たいていのことにはとても寛容で支えになってくれる母だったが、この分野には厳しく頑固だった。父と同じように聖書をよく読む母は、詩篇と雅歌が大好きだったが、レビ記の恐ろしい一節にとらわれていた。「あなたは女と寝るように男と寝てはならない。これは憎むべきことである」

医者だった両親はたくさんの医学書を持っていて、なかには「性病理学」についての本もあり、私は一二歳になるまでに、クラフト・エビング、マグヌス・ヒルシュフェルト、ハヴロック・エリスなどの性科学者について少しかじっていた。しかし自分が「病気」で、自分のアイデンティティがひとつの名称や診断結果に要約されるとは思えなかった。学校の友だちは私が「変わっている」ことを知っていた。カップルのイチャイチャで終わるようなパーティーの途中で帰ってしまうからという理由だけだったにしても。

化学とその次に生物学に没頭していた私は、自分の周囲――あるいは自分の内側――で起こっていることをあまり自覚していなくて、学校では誰にも恋をしなかった（ただし、階段を上りきったところに飾られていた、みごとな筋肉をした裸のラオコーンが息子たちを海蛇から守ろうとしている有名な彫像の実物大の複製には興奮した）。同性愛という考えそのものが一部の人に激しい嫌悪を引き起こすことを、私は知っていた。母もそうかもしれないと思っていたから、父に「ママには言わないで。ママには理解できないから」と言ったのだ。たぶん父に話すべきではなかったのだろう。だいたいにおいて、自分の性的関心は他人とは関係のない自分だけの問題であり、秘密ではないが話すことでもないと考えていた。親友のエリックとジョナサンは気づいていたが、そのことについて話しあったことはほとんどない。ジョナサンは私を「無性」だと思うと言っていた。

人はみな、しつけ、文化、そして時代の産物である。私は繰り返し自分に言い聞かせなくてはならなかった。母は一八九〇年代に生まれ、伝統的なしつけを受けた人であり、いま一九五〇年代のイギリスでは、同性愛行為は倒錯どころか犯罪としてあつかわれているのだ、と。さらには、性というのは――宗教や政治と同様――ふだんは慎み深く理性的な人が、激しい理不尽な感情を抱く分野のひとつなのだ、とも。母はつらく当たるつもりも、私が死ねばいいと言うつもりもなかった。いま思えば彼女は突然打ちのめされたのであり、おそらく自分の言ったことを後悔しただろう。心の奥底にしまい込んだのかもしれない。

しかし彼女の言葉は長いあいだ私につきまとい、そのせいもあって、私は自由で喜びに満ちた性の表出だったはずのものを抑制し、そこに後ろめたさを感じるようになった。

パリでの「初体験」

兄のデイヴィッドとその妻リリーは私が童貞だと知って、それは内気なせいだろうと思い、しかるべき女性、しかるべきセックス相手なら、本来の私を取りもどせると考えた。一九五一年、オックスフォードの一学期が終わったクリスマスのころ、彼らにパリに連れて行かれた。目的はルーブル美術館やノートルダム寺院やエッフェル塔の観光だけでなく、セックスがどういうものかをじょうずに辛抱強く教えながら、私の能力を引き出してくれる、やさしい娼婦のところに連れて行くことだった。
年齢も人柄もふさわしい娼婦が選ばれ、デイヴィッドとリリーが事情を説明するために前もって面談し、それから私が彼女の部屋に入った。私はひどく心細くて、ペニスは恐怖でなえ、睾丸は腹腔に引きこもろうとした。

おばのひとりに似ていたその娼婦は、ひと目で状況を理解した。彼女は英語がじょうずで（これも選抜基準のひとつ）、「気にしないで――代わりにおいしいお茶を飲みましょう」と言った。そしてお茶のセットとプチフールを取り出し、やかんを火にかけ、どんなお茶が好きかと尋ねた。「ラプサン」と私は答えた。「スモーキーな香りが大好きです」。このころには私は声と自信を取りもどし、スモーキーなお茶を飲みながら、気軽におしゃべりした。

三〇分ほどしてから部屋を出た。兄夫婦は期待しながら外で待っていた。「どうだった、オリヴァー？」デイヴィッドが問いただす。「すごくよかった」と言いながら、私はあごひげについていた菓子くずを払った。

オックスフォード大学へ

一四歳になるころには、私はゆくゆく医者になるのだと「思われて」いた。母も父も、そして二人の兄も医者だ。

しかし私としては、医者になりたいのかどうかよくわからなかった。化学者になる野心はすでに下火になっていた。化学そのものが、私が大好きだった一八世紀や一九世紀の無機化学より先に進歩してしまっていたのだ。しかし一四歳か一五歳のときに、学校の生物学の先生とスタインベックの小説『キャナリー・ロウ』〔井上謙治訳、『スタインベック全集9』〔大阪教育図書〕所収〕に触発されて、海洋生物学者になりたいという思いが芽生えた。

オックスフォードに進学する奨学金を獲得したとき、選択を迫られた。動物学にこだわるか、それとも医学部予科に進んで解剖学や生化学や生理学をやるか。とくに心ひかれたのは感覚の生理学だった。人はどうやって色や奥行や動きを知るのだろう？　どうやってものを認知するのか？　どうやって世界を視覚的に理解するのか？　私は幼いころから片頭痛の視覚症状をとおして、このようなことに関心を強めていた。発作の先触れとなるまぶしいジグザグが見えるほか、片頭痛前兆の最中に色や奥行や動きの感覚を、もっと言えばあらゆるものを認識する能力を、失うことがあったのだ。目の前で視野がくずれてバラバラになり、そのあと再びまとまって立て直されるのは、ぎょっとするが面白くもあった。すべてがほんの数分のあいだに起こる。

家にあった私の小さな化学実験室は写真の暗室も兼ねていて、私はとくに色彩と立体写真術に心ひかれた。これもまた、脳がどうやって色と奥行を組み立てているのかという疑問をかき立てたのだ。化学と同じくらい海洋生物学も楽しかったが、人間の脳がどういうふうに働いているのかを理解したかった。

私は頭がいいと思われていたが、知力にはあまり自信がなかった。学校でいちばん親しかったジョナサン・ミラーとエリック・コーンの二人と同様、私も科学と文学の両方に心を奪われていた。ジョナサンとエリックの頭のよさは圧倒的で、彼らがなぜ私とつるんでいたのかわからなかったが、とにかく三人とも大学への奨学金を獲得した。ところが、私は窮地に陥った。

オックスフォードでは入学のために「予備試験」を受けなくてはならない。私はすでに公開奨学金を得ていたので、予備試験は形式的なものにすぎないと思われた。しかし私は予備試験に落ちてしまった。二回めを受けたが、またもや不合格。三回めもまた不合格だった時点で、ジョーンズ学長に呼ばれて言われた。「サックスくん、きみの奨学金の論文はすばらしかった。なぜこんな簡単な試験に何度も落ちているんだい?」私がわからないと答えると、彼はこう言った。「では、これが最後のチャンスだ」。そして私は四回めのテストを受け、ようやく合格した。

セントポールズ・スクールでは、エリックとジョナサンと一緒に気楽に芸術と科学の両方を楽しむことができた。私は文学クラブの部長と博物学野外研究会の幹事を同時に務めていた。しかし、そのような取り合わせはオックスフォードでは難しかった。解剖学科、科学実験室、ラドクリフ科学図書館はすべてサウスパークス・ロードに集まっていて、大学の講堂や学寮《カレッジ》とは離れている。科学や医学部予科を学ぶ人たちと、大学のほかの人たちのあいだには、物理的にも社会的にも隔たりがあった。

私はこのことをオックスフォードでの最初の学期に痛感した。学生は小論文を書いてチューターに提出しなくてはならない。そのため何時間もラドクリフ科学図書館にこもって、研究論文やレビュー論文を読み、とくに重要と思えるものを抜粋し、関心を引く独自の方法で示さなくてはならない。膨大な時間を神経生理学について読むことに費やすのは楽しく、広大な未知の領域が広がっているように思えてゾクゾクさえしたが、日々の暮らしの中で疎遠になったものをますます意識するようにもな

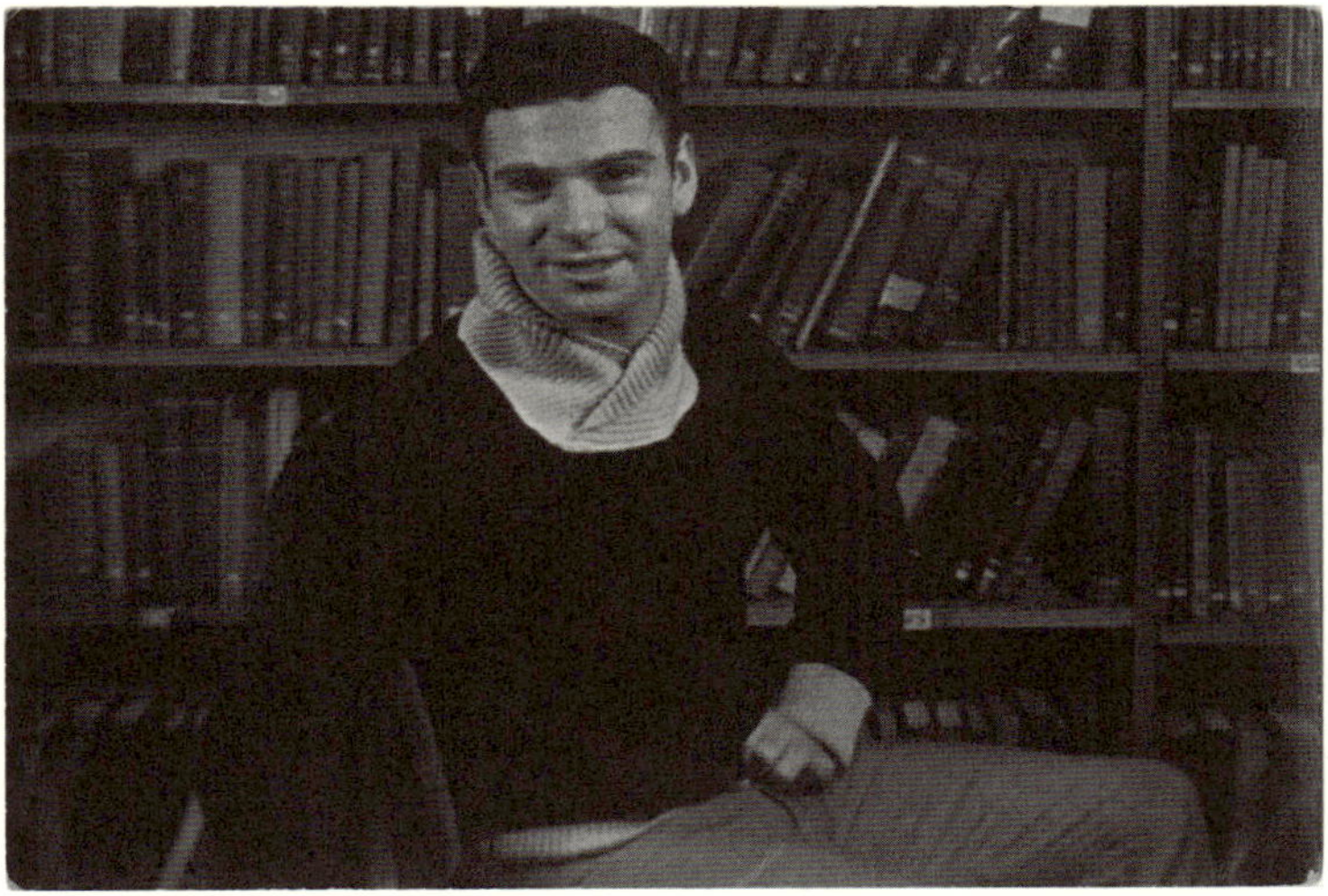

1953年ごろ、オックスフォードにて。

っていった。一般書はメイナード・ケインズの『人物評伝』（大野忠男訳、『ケインズ全集第一〇巻』〔東洋経済新報社〕所収）以外はほとんど読んでいなかった。それでも、臨床のひねりを加えた私なりの「人物評伝」を書きたいと思っていた。独特の弱さや強さをもつ人々を紹介し、そのような特殊な要素が彼らの生活におよぼす影響を示すエッセイ、要するに、臨床治療の伝記か症例集のようなものだ。

このエッセイの最初の（そして結果として唯一のものとなった）テーマはセオドア・フックだった。その名前はヴィクトリア朝初期の才子、シドニー・スミスの伝記を読んでいて偶然見つけた。フックも偉大な才子であり会話の達人で、シドニー・スミスより一〇年か二〇年前の人である。フックは他に類のないレベルの作曲力も持っていた。ピアノの前にすわり、即興で演奏し、あらゆるパートを歌いながら、五〇〇本のオペラを作曲したと言われている。繰り広げられる情景は、あたかも眼前に花が咲いたかのようだった――驚異的で、美しく、そしてはかない。オペラはその場でつくられ、けっして繰り返されず、けっして書きとめられず、すぐに忘れられる。私はフックの即興の才に関する記述に心を奪われた。どんな脳にこのようなことができるのだろう？

私はフックについて書かれたものを手に入るかぎり読みあさり、さらに彼が書いた本も何冊か目を通した。それは妙に退屈で読みにくく、彼の創意あふれる電光石火の即興演奏についての記述とは対照的だった。私はフックについてあれこれ考え、一学期の終わりごろ、彼についての小論文を書いた。びっしりタイプされたフールスキャップ紙が六枚、合計四〜五〇〇〇語の論文だった。

最近になって、昔の原稿と一緒に箱にしまってあったこの論文を見つけた。それを読んで、その雄弁さ、博識さ、仰々しさ、尊大さに驚いている。自分が書いたものとは思えない。どこかからまるごと盗作したのか、それともいくつかの資料から引っぱってきてつなぎ合わせたのか、それともほんとうに私自身が、未熟な一八歳であるという事実を打ち消すために、博学な専門家のスタイルを採用して書いたものなのか？

フックは気晴らしだった。小論文のほとんどは生理学に関するもので、毎週チューターの前で読むことになっていた。聴覚というテーマに取り組んだときは、わくわくしすぎてあまりにたくさん読んだり考えたりしたので、実際に論文を書く時間がなかった。それでも論文指導の日にはメモ帳を持ち込み、それを読んでいるふりをして、ページをめくりながら即興で論文をでっち上げた。すると途中、カーター（C・W・カーター博士、クイーンズ学寮《カレッジ》での私のチューター）が私をさえぎった。

「そこがよくわからなかった。もう一度読んでくれないか?」少しビクビクしながら、私は最後のいくつかの文を繰り返そうとした。カーターがけげんそうな表情を浮かべる。「見せてみて」。私は白紙のメモ帳を渡した。「すごいよ、サックス」と彼は言った。「ものすごい。でも、これから小論文は書いいてほしいもんだ」

オックスフォードの学生だった私は、ラドクリフ科学図書館だけでなく、ボドリアン図書館も利用できた。設立をたどると一六〇二年までさかのぼる、すばらしい総合図書館だ。ひっそりと忘れられていたフックの業績に出会ったのもボドリアン図書館だった。私が必要としていた資料を提供できる図書館は——大英博物館図書館をのぞいて——ほかになかったし、ボドリアンの落ち着いた雰囲気は書きものをするのにぴったりだった。

しかし私がオックスフォードでいちばん好きだった図書館は、われらがクイーンズ・カレッジの図書館だ。堂々とした建物はクリストファー・レンの設計だと聞かされていて、その下に迷路のように暖房の配管と棚が並び、図書館の膨大な地下蔵書が収められていた。

大昔の揺籃期刊本《インキュナブラ》(訳注:金属活字により印刷された、一五〇〇年以前の本)を自分の手に取るのは、私にとって新たな経験だった。私はとくに(アルブレヒト・デューラーの有名なサイの絵など)挿し絵の豊富なコンラート・ゲスナーの『動物誌』(一五五一年)と、ルイ・アガシの化石魚類に関する四巻本が大好きだった。まさにその書庫で、ダーウィンのあらゆる著作の初版を目にし、トマス・ブラウン卿の『医師の信仰』、『壺葬論』(『医師の信仰・壺葬論』生田省悟・宮本正秀訳、松柏社)、『キュロスの園』などのあらゆる著作に夢中になった。なかにはばかげたものもあったが、その言葉のなんと高貴だったことか。そしてたまにブラウンのいかにも古典的な、大仰な言い回しにうんざりした場合は、スウィフトの鋭い語り口で口直しもできた。もちろん彼の全作品の初版本がそこにはあったのだ。私は両親が好んだ一九世紀の作品を読んで育ったのだが、ジョンソン、ヒューム、ギボン、ポープなど、一七世紀と一八世紀の文学へと導いてくれたのはクイーンズの図書館の地下室だ。そこでは、そんな貴重な本をすべて自由に利用することができた。特別な鍵のかかった希少本室ではなく、ただ棚に並んでいる。初版が刊行されたときから、ずっとそこにそうして並んでいたのだと、私は想像した。クイーンズ・カレッジのまさにその地下の書庫で、私は歴史に対する観念と自分自身の言葉に対する感覚を身につけたのである。

外科医で解剖学者だった母は、自分に倣《なら》って外科医になるには息子が不器用すぎることは納得していたが、少なくともオックスフォードで解剖学の優秀な成績を収めることを期待していた。私たちは人体を解剖し、講義を受け、そして二年後、解剖学の最終試験を受けなくてはならなかった。結果が張り出されたとき、自分がクラスでビリだと知った。母の反応がこわくて、こんな状況では二、三杯引っかける必要があると思った。そこでホワイト・ホースという行きつけのパブに向かい、たいていのビールより強くて安いリンゴ酒を二、三リットル飲んだ。

酔っぱらってホワイト・ホースをころがり出た私は、とっぴで図々しい考えを思いついた。解剖学の最終試験で取ったひどい成績の埋め合わせに、名誉ある大学の賞——セオドア・ウィリアムズ人体解剖学奨学金――に挑戦してみよう。試験はすでに始まっていたが、私は酔っぱらいの大胆さでよろよろと入っていき、空いている席にすわり、問題用紙をながめた。

答えるべき設問は七つ。そのうちの一つ（「構造的分化は機能的分化を必ずともなうか？」）に飛びつき、そのテーマについて二時間、休みなしに書きつづけ、持てる動物学と植物学の知識を総動員して考察を肉づけした。そしてほかの六問は無視し、試験が終わる一時間前に退室した。

結果はその週末の『タイムズ』紙に掲載された。受賞者は私、オリヴァー・ウルフ・サックス。だれもが啞然とした。いったいどうして解剖学の最終試験でビリだった人間がセオドア・ウィリアムズ賞を奪い取れるのだろう？　私はそれほど驚いていなかった。オックスフォードの予備試験を受けたときに起こった事態が、裏返しに再現されたようなものだ。私は事実についての試験や○×問題はひどく苦手だが、小論文では力を発揮できるのだ。

セオドア・ウィリアムズ賞で五〇ポンドが手に入った――五〇ポンドだ。そんな大金をいちどに手に入れたことはなかった。このときはホワイト・ホースではなく、（パブの隣の）ブラックウェル書店に行って、『オックスフォード英語辞典』一二巻を四四ポンドで買った。私にとって世界でいちばん欲しい価値ある本だったのだ。医学部に進んだとき、この辞典を端から端まで読むことになった。いまだにときどき棚から一巻を取りだし、寝る前に読むのを楽しんでいる。

オックスフォードでいちばん親しかった友人は、アメリカからやって来たカルマン・コーエンというローズ奨学生で、若き数理論理学者だった。私はそれまで論理学者に会ったことがなく、カルマンの知的集中力に引きつけられた。彼は何週間もぶっ続けで、休むことなくひとつの問題に頭を集中させることができるようで、考えることに情熱を燃やしていた。どんな考えに到達するかに関係なく、考えるという行為そのものに心が躍るようだった。

私たちはまったくちがったが、とてもウマが合った。私が彼の高い集中力にあこがれたように、彼は私のときにとっぴな連想力に引かれた。彼は私に数理論理学の大家であるヒルベルトとブラウワーを手ほどきし、私は彼にダーウィンと一九世紀の偉大な博物学者について教えた。

私たちは科学を発見、芸術を創造と考えるが、どういうわけか不思議にもその両方である、数学という「第三の世界」があるのだろうか？　数――たとえば素数――は、プラトンの永遠不変の世界に存在するのだろうか？　それとも、アリストテレスが考えたように、つくられたものなのだろうか？　πのような無理数というものを、いったいどう考えたらいいのか？　あるいは、マイナス二の平方根のような虚数は？　私を無駄に悩ませたこのような問いは、カルマンにとってはほとんど生きるか死ぬかの問題だった。彼の望みは、数学的現実にかんする、水と油のように異なるが互いに補いあう二つの立場、すなわちブラウワーのプラトン的直観主義とヒルベルトのアリストテレス的形式主義とを調和させることだった。

カルマンのことを両親に話すと、二人はすぐに、彼が故郷からどれだけ遠くまで来たかを思い、ロンドンの私たちの家で家庭料理を楽しみながら、ゆっくり週末を過ごしてほしいと、彼を招いた。両親は彼との出会いを喜んでいたが、母は翌朝、カルマンのベッドのシーツ一面にインクで字が書かれているのを見つけて腹を立てた。彼は天才で、数理論理の新しい理論を考え出すのにシーツを使ったのだと、私が（少し誇張して）説明すると、怒り狂っていた母は逆に畏《おそ》れ入ってしまい、将来またカルマンが訪ねてきて、それを参考にしたいと思った場合に備えて、洗わずに文字をそのままにして取っておくと言い張った。さらに、彼女が知っているただひとりの数学者で、ケンブリッジの数学卒業試験首席一級合格者の（そして熱心なシオニストの）ゼーリッヒ・ブロデツキーに、自慢げに見せていた。

カルマンはオレゴン州のリード・カレッジ——彼の話によると優秀な学生で知られる大学——の出身で、しかも何十年にひとりの優秀な卒業生だった。彼はこのことを、天気の話でもするように、淡々と話した。それもしごく当然のことだ。私の頭脳は明らかに雑な造りで非論理的だったにもかかわらず、彼は私も頭がいいと思っているようだった。そして頭のいい人は頭のいい人どうしで結婚して、頭のいい子どもをつくるべきだと思っていて、そのために、私が別のアメリカからのローズ奨学生と会うお膳立てをした。ラエル・ジーン・アイザックは物静かでひかえめだったが、（カルマンが言っていたとおり）とても鋭く、私たちは夕食をとりながら非常に抽象的な概念について語りあった。私たちは仲よく別れたが、二度と会うことはなかったし、カルマンが私に仲人めいた振舞いに及ぶことも二度となかった。

一九五二年の夏、初めての長期休暇のとき、カルマンと私はフランスからドイツまで、途中ユースホステルに泊まりながらヒッチハイクをした。どこかでアタマジラミに感染してしまい、頭をそる羽目になった。クイーンズ・カレッジのかなり上品な友人、ゲルハルト・ジンツハイマーが、ドイツ南西部のシュヴァルツヴァルトのティティ湖畔にある実家で両親と夏を過ごすので、立ち寄るよう招いてくれていた。カルマンと私が汚い身なりとスキンヘッドで到着し、シラミに感染したと話すと、二人とも風呂に入れと命じられ、衣類を燻蒸《くんじょう》消毒された。上品なジンツハイマー家に気まずい思いで少し滞在したあと、私たちはウィーン（当時の私たちにとってもっぱら『第三の男』のウィーン）に向かい、そこで世に知られているあらゆるリキュールを味見した。

私は心理学の学位を取るつもりはなかったが、ときどき心理学部の講義を受けていた。そこでJ・J・ギブソンに会ったのだ。大胆な理論家で視覚心理学の実験を行なっていた彼は、コーネル大学から長期休暇《サバティカル》でオックスフォードに来ていた。ギブソンは初めての著書『視覚世界の知覚（*The Perception of the Visual World*）』を刊行したばかりで、人が通常（片目または両目で）見るものを逆さまにする特殊なメガネを、喜んで私たちに試させてくれた。世界を逆さまに見ることほど奇妙なことはなかったが、数日のうちに脳がこれに適応して、視覚世界を再設定した（そのせいで、メガネをはずすと再び上下が逆さまに見えることになるのだ）。

錯視も私の心を引きつけた。知性による理解、洞察力、そして常識さえもが、知覚変容の力に対していかに無力であるかが浮き彫りになる。ギブソンの逆さメガネは光学的ひずみを頭脳が修正する力を示し、錯視は頭脳が知覚のゆがみを修正できないことを示していた。

初めての恋

リチャード・セリグ。六〇年前のことだが、一九五三年にオックスフォードのマグダレン学寮《カレッジ》の外で初めて会ったときの、リチャードの顔、そのライオンのような堂々とした態度が、いまだに目に浮かぶ。私たちは話をした。話しかけてきたのは彼のほうではないかと思う。なぜなら私はいつも内気で、誰とも自分のほうから接触することはなかったし、彼の美しさのせいでふだんよりさらに気おくれしていたからだ。その最初の会話で、彼がローズ奨学生で、詩人で、アメリカ全土でさまざまなアルバイトをしてきたことを知った。年の差を考慮しても（彼は二四歳、私は二〇歳）、彼は世間について私より断然よく知っていた。高校から大学に直接進み、そのあいだに社会経験をまったくしていない大半の大学生より、はるかに知識が豊富だったのだ。彼は私におもしろいところがあると感じ、私たちはすぐに友だちになった――そしてさらに、私は彼に恋をした。生まれて初めての恋だった。

彼の顔、彼の体、彼の心、彼の詩、彼のすべてに心を奪われた。彼はよく書きあげたばかりの詩を見せてくれて、私はお返しに生理学の小論文を見せた。彼に恋をしたのは私だけではなく、男女を問わずほかにもいたと思う。彼ほど美しく、才能にあふれ、活力がみなぎり、人生を愛していれば当然だ。彼は自分のことを率直に語った。詩人のセオドア・レトキに師事したこと、多くの画家と友情をはぐくんだこと、自分も画家として一年過ごしたあと、自分にどんな才能があるにしろ、真に情熱を燃やせるのは詩だと気づいたこと。彼はよく、イメージや言葉や詩の数行を頭のなかに入れて、何カ月にもわたって意識的にせよ無意識にせよ、それに取り組んでいた。最終的に詩として仕上がることもあれば、捨て去られることもある。彼は文芸雑誌の『エンカウンター』、『タイムズ・リテラリー・サプリメント』、『グランタ』や、オックスフォードの学生雑誌『アイシス』で詩を発表していて、詩人スティーヴン・スペンダーの強い支持を受けていた。彼は天才、あるいは天才の卵だと、私は思っていた。

私たちはよく一緒に長い時間散歩をして、詩と科学について語りあった。リチャードは私が化学や生物学について熱くなるのをおもしろがり、そういうときの私は内気ではなかった。自分がリチャードに恋していることはわかっていたが、それを認めることがとても怖かった。母に言われた「憎むべきもの」という言葉のせいで、自分の本心を言ってはいけないと思っていた。しかし不思議なことに、そしてすばらしいことに、実際に恋をすること、しかもリチャードのような人に恋をすることで、私は喜びと誇りを感じることができて、ある日、彼がどう反応するかはわからなかったが、心臓が飛びだしそうなほどドキドキしながら、リチャードへの思いを告白した。彼は私を抱きしめ、私の両肩をつかんで言った。「わかっているよ。僕はそうではないけれど、でも、きみの愛情はうれしいし、僕も僕なりにきみを愛している」。私は拒絶されたとも、失恋したとも感じなかった。彼は言うべきことをできるかぎり繊細な言い方で表現したのであり、私たちの友情は続き、私は望みのない苦しいあこがれを捨てたことで前よりも楽になった。

二人は生涯の友だと私は思っていたし、たぶん彼もそう思っていただろう。しかしある日、彼が不安そうな面持ちで私の部屋に来た。片方の脚の付け根がふくらんでいることに気づいたのだ。最初はそのうち消えるだろうと思って気に留めなかったが、ふくらみは大きくなり、不快になっていった。「きみは医学部予科の学生だから、見てもらえないか?」と彼は言った。彼がズボンと下着を下ろすと、左脚の付け根に卵くらいの大きさのふくらみがあった。動かないし触ると固い。癌だ、と私はとっさに考えた。そしてリチャードに「医者に診てもらうべきだよ。生検が必要かもしれない。ぐずぐずしていてはだめだ」と言った。

腺の生検が行なわれ、リンパ肉腫と診断され、余命は二年ないと告げられた。そのことを話したあと、リチャードは二度と私と口をきかなかった。私は彼の腫瘍が命にかかわる深刻なものだと見きわめた最初の人物であり、私を死のメッセンジャーかシンボルのようなものと見るようになったのかもしれない。

それでも彼は、残された時間をできるかぎり充実して生きるのだと心に決めた。アイルランド人のハープ奏者で歌手のメアリー・オハラと結婚し、彼女とニューヨークに行き、一五カ月後に亡くなった。彼の傑作と言える詩には、その人生最後の一五カ月に書かれたものが多い。

人間栄養学研究室での挫折

オックスフォードでは入学して三年後に最終試験を受ける。私は研究のためにそのままとどまったが、同期の学生たちはほぼ全員オックスフォードを離れたため、入学してから初めて自分が孤立していることを感じた。

セオドア・ウィリアムズ奨学金を獲得したあと、解剖学科の研究職に就かないかと誘われた。解剖学のウィルフリッド・ル・グロ・クラーク教授はとても優秀で、しかもとても話しやすくて私のあこがれだったが、その誘いは断わった。

ル・グロ・クラークはすばらしい先生で、すべての人体構造を進化の観点から説明し、当時、ピルトダウン人の化石捏造を暴くのに一役買ったことで有名だった。それでも私が彼の誘いを断わったのは、人間栄養学の准教授だったH・M・シンクレアによる医学史の生き生きとした講義に魅了されたからだ。

私は昔から歴史が大好きで、化学に明け暮れた少年時代にも、化学者の人生や人柄のほか、ときに新しい発見や理論にともなって起こる論争や対立について、知りたいと思っていた。化学がどういうふうに人間の活動として展開されたかを理解したかった。そしてシンクレアの講義では、生理学の歴史と、生理学者の考えや人柄に命が吹き込まれていたのだ。

友人だけでなく、クイーンズ・カレッジのチューターさえも、私に警告しようとした。私がやろうとしていることはまちがいだと感じていて、思いとどまらせようとしたわけだ。しかしシンクレアについてのうわさ――あまり具体的なことではなく、単に彼が「変人」であり、学内でやや孤立しているという意見と、大学が彼の研究室を閉鎖しようとしているという、やはり単なるうわさ――は耳にしていたが、私は説得に応じなかった。

人間栄養学研究室での活動を始めてすぐ、私は自分のまちがいに気づいた。

シンクレアの知識は、少なくとも歴史に関する知識は、百科事典並みにくわしく、彼は私がなんとなく聞いたことしかないことに取り組むよう指導した。禁酒法時代、合法的なアルコールを手に入れられない酒飲みたちが、当時「神経強壮薬」として自由に入手できたジャマイカジンジャーから抽出する強いアルコール性のエキス、通称「ジェイク」に頼るようになると、いわゆるジェイク麻痺で手足が不自由になるような神経損傷が生じるようになった。ジェイクの濫用《らんよう》の可能性が明らかになると、政府はリン酸トリオルソクレシル（ＴＯＣＰ）というひどくまずい化合物を混ぜたのだが、それでも酒飲みは思いとどまらず、やがてそのＴＯＣＰは遅効性だが深刻な神経毒であることが明らかになったのだ。そのことが認識されるころまでに、五万人以上のアメリカ人が広範におよぶ神経損傷を受け、そのほとんどが回復不能だった。患者は腕と足に独特の麻痺が現われ、すぐにわかる特徴的な歩き方、いわゆる「ジェイク・ウォーク」を示す。

とくに神経のミエリン鞘《しょう》に影響をおよぼすという意見はあったが、どうしてTOCPが神経損傷を引き起こすのか、正確なところはいまだ明らかではなく、シンクレアによると解毒剤も知られていなかった。彼は私に、この病気の動物モデルを考案してみろと言った。そこで無脊椎動物が大好きだった私は、すぐにミミズを思いついた。ミミズには巨大な有髄神経線維があり、そのおかげでミミズは傷つけられたときや危険が迫っているとき、突然丸まることができる。この神経線維は比較的研究がしやすく、必要な数を手に入れるのになんの問題もない。ミミズでできないことをニワトリとカエルで補足できるとも考えた。

このプロジェクトについて一度相談に応じただけで、シンクレアは本がずらりと並ぶオフィスに引きこもってしまい、私だけでなく研究室の全員がほぼ接触不可能になった。ほかの研究員は上級生だったので、放っておかれて自由に自分の研究ができて喜んでいた。それに引きかえ新入りの私には、助言と指導がぜひとも必要だ。シンクレアに会おうとしたが、五、六回試して望みがないと思い知らされた。

研究は最初からうまくいかなかった。TOCPをどのくらいの強さにするべきか、どんな媒体で与えるべきか、苦さをごまかすために甘くするべきかどうか、私には何もわからない。まず、ミミズとカエルは私がつくったTOCPのごちそうを拒否した。ニワトリは何でもガツガツ食べるようだ。不快な光景だった。ところが、ガツガツ食べるし、くちばしでつつくし、うるさく鳴くにもかかわらず、私は自分のニワトリが好きになりはじめた。その騒がしさと生命力を誇りに思い、独特の行動と特徴を正しく認識するようになった。二、三週間後、ＴＯＣＰが効果を表わし、ニワトリの足が弱ってきた。この時点で、ＴＯＣＰは（神経伝達物質のアセチルコリンを混乱させる）神経ガスと共通点がありそうだと考え、私は麻痺しかけたニワトリの半数に解毒剤として抗コリン作用薬を与えた。しかし用量をまちがえたため、すべてのニワトリを死なせることになってしまう。その一方、解毒剤を与えられなかったニワトリはどんどん弱っていく。とても見ていられない光景だ。お気に入りのニワトリ――名前はなかったが、珍しく従順で気立てのやさしい４３０４番――が哀れっぽく鳴きながら、目の前で足を麻痺させて地面にへたり込んだ。これで私も私の研究もおしまいだ。私は彼女を（クロロホルムを使って）神にささげ、彼女の末梢神経と脊髄の神経軸索のミエリン鞘が、剖検された人間の被害者と同じように、損傷を受けていたことを発見した。

さらに、ＴＯＣＰがミミズのほかの運動には影響しないのに、突然丸まる反射作用を不能にし、髄鞘神経線維を傷つけるが無髄神経線維は傷つけないことも発見した。しかし研究は総じて失敗であり、自分には研究者になる望みはないと思った。その研究について個性的でかなり私的な報告を書きあげ、それをもって、悲惨な出来事をまるごと頭から追い出そうとした。

イスラエルのキブツで癒される

この失敗に落ち込み、友だちがみんな大学を去ってしまったために孤立していた私は、静かだが、ある意味でいつ爆発するかわからない絶望状態へと、自分が沈んでいくのを感じた。体を動かすことのほかに慰めを見つけられず、毎晩、アイシス（訳注：オックスフォードにおけるテームズ川の呼称）沿いの曳《ひ》き舟道にランニングに出かけた。一時間かそこら走ったあと、川に飛び込んで泳ぎ、それから濡れて少し冷えた体で、クライストチャーチの向かいにある小さな部屋まで走って帰る。冷たい夕食をむさぼり食い（もうチキンを食べるのは耐えられなかった）、そして夜遅くまで書きものをする。「ナイトキャップ」と題したその文章は、なんらかの哲学を、生きるための処方箋を、前に進む理由を、でっち上げるための死に物狂いの無駄な努力だった。

シンクレアのもとで研究するのをやめるよう警告しようとしたクイーンズのチューターは、私の状況に気づき（この時点で彼が私の生活を知っているか自信がなかったので、これは意外だが心強いことだった）、私の両親に心配だと伝えた。二人は私をオックスフォードから救いだし、互助的で支えになるコミュニティに送り込み、日の出から日没まで力仕事をさせる必要があると判断した。両親はキブツがその条件を満たすと考え、信仰心もシオニスト的感情もなかった私もその考えが気に入った。そういうわけで、できればヘブライ語に堪能になるまで、ハイファ（訳注：イスラエル北西部の町）に近くて英語が話されている「アングロ・サクソン」キブツのエイン・ハショフェットで過ごすために旅立った。

一九五五年の夏はキブツで過ごした。私には選択肢が与えられた——苗木を育てるか、ニワトリの世話をするか。ニワトリはいやだったので苗木を選んだ。日の出前に起きて、大勢で一緒に朝食をとり、そして仕事に出かける。

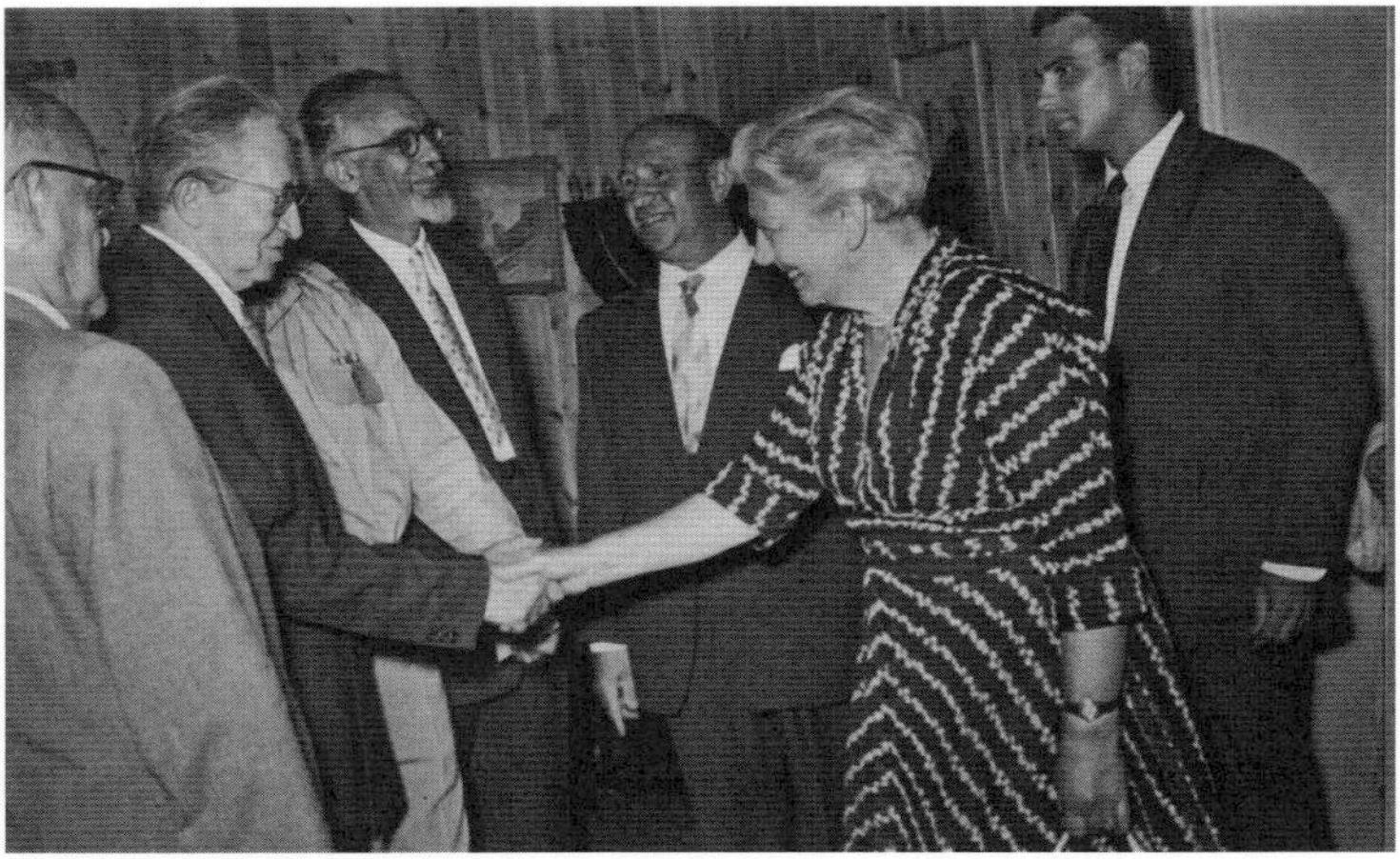

1955年、エルサレムへの旅行中、母が将来の首相レヴィ・エシュコルにあいさつ。彼女の後ろにいるのが父と私。

驚いたことに、朝食も含めて毎食、大きなボウルにいっぱいのレバー料理が出てきた。キブツに牛はいないので、毎日みんなが食べる五〇キロ近いレバー料理を、ニワトリだけでどうやってつくるのだろう。私が尋ねると笑いが起こり、レバーだと思っていたものは刻んだナスだと教えられた。イギリスでは味わったことのないものだった。

少なくとも会話はみんなとしたが、誰とも親しい関係にはならなかった。キブツはほとんど家族ばかり。と言うか、ひとつの特大家族になっていて、すべての親がすべての子どもの面倒を見る。私は（多くのいとこが計画していたように）イスラエルで生活するつもりはなく、独身者として目立っていた。世間話が苦手で、最初の二カ月、ウルパン（ヘブライ語を集中的に教える施設）で集中訓練を受け、一〇週めに突然ヘブライ語がいくらか聞き取れしゃべれるようになったが、ほとんど身につかなかった。そんな状況でも、肉体労働の生活と親切で思いやりのある人々の存在は、自分の頭のなかに閉じこもっていたシンクレア研究室でのさみしい拷問のような数カ月に対する、鎮痛剤の役割を果たした。

そして体にも大きな効果があった。キブツに着いたときには、青白く不健康で体重は一一〇キロあったが、三カ月後に出るときには三〇キロ近くやせて、自分自身の体の居心地がよいと心の奥底で感じていた。

キブツを離れたあと、この若い理想主義の悩める国を肌で感じるために、数週間イスラエルをあちこち旅した。過ぎ越しの祭りではユダヤ人の出エジプトに思いをはせながら、いつも「来年はエルサレムで」と言っていたものだったが、キリストが生まれる一〇〇〇年前にソロモンが神殿を建てた町を目にしたのは、このときが初めてだった。しかしエルサレムは当時分断されていて、旧市街に入ることはできなかった。

私はイスラエルのさまざまな地域を探検した。おおいに気に入ったハイファの古い港、テル・アビブ、通説でソロモン王の秘宝とされるネゲブの銅山。私はカバラ思想のユダヤ教——とくに宇宙観——について読んだ内容に強い関心を抱いていたので、サフェドを初めて訪れた。それはある意味で巡礼だった。サフェドは一六世紀に偉大なイサク・ルリアが暮らし、教えを説いた場所だ。

そのあと本当の目的地、紅海を目指した。当時のエイラトは人口数百人で、テントと掘立小屋しかなかった（いまではホテルの立ち並ぶきらびやかな臨海地で、人口は五万人だ）。ほとんど一日中シュノーケリングに明け暮れ、当時はまだだいぶ原始的だったスキューバダイビングも初体験した（数年後にカリフォルニアでスキューバダイバーの認定を受けたころには、もっとはるかに手軽で整備されたアクティビティーになっていた)。

私は再び、オックスフォードに入学したときと同じように、自分はほんとうに医者になりたいのかと考えた。神経生理学にはおおいに興味がわいているが、海洋無脊椎動物をはじめとする海洋生物学も大好きだ。無脊椎動物の神経生理学、とくに無脊椎動物の雄《ゆう》である頭足類の神経系と行動を研究することによって、二つの学問を結びつけられないだろうか?(2)

これからずっとエイラトにとどまり、泳いで、シュノーケリングをして、スキューバダイビングをして、海洋生物学と無脊椎動物の神経生理学を研究したいと思う自分がいた。しかし両親はイライラしはじめている。私はもう十分長いことイスラエルでブラブラした。もう「治って」いる。医学にもどり、ロンドンで患者を診る臨床の仕事を始める時なのだ。しかし私にはやらなくてはならないことがもうひとつあった——前には思いもよらなかったこと。考えてみれば、私は二二歳、日に焼けて、細身で、カッコよくて、それでいまだに童貞だ。

殻を破る

アムステルダムにはエリック・コーンと二回行ったことがあった。美術館やコンセルトヘボウ(ここで初めてベンジャミン・ブリテンのオペラ『ピーター・グライムズ』をオランダ語で聴いた)が気に入った。背の高い階段状の家が並ぶ運河、古い植物園と美しい一七世紀のポルトガルのシナゴーグ、戸外カフェのあるレンブラント広場、街角で売られていて、その場で食べる新鮮なニシン、この町特有と思われる誠意があって寛容な雰囲気。

しかし今回は紅海からその足でアムステルダムにひとりで行こうと決めた。目的は自分の殻を破ること――はっきり言うと、童貞を失うことだ。しかし人はどうやってそれをやるのだろう？　それについての教科書はない。たぶん自分の内気を、不安を、前頭葉を弱めるために、一杯、いや何杯か、引っかける必要があるだろう。

鉄道駅の近くにとても感じのいいバーがあった。エリックと私はよくそこに一杯飲みに行っていた。でも今回は私ひとりでグイグイ飲んだ――勇気を出すために。飲んでいるうちに、店内がときどきぼやけ、物音が大きくなったり小さくなったりしているように聞こえた。立ち上がってはじめて、ふらふらすることに気づいた。あまりにふらついているので、バーテンが「もうそこまで！」と言い、ホテルに帰るのに助けが必要かと訊いた。ホテルは通りを渡ったところだから助けはいらないと言って、私はよろよろと外に出た。

そのあと意識を失ったにちがいない。翌朝気づくと、自分の部屋ではなく、誰かほかの人の部屋にいた。コーヒーのいい香りを感じたあと、この部屋の主人、私を助けてくれた人が、ガウンに身を包み、両手にコーヒーカップを持って現われた。

彼の話によると、私が泥酔して排水溝で寝ているのを見つけて、家に連れ帰り、そして……セックスをしたという。「よかった？」と私は訊いた。

「ああ」と彼は答えた。とてもよかった。酔っぱらいすぎていて、きみも楽しめなかったのは残念だ。

朝食をとりながら、私たちはさらに語りあった。セックスに関する私の不安と抑制について。同性愛行為が犯罪としてあつかわれるイギリスの恐ろしく危険な雰囲気について。アムステルダムでは全然ちがう、と彼は言った。同意している成人どうしの同性愛行為は認められていて、違法ではなく、不埒《ふらち》とも病的とも見なされない。ほかのゲイの人と会えるバーやカフェやクラブがたくさんある（こういう文脈での「ゲイ」という言葉を初めて聞いた）。喜んでそういう場所に連れて行ってあげるし、名前と場所を教えるから、自分で行ってみてもいい。

彼は突然真顔になって言った。「泥酔して、意識を失って、側溝に倒れる必要などない。そんなことをするのはとても悲しい。それどころか危険だ。もう二度とやらないでほしい」

彼と話をして、私は救われた思いに涙した。大きな重荷、何より自責の念という重荷が取りはらわれたか、少なくともぐっと軽くなった気がして。

医学生として働く

一九五六年、オックスフォードでの四年を終え、イスラエルとオランダでの冒険旅行からもどって、私は実家に帰り、医学生としての生活を始めた。およそ二年半のあいだに、内科、外科、整形外科、小児科、神経科、精神科、皮膚科、感染症科、その他文字だけで表わされる専門分野――GI（胃腸科）、GU（泌尿器科）、ENT（耳鼻咽喉科）、OB／GYN（産婦人科）――をローテーションした。

自分でも意外だったが（そして母は喜んだのだが）、産科には特別な気持が生まれた。当時、出産は自宅で行なわれていた（私自身も兄全員も自宅で生まれた）。出産はおもに助産婦の管理下にあり、私たち医学生は助産婦を手伝う。電話がよく夜中にかかってくる。病院の交換手は私に名前と住所を伝えたあと、ときどきつけ加える。「急いで！」

助産婦と私は自転車でその家に向かい、寝室か場合によってはキッチンに入る。キッチンテーブルのほうが出産しやすいことがあるのだ。夫と家族は隣の部屋で待ち、赤ん坊の産声を期待して耳を澄ませている。このときの人間ドラマが私をわくわくさせた。そこには病院にはない現実があり、私たちにとって病院の外で何かをやる、つまり役割を果たす、唯一のチャンスだった。

医学生の私たちに、講義や型どおりの指導はあまり課されなかった。大切なことは患者のベッド脇で教えられ、最も重要な授業は耳を傾けること、患者から「どういう経緯で現在の状態になったか」を聞きだし、細部を埋めるための適切な質問をすることだった。目と耳を使い、手で触れ、感じ、さらにはにおいをかぐことを教えられた。心拍を聞く、胸をたたく、腹をさわるなど、体との接触は聞きとりや話し合いと同じくらい重要だ。深い身体的なきずなを確立することができる。人の手そのものが治療の道具になる。

一九五八年一二月一三日に資格を取得し、それから二週間は自由時間だった。ミドルセックス病院でのハウスジョブ(3)は一月一日まで始まらない。自分が医者であること、とうとうやりとげたことに、胸が高鳴り、そして驚いていた（やりとげられるとは思っていなかったし、いまでもときどき、永遠に続く学生生活にはまり込んでいる夢を見る）。心がはずんだが、同時に恐ろしくもあった。ミスばかりして、ばかなことをしでかし、どうしようもない危険なまぬけの烙印を押されることが確実に思えた。ミドルセックス病院で始める前の二週間、臨時のハウスジョブをすることで、必要な自信と能力が得られると考えていたところ、そのような仕事がロンドンから数キロのところで見つかった。母が戦争中に緊急外科医として働いていたセント・オールバンズにある病院だ。

最初の夜、午前一時に呼び出された。細気管支炎の赤ん坊が運ばれてきたのだ。私は病棟に急ぎ、初めての患者を診察した。生後四カ月の赤ん坊で、唇が青くなり、熱が高く、呼吸が速く、ゼーゼーいっている。私たち――看護師と私――はこの子を救えるのか？　望みはあるのか？　私がおびえているのを見た看護師は、助け舟を出して必要なアドバイスをくれた。小さな男の子の名前はディーン・ホープ。ばかげたことだが縁起をかついで、私たちはそれを吉兆と考えた。彼の名前が運命の女神をなだめてくれるかのように。私たちは一晩中懸命に働き、夜が明けてどんよりした冬の日が始まるころ、ディーンは危機を脱した。

一月一日、私はミドルセックス病院で働きはじめた。ミドルセックスは、一二世紀に設立された聖バーソロミュー病院、通称「バーツ」の古めかしさはないにしても、とても評判がよかった。兄のデイヴィッドはバーツの医学生だった。一七四五年創立で、他と比べれば新参者のミドルセックス病院だが、私が通った時代には、一九二〇年代後半に建てられた近代的な建物のなかにあった。長兄のマーカスはミドルセックスで研修を受けていて、こんどは私が彼のあとに続くわけだ。

ミドルセックス病院の内科で半年間、次に神経科で半年間インターンをしたのだが、その神経科で上司だったのがマイケル・クリーマーとロジャー・ジリアットだ。頭は切れるが、おかしいくらい不

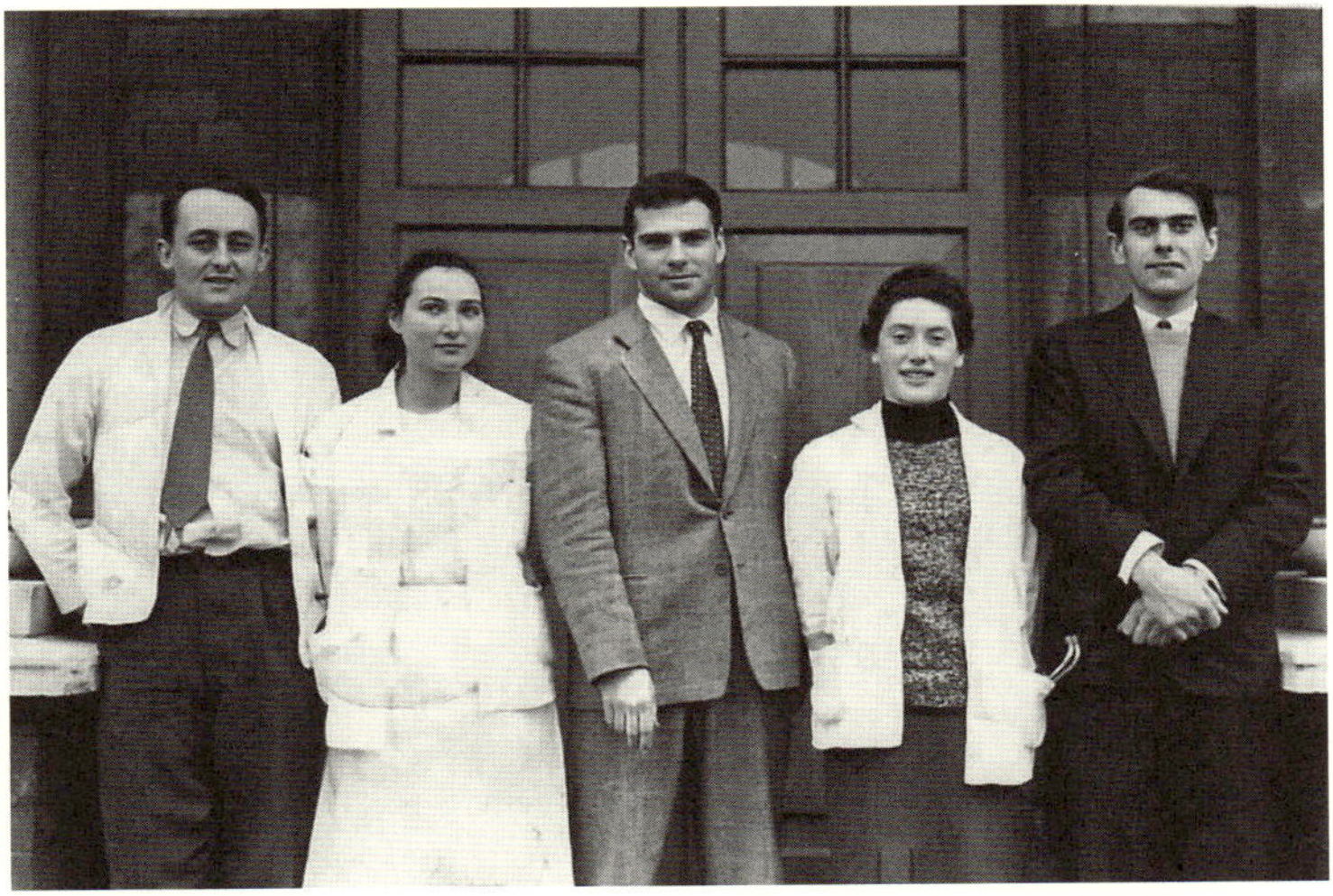

1957年、セントラル・ミドルセックス病院で医学部の同期生とともに。

似合いのコンビだった。

　クリーマーは穏やかで、親しみやすく、人当たりがいい。笑顔がなんとなく妙にゆがんでいたが、それがいつも世間を皮肉にとらえていたせいなのか、それとも長年のベル麻痺のせいなのか、私にはわからなかった。彼はすべての時間を研修医と患者にささげているように思えた。

　ジリアットのほうがはるかに気むずかしかった。とげとげしく、せっかちで、神経質で、怒りっぽく、いつ爆発してもおかしくない抑圧された怒りを抱えている（ように私には思えることがあった）。ボタンひとつはずれているだけで彼は激怒するかもしれないと、私たち研修医は思っていた。太くて真っ黒い恐ろしげな眉をしていて、それが後輩たちを怖がらせた。着任したばかりのジリアットはまだ三〇代で、イギリスではとりわけ若い医長だった[4]。それでも彼の恐ろしさがやわらぐわけではなく、かえってひどくなっていたかもしれない。彼は戦争での武勇により戦功十字勲章を受章していて、振る舞いがかなり軍隊式だった。私はジリアットが怖くて、彼に質問されると恐怖で身がすくんだ。彼についた研修医の多くは同じような反応を示していたことを、私はのちに知った。

クリーマーとジリアットでは、患者の診察へのアプローチがまったくちがっていた。ジリアットは私たちに、すべてを入念に調べさせた。（すべての）脳神経、運動系、感覚系などを、つねに決まった順番で手順どおりに調べる。彼はけっして急いで飛びつくことはなく、開いた瞳孔、線維束性攣縮《せんいそくせいれんしゅく》、腹壁反射の欠如など、何かにねらいを定める。[5] 彼にとって診断のプロセスはアルゴリズムにきちんとしたがうことだったのだ。

ジリアットは受けた教育からも性分からも、明らかに科学者であり神経生理学者だった。患者に（または研修医に）対応しなくてはならない状況になったことを後悔しているようで、あとでわかったのだが、研究生と一緒のときはまったくちがう人間だった。彼の真の関心、真の情熱は、末梢神経障害と筋肉の神経支配の電気的研究にあり、その分野で世界的権威になりつつあった。

一方のクリーマーは極端に直観的だった。いちどなど、彼が病棟に足を踏み入れるや否や、新しく入院した患者の症名を言い当てたのを覚えている。三〇メートル向こうに患者を見つけ、興奮して私の腕をつかみ、「頸静脈孔症候群だ」と耳元でささやいたのだ。これは非常にまれな症候群で、彼がそれを病棟の反対側からひと目で特定できたことにびっくりした。

クリーマーとジリアットを見ていると、パスカルが『パンセ』の冒頭で直観と分析を比較していたのを思い出す。クリーマーはきわめて直観的で、ひと目見ただけですべてを理解し、それを言葉にできないこともしばしばだった。ジリアットはおもに分析的で、いちどにひとつずつ現象を見ていき、それぞれの生理学的な履歴や影響を深く理解する。

クリーマーの共感や感情移入は並はずれていた。患者の心を読み、その不安と希望を直観的に理解するように思えた。役者を見る舞台監督のように、患者の動きと姿勢を観察する。彼の論文に「すわる、立つ、歩く」というタイトルのものがあって、私のお気に入りだった。神経学的検査をする前、患者が口を開いてもいないうちに、彼がどれだけのことを観察し理解するかが示されている。

金曜午後の外来診療でクリーマーは三〇人の患者を診るのだが、誰もが彼は集中し、細心の注意をはらい、思いやりをもって接してくれると断言した。患者からとても愛されていて、みんなが彼のやさしさについて語り、彼の存在そのものに癒しの力があると思うと話していた。

クリーマーは研修医がほかの病院に移ったあともずっと、その研修医たちの生活に関心を抱き続け、積極的にかかわることもしばしばだった。私にもアメリカ行きについて助言し、いくつか紹介状を書いてくれて、二五年後には『左足をとりもどすまで』を読んで、思慮に富んだ手紙を送ってくれた。(6)

ジリアットとはそれほど交流がなかった――思うに二人ともとても内気だった――が、一九七三年に『レナードの朝』が出版されたとき、彼は手紙をくれて、クイーン・スクエアに彼を訪ねるよう招いてくれた。彼はもうちっとも怖くなくて、知性と気持の温かさを感じさせた。翌年また私を招待し、『レナードの朝』の患者のドキュメンタリー映画を見せてくれた。

ジリアットが癌で亡くなったときは悲しかった。癌に襲われたとき、彼はまだ比較的若く、とても充実していた。そして、とても社交的で話し好きなクリーマーは、「引退」後もずっと患者を診ていたが、脳卒中のせいで失語症になった。私は二人からいい意味で影響を受けたが、その方向性はまったくちがっていた。クリーマーからはもっと鋭く観察して直観的になるように、ジリアットからは関係する生理学的メカニズムをつねに考えるように教えられたのだ。五〇年以上の時を経て二人を思い出すと、心が温かくなり、感謝の念がわき上がる。

クオリティー・オブ・ライフの問題

オックスフォードの医学部予科で解剖学と生理学を勉強しただけでは、実際の医療を行なう心の準備はまったくできていなかった。患者と対面し、患者の話を聞き、患者の経験と苦境を察し（あるいは少なくとも想像し）、患者のことを心配し、患者に対して責任を負うことは、私にとってまったく初めての経験だった。患者は目の前にいて、たいてい現実の苦しい問題を抱え、ときに選択肢に悩む、怒りっぽい人間だった。診断して治療すればいいというものではない。もっと深刻な問題が生じることもある。生活の質の問題、その状況で人生は生きる価値があるのかどうかの問題だ。

私がこのことを痛切に感じたのは、ミドルセックスでインターンをしていて、水泳仲間だった若いジョシュアが足に奇妙で不可解な痛みを感じて入院してきたときのことだ。血液検査から暫定的な診断が下され、さらなる検査結果を待つあいだ、彼は週末を自宅で過ごすことを許された。土曜の夜、医学生も含めて大勢の若者たちとパーティーを楽しんでいるとき、学生のひとりがジョシュアに、なぜ入院したのかと尋ねた。よくわからないが薬をもらったと彼は言った。そして質問した学生は薬瓶を見せられ、ラベルの「６ＭＰ」（６メルカプトプリン）を見て、うっかり口走った。「大変だ、きみは急性白血病にちがいない」

週末の外泊からもどってきたとき、ジョシュアは絶望的な気持だった。診断は確かなのか、どんな治療ができるのか、自分はこれからどうなるのかと疑問をぶつける。骨髄検査が行なわれ、診断が確定され、投薬治療によって少し時間は稼げるかもしれないが、症状は急速に悪化し、余命は一年か、たぶんもっと短いだろう、と告げられた。

その日の午後、私はジョシュアがバルコニーの手すりを乗り越えようとしているのを見つけた。病室は二階にある。私は手すりに駆けより、彼を引きもどし、そんな病気にかかっても人生は生きる価値があるのだということについて、思いつくかぎりのことを話した。決定的な瞬間をのがし、ジョシュアはしぶしぶ納得して病室にもどった。

奇妙な痛みは急速に激しくなり、足だけでなく腕や胴体にもおよびはじめた。白血病の浸潤が脊髄に入り、感覚神経を侵しているせいであることは明らかだ。経口と注射で強い鎮静剤が投与され、最後にはヘロインも使われたが、痛み止めの薬は無駄だった。彼は昼も夜も痛みに悲鳴を上げるようになり、この時点で唯一の頼みは亜酸化窒素を与えることだった。しかし麻酔が切れたとたん、彼は再び叫び声を上げた。

「先生は僕を引きもどしてはいけなかったんだ」と彼に言われた。「でも、そうするしかなかったんでしょうね」。数日後、彼は痛みに苦しみながら亡くなった。

バッドとの出会いと別れ

一九五〇年代のロンドンで、同性愛をカミングアウトしたり実践したりすることは容易でなかったし、危険もともなった。同性愛行為は見つかれば、厳罰や投獄、あるいはアラン・チューリングの場合のように、強制的なエストロゲン投与による化学的去勢につながるおそれがあった。総じて言えば、世間の目も法律に負けず厳しく、同性愛者どうしが会うのは容易でない。ゲイ・クラブやゲイ・パブはあったが、つねに警察に見張られ、手入れされる。軽率な人や純真な人を誘惑し、破滅に導くよう訓練されたおとり捜査官が、公園や公共図書館を中心にいたるところをうろついている。

私はアムステルダムのような「寛容な」町をできるだけ頻繁に訪れたが、ロンドンではセックスパートナーを探そうとはしなかった。実家で暮らしていて、両親の警戒の目が光っていてはなおさらだ。

しかし一九五九年、ミドルセックスで内科と神経科のインターンをしていたときには、シャーロット通りを歩いてオックスフォード通りを渡るだけで、ソーホー広場に出た。もう少しフリス通りを行くとオールド・コンプトン通りがあって、そこではありとあらゆるものがレンタルまたは販売されていた。そこのコールマンの店では、お気に入りのハバナ葉巻が手に入り、細長い「トルペド」型のボリバル葉巻はひと晩もたせることができて、私は特別な祝いごとのときに楽しんだものだ。ポピーシード入りのケーキを売っているデリカテッセンがあって、あのおいしさはその後味わっていない。新聞と菓子を売る小さい店のウィンドウに、セックスに関係するメッセージ広告が貼られていた。慎重にぼかした——そうでないと危険を招く——広告だが、意味は明白だ。

そんなななかに、バイクとバイク用具が大好きだという若者からのメッセージがあった。バッドというファーストネーム、というか少なくとも名前と、電話番号が書いてある。私はその場にぐずぐずとどまる勇気はなかったし、ましてやメモを取ろうとはしなかったが、当時の正確な記憶力で即座に頭に刻んだ。それまでそういうメッセージに応じたことはなかったし、そうすることを考えたこともなかったが、アムステルダムには前年の一二月以来行っていなくて、ほぼ一年禁欲していたところだったので、謎の「バッド」に電話をかけることにした。

私たちは電話でたわいない会話をしたが、用心深く、おもにバイクの話をした。バッドは大型五〇〇cc単気筒エンジン搭載でドロップハンドルのBSAゴールドスターに乗っていて、私のバイクは六〇〇ccのノートン・ドミネーターだ。私たちはバイクカフェで待ち合わせ、そこから一緒に走る約束をした。目印はお互いのバイクと服装。レザージャケット、レザーパンツ、レザーブーツと手袋だ。

私たちは会って握手をし、互いのバイクをほめあい、それからロンドン南部を走りに出かけた。ロンドン北西部で生まれ育った私は南部に詳しくなかったので、バッドが先を走った。黒いレザーを身にまとってバイクに乗っている彼は、とても勇ましい路上の騎士のようだ。

夕食にはロンドン南西部のパトニーにある彼のアパートにもどった。かなりがらんとした部屋で、本はほとんどなかったが、バイク雑誌とバイク用具があふれている。壁じゅうにバイクとバイク乗りたちの写真が貼られていて、（意外なことに）バッドが撮った美しい水中写真もあった。バイク以外に彼が熱中していたのがスキューバダイビングだったのだ。私は一九五六年に紅海でスキューバダイビングの手ほどきを受けていたので、共通の趣味がもうひとつあったわけだ（しかも一九五〇年代にはとても珍しい趣味だった）。バッドはダイビング用具もたくさん持っていたが、当時はウェットスーツもネオプレン素材もなくて、ダイバーは重いゴム生地のドライスーツを着ていた。

二人でビールを飲み、そのあと突然、バッドが言った。「ベッドに行こう」

私たちは互いについてそれ以上知ろうとしなかった。私はバッドについて何も知らず、仕事も苗字さえも知らなかったし、彼は私について同じようにほとんど知らなかったが、私たちは自分たちの欲するものを、自分と相手を喜ばせる方法を（本能的に、そして正確に）知っていた。

そのあと、この出会いがどれだけ楽しかったか、どれだけもう一度会いたいか、話す必要はなかった。私は外科のインターンとして半年間バーミンガムに行くことになっていたが、これは楽に解決できる問題だった。土曜の夜を実家で両親と過ごすためにバイクでロンドンに帰るが、早めに着いて先にバッドと午後を過ごし、翌日の午前中は彼と一緒にバイクで出かけられる。すがすがしい日曜の朝、一緒にバイクを走らせるのはとても心地よかった。とくに、私が自分のバイクを置いてバッドと二人乗りするのは最高で、互いにぴったりくっついていると、まるで二人が一匹の皮《レザー》をまとった動物になったように思えることもあった。

当時、私は自分の将来がよくわからない状態だった。インターンは一九六〇年の六月に終わることになっていて、そうすれば徴兵の対象になる（学生とインターンだった期間、召集が延期されていた）。

どうしようかあれこれ考えながら何も言わなかったが、六月にバッドに手紙を書き、誕生日の七月九日にイギリスを離れてカナダに行き、もどってこないかもしれないと告げた。この手紙を彼はそれほど気にしないだろうと、私は思っていた。私たちはバイク仲間でベッド仲間だったが、それ以上とは思っていなかったのだ。互いに対する気持について話したことはなかった。しかしバッドからの返事は真剣で、苦悩に満ちていた。私の手紙を受け取ったとき、さびしくて泣いたと書いてある。私は彼の手紙を読んで、彼は私に恋をしていて、私は彼の心を傷つけたのだと気づいてショックだったが、いまさらどうしようもなかった。

（注1）当時記録していたノートに、（バイク小説を含めて）五つの小説と、化学好きだった少年時代の回想録を書くつもりだと表明している。小説はひとつも実現していないが、四五年後に回想録『タングステンおじさん』を書いた。

（注2）一九四九年に高等学校検定試験を受けたとき、動物学の試験官は、イカの巨大神経軸索を発見した偉大な動物学者、J・Z・ヤングだった。数年後にこの巨大軸索の研究が行なわれたからこそ、神経伝導の電気的および化学的な基盤が初めてほんとうに理解されたのだ。ヤング自身も毎年夏をナポリ臨海実験所で過ごし、タコの行動と脳を研究していた。オックスフォードで同期だったスチュアート・サザーランドがやっているように、自分も彼のもとで研究をするべきだろうか、と私は考えた。

（注3）アメリカでインターンシップと呼ばれるもの。イギリスではインターンはハウスマン、レジデントはレジストラーと呼ばれる。

（注4）これはほんとうにすごいことだが、私の母は二七歳で医長になったことを思わずにはいられない。

（注5）同じ病棟で神経外科の同僚だったヴァレンティン・ローグは後輩医師たちに、彼の顔に何か「おかしい」

ところが見えるかと尋ね、そのときようやく私たちは、彼の目に妙なところがあることに気づいた。片方の瞳孔が反対側よりずっと大きいのだ。私たちはその理由を延々と考えたが、ローグは教えてくれなかった。

（注6）クリーマーは私への手紙に次のように書いている。

以前私は、心臓病棟のあるむずかしい患者を診るようにいわれたことがありました。その患者は心房細動で、大きな塞栓が飛んだために左半身不随になってしまいました。彼は夜いつもベッドから落ちる、だがなぜなのか心臓の専門医たちにはわからない、だから私に診てほしい、というのでした。

いったい夜どういうことになるのか、とたずねると、彼はさらさらと話してくれました。夜中に目をさますと、ベッドのなかには、彼と並んで、死んだ、つめたい、毛深い足が一本いつもある。なぜそれがそこにあるのかわからないが、とても我慢がならない。そこで、良いほうの右の腕と足をつかってそれをベッドの外に押し出す。すると、彼のからだ全体もいっしょにつられてベッドから落ちてしまう、というのでした。

この患者の場合は、不随になった部分はその存在さえも認識されないという、ひじょうに良い例でした。だが興味深いことに、悪いほうの足はそのときどこにあったのか、ベッドのなかにはなかったのかとたずねたのですが、これの答はひきだすことができませんでした。不愉快きわまりない足のことで頭がいっぱいだから、とてもそんなことには気がつかないというのでした。

（吉田利子訳）

私はクリーマーの手紙のこのくだりを、『妻を帽子とまちがえた男』のなかで同様の症例を説明する機会があったとき（「ベッドから落ちた男」）に引用させてもらった。

巣立ち

カナダ横断の旅

小さいころ、フェニモア・クーパーの小説を読み、カウボーイ映画を見て、アメリカとカナダについて空想するようになっていた。ジョン・ミューアの本に描かれ、アンセル・アダムスの写真に写しだされている、アメリカ西部の岩だらけの広大な空間は、寛容さと自由を、そしてまだ戦争から立ち直りきれていなかったイギリスにはないゆとりを、約束しているようだった。

イギリスの医学生だった私の兵役は猶予されていたが、インターンを終えたらすぐに義務を果たすことになっていた。私は兵役という考えがあまり好きでなかった（兄のマーカスは楽しんでいて、アラビア語の知識があったためにチュニジア、キレナイカ、そして北アフリカに配属された）。そこで別の魅力的な選択肢として、植民地軍の医師としての三年勤務に登録し、勤務地としてニューギニアを選んでいた。しかし植民地軍そのものが縮小され、その医療業務という選択肢は私が医学部を終える直前に終わってしまった。そして兵役義務そのものも、八月の私の入隊日から数カ月後に終了することになった。

植民地軍で魅力的な異国に配属されることはもうないのだという意識と、自分は最後の最後に召集された不運な兵のひとりなのだという事実は私を憤慨させ、イギリスを離れる要因のひとつになった。それでも、自分はある意味で奉仕する道義的義務があると思った。このような矛盾する気持のせいで、カナダに着いた私はカナダ空軍に志願した（詩人のオーデンが航空兵の「レザーを着た笑い」について書いた詩に魅せられていた）。イギリス連邦の一国であるカナダでの軍務は、イギリスでの兵役と同等と認められていて、これはイギリスに帰るとしたら重要なことだった。

イギリスを逃れるのにはほかにも理由があった。兄のマーカスが一〇年前にオーストラリアに移住したときも同じだった。一九五〇年代には大勢の有能な男女がイギリスを離れた（いわゆる頭脳流出だ）。なぜなら、イギリスでは専門職にも大学にも人が大勢いて、（私がロンドンで神経科のインターンだったときに目にしたように）聡明で熟達した人たちが何年も補助的な役割から抜け出せず、自主性や責任を与えられなかったからだ。医療制度がイギリスよりはるかに大規模で柔軟なアメリカなら、私が入る余地があるだろう。さらにマーカスと同じように、ロンドンにはサックス医師が多すぎるという思いも動機だった。それでなくても人がひしめくロンドンの医療界で、母、父、兄のデイヴィッド、おじ、三人のいとこ、みんなが居場所を求めて競いあっていたのだ。

七月九日、二七歳の誕生日にモントリオールに飛んだ。そこで数日間、親戚の家に滞在し、モントリオール神経学研究所を訪れ、カナダ空軍に連絡をとった。私はパイロット志願であると言ったのだが、何回かテストと面接を受けた結果、生理学の知識を生かして研究職に就くのがいちばんいいだろうと言われた。非常に地位の高い将校のテイラー博士が長々と私を面接し、評価のために週末を一緒に過ごそうと言った。その週末が終わり、私の迷いを感じとった彼がこう言った。「きみはたしかに有能だし、ぜひとも雇いたいが、私にはきみの入隊の動機がよくわからない。三カ月旅をして、いろいろと考えたらどうだろう。そのあとやはり入隊したいと思ったら、私に連絡をしなさい」

そう言われてほっとした。突然、自由になって心が軽くなった気がして、三カ月の「休暇」を思いきり楽しむことにした。

私はカナダ横断の旅に出発し、旅行のときいつもするように日記をつけた。カナダを移動中は両親に短い手紙を書いただけで詳しい手紙を書く機会がなかったが、バンクーバー島についてようやく、旅を詳しく説明する長大な手紙を両親あてに書きあげた。

カルガリーやアメリカ大陸西部のイメージを両親に伝えようと、自分の想像力を解き放った。現実のカルガリーは私の描写ほどエキゾチックだったかどうかわからない。

カルガリーは毎年恒例の「スタンピード」祭りが終わったばかりで、通りにはジーンズとシカ皮靴をはいたカウボーイがいっぱいで、日がな一日、ぺしゃんこにした帽子を顔にのっけてすわっています。しかしカルガリーには三〇万人の市民もいます。ここは新興都市なのです。石油に引き寄せられて大勢の採掘者、投資家、エンジニアが殺到しています。古き良き西部の生活は、精油所や工場、オフィスや摩天楼にのみこまれています。……ウラニウム鉱石や金銀や卑金属のとてつもなく広い埋蔵地もあって、酒場で砂金の小さな包みが人の手から手へと渡るのが見られ、日焼けした顔と汚れたオーバーオールの男たちが純金を手にしています。

そのあとまた旅の楽しさを語った。

バンフまでカナダパシフィック鉄道に乗り、列車の「展望ドーム」をわくわくしながらうろつきました。広大な平原からトウヒに覆われたロッキー山脈のふもとまでは、ずっと穏やかな上り坂です。そしてだんだん空気が冷たくなっていき、国土の傾斜が鋭くなっていきます。小丘が丘になり、丘が山になり、一キロ進むごとにどんどん高く、険しくなっていくのです。人間は谷底で弱々しく息を吐き、雪をいただいた山々が堂々とそびえています。空気がとても澄んでいるので、一五〇キロ向こうの山頂まで見渡せて、近くの山は頭上にのしかかるように見えます。

バンフからさらにカナディアン・ロッキーのふところ深くに入った。ここではとくに詳しい日記をつけていて、のちにそれに手を加え、「カナダ——一九六〇年の小休止」というタイトルをつけた。

カナダ——一九六〇年の小休止

どれだけ移動したことか！　二週間弱で四八〇〇キロも旅してきた。

いまは静寂だ――生まれてこのかた耳にしたことのない静寂。もうすぐまた動きはじめ、たぶん止まらないだろう。

いま高山の草地に横になっている。海抜二五〇〇メートル近い。昨日、カルガリーから来た三人の女性植物学者とともに、ロッジの近くをぶらついた。彼女たちはアマゾン族のように引き締まっていて頑健で、いろんな花の名前を教えてくれた。

いま草地の主役は瘦果《そうか》になったチョウノスケソウで、大きなタンポポの綿毛のように、朝の光をとらえて輝きながら揺れている。淡いクリーム色から濃い朱色までのカステラソウ。ウェスタンアネモネ、キンバイソウ、カノコソウ、ユキノシタ。「ねじれたシラミ草《コントーテッド・ラウスウォート》」と「くさいノミ毒草《スティンキング・フリーベーン》」（どちらもひどい名前だがとても愛らしい）。北極ラズベリーと北極イチゴはめったに実をつけないが、イチゴの三つ葉の中心に一滴の露がきらめいている。ハート形のアルニカ、ラン科のカリプソ、キジムシロ、オダマキ。カタクリとヒメルリトラノオ。鮮やかな地衣類で覆われた石が、宝石の山のように遠くで光り輝いている。多肉のマンネングサに覆われているものもあり、指で押すとみだらにはじける。

ここはかなり高いので高木が生えない。ヤナギ、ビャクシン、コケモモ、バッファローベリーなど低木はたくさんあるが、森林限界より上には幹が真っ白で葉が柔らかいカラマツしかない。

ホリネズミ、ナキウサギ、リス、シマリスがいて、ときどき岩陰にマーモットが見える。カササギ、ムシクイ、ミソサザイ、ツグミ。クロクマとヒグマはたくさんいるが、ハイイログマは珍しい。低地の草地にはアメリカアカシアとヘラジカ。太陽を遮る巨大な翼の影を見て、すぐにロッキーの鷲だとわかった。

高度が上がるにつれ、あらゆる生命が次第に消えていき、すべてが一様に灰色になっていき、最後にはコケと地衣類が再び万物の長になる。


昨日、教授と彼の家族、そして友人の「老元帥」と一緒になった。彼を教授は「ブラザー」と呼び、実際兄弟のように見えるが、単なる友人で同僚だ。彼らと馬で広い高原まで行ったが、そこはとても高くて、密集した積乱雲を眼下に望むことができた。

「ここでは人間が変えることのできたものなど何ひとつない」と教授は嘆いた。「けもの道を広げているだけだ」。あの感覚は言葉で表せないし、これまで感じたこともなかった。ここは全人類から遠く離れていて、数千キロ四方に誰もいないとわかっているから生まれる感覚だ。話をするのはもったいなくて、私たちは黙って馬を走らせた。そこは世界の頂点そのものに思えた。それから山を下り、馬が下生えのなかをそっと歩いていくと、その先におかしな名前の氷河湖が並んでいる――スフィンクス湖、スカラベ湖、エジプト湖だ。用心しろという警告を無視して、私は汗まみれの衣類を脱ぎ捨て、エジプト湖の澄んだ水に飛び込み、仰向けに浮かんだ。片側には古い急斜面に巨大な象形文字が刻まれているファラオ山地がそびえているが、ほかの山々はどれも名前がなかった――いまもそうだろう。

もどる途中、滑らかな氷堆石《ひょうたいせき》でいっぱいの氷河盆地を通り過ぎた。

「考えてみてくれ！」と教授が声を上げた。「この巨大なくぼ地には深さ九〇メートルも氷が詰まっていたんだ。われわれや子どもたちが死んだころ、沈泥のなかで種が芽を出し、若い森がこの岩のうえでそよぐだろう。ここできみの前に広がっているのは地質ドラマのワンシーンだ。きみの知覚する現在は、すべて人間の一世代の範囲内、人間の記憶の範囲内だが、そこに過去と未来が隠れている」

そこに立つ教授に目をやった。高さ二〇〇メートルの岩と氷の壁の前で、とても小さな人影だ。ぼろぼろの帽子とズボンがこっけいだが、それでも品位と威厳に満ちている。氷河と急流の巨大な力がわかるが、それを調査し理解するこの誇り高いちっぽけな人間の力をもってすれば、たわいもないものなのだ。

教授はすばらしい旅仲間だった。きわめて実用的な面において、氷河圏谷《けんこく》やさまざまな種類の氷堆石を見わけること、ヘラジカやクマの足跡を読みとくこと、沼地やぬかるみを見つけるために土地を入念に調べること、迷子にならないように目標物を心にとめること、突然の嵐の前兆となる不吉なレンズ形の雲に注意することを、彼から教わった。しかし彼の知識の範囲はとても広くて、おそらくなんでも知っていただろう。彼は法律と社会学について、経済学について、政治と事業と広告について、医学と心理学と数学について語った。

彼ほど自分の周囲の物理的、社会的、人間的なあらゆる要素に深く触れている人に、いままで会ったことがない。しかも、自分の心や真意を自嘲的に洞察しているおかげで、彼の言うことはすべてバランスがよく個性的で、彼の人間的な厚みがさらに増している。

私は前の晩に教授に出会い、自分の家族と国から逃げてきた話をして、医学を続けることへのためらいを打ち明けた。

「あてがわれた職業なんです！」と私は苦々しく言い放った。「ほかの人が私のために選んだんです。いま私がしたいのは放浪して書くこと。一年間木こりになろうかと思います」と

「やめとけ！」と教授はそっけなく言った。「時間の無駄だよ。アメリカの医学校や大学を見に行きなさい。アメリカはきみに向いている。だれもきみに無理強いしない。きみが優秀なら成功する。きみが見せかけだけなら、すぐにばれるよ。

時間があるなら、ぜひとも旅をしなさい。でも、私がしてきたような、正しい旅をしなさい。私はいつも、その場所の歴史と地理について読んで考えている。その土地の人々をそういう観点から、つまり時間と空間の枠組みでとらえて理解する。たとえばプレーリーはどうだろう。入植者の武勇伝、さまざまな時代の法律と宗教の影響、経済的問題、コミュニケーションの難しさ、連続する鉱脈の発見の影響を知らなければ、プレーリーを訪れるのは時間の無駄だよ。

木こり小屋なんか、やめときなさい。カリフォルニアに行くといい。セコイアスギを見なさい。伝道所を見なさい。ヨセミテを見なさい。パロマー天文台を見なさい――知的な人にとってはすばらしい経験だ。私はハッブルと話をしたことがあって、彼は法律について膨大な知識を持っていたよ。天体に目を向ける前は弁護士だったことを知っていたかい？　それにサンフランシスコに行きなさい！　世界で指折りのおもしろい都市だ。カリフォルニアにはすごくはっきりした明暗がある――最高に裕福な人たちと、おぞましいほどみずぼらしい人たち。しかしいたるところに美しく興味深いものがある。

私は一〇〇回以上、いろんな経路でアメリカを横断している。何もかもを見てきた。きみが何をしたいか教えてくれたら、どこに行けばいいか教えてあげるよ。なんだ、何が言いたいんだ?」

「もうお金がありませんよ!」

「必要なものは私が貸すから、好きなときに返してくれればいい」

一時間前に知りあったばかりの私に、教授はそう言ったのだ。


教授と元師はロッキー山脈が大好きで、二〇年前から毎年夏に来ている。エジプト湖からもどる途中、私は彼らに連れられて道をはずれ、森の奥深くに入って、地面に埋もれかけた粗末な暗い山小屋にたどり着いた。教授は手短に興味深い話をしてくれた。

「これは探検家ビル・ペイトの小屋だ。それがどこにあるか知っているのは私たち以外に世界中で三人しかいない。公《おおやけ》には火事で焼けてしまったとされている。ペイトは放浪者で、人間嫌いで、野生生物の狩猟と観察に長け、大勢の非嫡出子の父親だった。彼にちなんで名づけられた湖と山がある。一九二六年に病気に徐々に侵され、とうとう独りでは生きられなくなった。彼は馬でバンフまで出た。誰もが知っているのに、誰も見たことはない、自由奔放な伝説の流れ者だったんだ。そのあとすぐにバンフで死んだ」

私は暗い朽ちかけた小屋に近づいた。ドアは傾いていて、かすかな走り書きが読みとれる——「一時間でもどる」。室内には調理道具と昔の貯蔵食料、鉱物見本(彼は小さなタルク鉱山を経営していた)、日誌の断片、一八九〇年から一九二六年までの『イラストレイテッド・ロンドン

・ニュース』紙。事情によってばっさり切られた男の生活の断面だ。マリー・セレスト号を思い出した（訳注：ついさっきまで人が乗って暮らしていたとしか思えない、謎の無人漂流船が見つかった事件のこと）。いまはもう晩だ。まる一日、この広い草地に寝ころがって、草の葉を噛み、山と空を眺めてすごしていた。いろいろと思い返し、ノートをほぼ埋めつくした。

夏の晩のわが家では、沈んでいく太陽がタチアオイと裏の芝生に打ち込まれているクリケットの柱を照らす。今日は金曜、ということは母が安息日のロウソクをともすだろう。その炎を手で覆いながら、静かに祈りをつぶやくのだが、何と言っているのか私は知らない。父は小さな帽子をかぶり、ぶどう酒のグラスを掲げ、神をたたえる。

そよ風が吹きはじめ、一日の長い静寂をとうとう破り、草と花をそわそわと揺らす。起き上がってここを発ち、道にもどるべきときだ。すぐにカリフォルニアに行くと自分に約束したのではなかったか？

背を向ける

飛行機と列車の旅を経験したところで、西への旅をヒッチハイクで締めくくることに決めたが、そのとたんに消火活動に徴用された。両親への手紙にこう書いている。

ブリティッシュ・コロンビア州は三〇日以上雨が降っていなくて、あちらこちらで森林火災が起こっています（父さんたちも新聞で読んでいるかもしれません）。戒厳令のようなものが敷かれていて、森林委員会は適任と思う人をだれでも徴用できます。僕はこの経験がとてもうれしくて、当惑しているほかの徴集者と一緒に森で一日、ホースをあちらこちらに引きずって、役に立とうとがんばりました。でも、僕が徴用されたのはひとつの火事のためだけで、くすぶりながら衰えていく焼け跡で、ようやくみんな一緒にビールを飲んだとき、奉仕団体としての火に打ち勝ったという誇りに真の満足を感じました。

この季節のブリティッシュ・コロンビアは魔法をかけられているようです。あちらこちらの火事の煙のせいで、昼間でも空は低く紫色で、空気はひどく熱くよどんでいて、人の力を奪います。人々はスローモーション映画のように緩慢に動いたり進んだりしているようで、つねに切迫感があります。教会の祈りは必ず雨のことに触れ、雨を降らせるために奇妙な儀式がこっそり行なわれていることを、神はご存知です。毎晩どこかで落雷があり、貴重な樹木が火口《ほくち》のように燃えます。不運な領域の多発性癌のように、なんの火元もないようなのに、いきなり火の手が上がることもあります。

また消火活動に徴用されるのがいやだった――一日のことなら楽しかったがそれ以上はたくさんだった――ので、バンクーバーまで残り九七〇キロはグレーハウンドバスに乗った。

バンクーバーから船でバンクーバー島に渡り、クアリカム・ビーチのゲストハウスに身を落ち着けた（一九世紀の生化学者のツディクムと、植物のコルチカムを思い出す名前が気に入ったのだ）。ここで旅の疲れをいやすために二、三日休み、八〇〇〇語の手紙を両親に書いた。手紙の終わりはこんなふうだ。

氷河湖を訪れたあとだったので、太平洋は暖かくて（一四度くらい）、のんびりできます。今日は眼科医と一緒に釣りに行きました。セントメアリーズと国立病院にいたことがあり、いまはヴィクトリア州で開業している、ノースというやつです。彼はバンクーバー島を「どういうわけか取り残された天国の一部」だと言っていて、ある意味でそれは正しいと思います。森と山と川と湖と海があります。……ところで、サケを六匹釣りました。糸をたらすと次々食いついてくるのです。銀色に光るきれいな魚で、明日の朝食に食べるつもりです。

「二日か三日したらカリフォルニアまで南下します」と私はつけ加えた。「たぶんグレーハウンドバスで。ヒッチハイカーへの風当たりはとくに厳しくて、見るとすぐに撃たれることもあるとわかったからです」。土曜の晩にサンフランシスコに到着し、その夜、ロンドンで知りあった友人に夕食に連れて行ってもらった。翌朝彼らが迎えに来て、一緒にゴールデンゲート・ブリッジを渡り、松に覆われたタマルパイス山腹を上り、大聖堂のように静謐なミューアウッズまでドライブした。私はアカスギの木々の下で畏怖の念に沈黙し、その瞬間、これから一生、このすばらしい環境のサンフランシスコにとどまろうと心に決めた。

やるべきことは山ほどあった。グリーンカードを取得しなくてはならない。職場として、私を雇ってくれる病院を見つけなくてはならない。グリーンカードを取得するのに必要な数カ月間は、非公式で無給の仕事だ。イギリスから自分のものをすべて――衣類、本、論文、そして（とりわけ）信頼できるノートン・バイク――を取り寄せたかった。いろんな書類が必要だったし、お金も必要だった。両親への手紙は叙情的で詩的になることもあったが、今回は実務的かつ実際的でなくてはならない。クアリカム・ビーチからの長大な手紙の最後に、両親への感謝を記していた。

もしカナダにとどまれば、まあまあ高額の給料と休みがもらえるでしょう。貯金ができるはずですし、父さんと母さんが私の二七年の人生に注ぎ込んでくれたお金の一部を返すこともできるでしょう。そのほかに私がもらった計算できない無形のものに対しては、私が幸福で有意義な人生を送り、父さんと母さんとたえず連絡をとり、できるときに会いに行くことによってしか、お返しはできません。

ところが、それからわずか一週間で何もかもが変わった。私はもうカナダにはいないし、カナダ空軍での生活も考えていないし、イギリスに帰ることを考えてもいない。私は再び両親に手紙を書いて、ビクビクしながら、後ろめたい気持で、でも決然と、自分の決めたことを告げた。彼らが激怒し、私の決断を非難するところを想像した。私はいきなり（そしてたぶんうそをついて）飛び出して、両親に、友人と家族に、イギリスそのものに、背を向けたのではないだろうか？

彼らの反応は寛大だったが、別離への悲しみも述べられていて、その言葉を五〇年後に読んで、私は涙した。母はめったに自分の感情を口にしないので、彼女が悲痛な思いで絞り出した言葉にちがいない。

一九六〇年八月一三日

親愛なるオリヴァー

いろんな手紙とカードをありがとう。全部読んでいます。あなたの文章力を誇りに思い、あなたが休日を楽しんでいるのがうれしく、でも、あなたの留守が長くなると考えるととても苦しくて悲しいです。あなたが生まれたとき、息子が四人もいるなんて、すばらしい家族ですねと、みんなが祝ってくれました。いまはみんなどこにいるの？　私はさびしくて、取り残された気持です。この家には幽霊が住んでいます。いろんな部屋に入ると、喪失感に打ちのめされます。

父は雰囲気がちがって、「前よりがらんとしたメイプスベリーの家にかなり満足している」と書いていた。しかしそのあとにはこんな追伸が続いた。

がらんとした家に満足していると言ったが、これはもちろん、半分しか正しくない。言うまでもなく、いつもおまえがいなくてさみしい。陽気なおまえの存在がなくなってさみしい。腹を空かせて冷蔵庫と食品庫を襲撃したり、ピアノを弾いたり、部屋で裸になってウェイトリフティングを楽しんだり、真夜中にいきなりノートンで帰って来たりしていたおまえが。おまえの元気な人となりについての、そういういろんな思い出は、ずっと私たちの心に残るだろう。このがらんとした大きい家のことを考えると、私たちは心がねじれる思いがして、深い喪失感に見舞われる。それでも、おまえは自分で世の中を渡らなくてはならないし、最終的な決定権はおまえにあるのだとわかっているよ。

統合失調症の兄

父は「がらんとした家」について書き、母は「いまはみんなどこにいるの?……この家には幽霊が住んでいます」と書いている。

しかしその家には、きわめて現実的で実体のある存在があった。兄のマイケルだ。マイケルは幼いころから、ある意味で「ふつうでない」息子だった。彼には一風変わったところがあった。人と近づきになるのが苦手で、友だちもなく、自分自身の世界に住んでいるように思われた。

上の兄のマーカスの好きな世界は幼いときから言語の世界で、一六歳になるまでに六カ国語を話していた。デイヴィッドの場合は音楽の世界で、プロの音楽家になっていたかもしれない。私の場合は科学の世界だった。しかしマイケルがどんな世界に住んでいるのか、誰も知らなかった。それでも彼はとても頭がよくて、暇さえあれば読書をしていて、並はずれた記憶力の持ち主で、世界について知識を得るのに「現実」ではなく本に頼るようだった。母の長姉のアニーおばさんは四〇年間エルサレムで学校の校長をしていたのだが、彼女が最後にマイケルに会ったのは一九三九年、彼がたった一一歳のときだったにもかかわらず、彼は非凡だと考え、自分の蔵書をすべて彼に遺した。

マイケルと私は戦争が始まったときに一緒に疎開し、一年半、ブレイフィールドで過ごした。そこは中部地方にあるひどい寄宿学校で、運営するサディストの校長にとって人生のおもな楽しみは、支配下にある少年たちの尻をたたくことのようだった[1]（マイケルはそのころチャールズ・ディケンズの小説『ニコラス・ニクルビー』（田辺洋子訳、こびあん書房）と『デイヴィッド・コパフィールド』（石塚裕子訳、岩波文庫）を暗記したが、あからさまに私たちの学校を『ニコラス・ニクルビー』に登場する寄宿学校のドゥーザボーイズになぞらえたり、校長をディケンズが描いた残虐なクリークル校長になぞらえたりすることはなかった）。

一九四一年、一三歳になったマイケルは、別のクリフトン・カレッジという寄宿学校に進んだが、そこでひどいいじめに遭った。私はマイケルの最初の精神病がどういうふうに発症したかを、『タングステンおじさん』（斉藤隆央訳、早川書房）に書いている。

うちに泊まりに来ていたレンおばさんが、上半身裸で風呂から上がってきたマイケルを目にした。「ちょっと、この子の背中をごらん！」おばは父と母を呼びつけて言った。「傷だらけじゃないの！　体がこんなならら、心はどうなってるのかしら」両親はショックを受けたようで、何も変だとは気づかなかったし、マイケルが「元気」に学校生活を楽しんでいるのだと思っていた、と言った。

まもなく、マイケルは精神に異常をきたした。敵意に満ちた魔法の世界が自分を取り巻いているると思いはじめたのだ。……そして、自分は「鞭打ちの大好きな神様のお気に入り」で、「サディスティックな神様」から特別に目をかけられていると言って、ことさらにそう信じだした。…

…彼にはまた、メシア（救世主）の妄想も現われた。自分が痛めつけられるのは、長く待ち望まれたメシアだから（あるいはその可能性があるから）だろうと考えたのである。至福と苦悩、空想と現実のあいだで心を引き裂かれ、自分は発狂するのだ（あるいはすでに発狂している）と感じて、マイケルはもはやじっと寝たり休んだりしていられず、興奮してどしどし音を立てながら家のなかを歩きまわり、目をぎらつかせ、幻覚を見ては叫び声を発するようになっていた。

私はマイケルを怖がり、マイケルのことを心配し、彼にとって現実となりつつある悪夢を恐ろしく思った。……マイケルはどうなってしまうのだろう？　自分も同じようになってしまうのか？　私が家のなかに実験室を設けたのはこのころだった。そこに入り、ドアを閉め、耳をふさいでマイケルの狂気から逃れようとしたのである。……マイケルに無関心になったわけではない。心底かわいそうに思い、彼の味わっている思いがうすうすわかっていたのだが、それと距離を置いて……自分自身の世界をつくり、マイケルの世界の混乱や狂気や誘惑に流されないようにしないといけなかったのである。（斉藤訳。一部改変）

このことが両親に与えた影響は甚大だった。彼らは驚き、あわれみ、嫌悪し、そして何より困惑した。それを表わす言葉──「統合失調症」──は知っていたが、なぜマイケルが、しかもこんな若いときに、標的になってしまったのか？　クリフトンでひどいいじめに遭ったせい？　遺伝子に何かがあったのか？　彼はそれまでもふつうの子どものようではなかった。精神に異常をきたす前も落ち着きがなく、不安そうで、「統合失調症のよう」だった。あるいは、両親にとっていちばん考えたくなかったことだが、自分たちの接し方がまちがっていたからだろうか？　氏《うじ》か育ちか、性質のせいか育て方のせいか、いずれにせよ、医学が彼の助けになるのは確かだった。一六歳のとき、マイケルは精神病院に入院し、インスリン・ショック療法の一二の「治療」を受けた。この療法では、意識を失うくらい血糖値を下げ、そのあとグルコースの点滴でもとにもどす。一九四四年にはこれが統合失調症の最初の治療で、必要に応じてそのあと電気けいれん治療やロボトミーが行なわれる。精神安定剤の発見はまだ八年先のことだった。

インスリン昏睡の結果か、解決の自然なプロセスなのか、いずれにせよ、マイケルは三カ月後に退院した。精神病ではなくなっていたが、ひどく動揺し、二度とふつうの生活を送れないかもしれないと感じていた。彼は入院中、オイゲン・ブロイラーの『早発性痴呆または精神分裂病群』（飯田真・下坂幸三・保崎秀夫・安永浩訳、医学書院）を読んでいた。

マーカスとデイヴィッドは家から徒歩数分のハムステッドの学校で楽しく過ごしたので、マイケルもそこで勉強を続けられることを喜んだ。彼が精神病で変わっていたとしても、すぐにはわからなかった。両親はそれを「医学的」問題、完治できるものと考えようとしていた。しかしマイケルは自分の精神病をまったく異なる観点からとらえていた。それのおかげで、以前は考えたこともなかったことに開眼したと思ったのだ。とくに、世間の労働者が抑圧され搾取されていることである。彼は共産党の新聞『デイリー・ワーカー』紙を読みはじめ、レッドライオン・スクエアにある共産党の書店に通うようになった。マルクスとエンゲルスに傾倒し、新世界時代の救世主ではないにしても預言者と考えていた。

マイケルが一七歳になるころまでに、マーカスとデイヴィッドは医科大学を終えていた。マイケルは医者になりたいとは思っていなくて、学校にはうんざりしていた。彼は働きたかった――労働者が地の塩ではないか、というわけだ。父の患者にロンドンで大きな会計事務所を経営している人がいて、マイケルを会計士見習いなりなんなり彼が望む立場で、喜んで雇うと言ってくれた。マイケルは自分が果たしたい役割をはっきりわかっていて、メッセンジャー、つまり非常に重要なので郵便局に預けられない手紙や荷物を届ける仕事を希望した。この仕事について彼は極度にきちょうめんで、自分が任されたメッセージや小包を、受取人本人に手渡すことを強く求めた。そしてロンドンを歩きまわり、天気がよければ昼休みには公園のベンチで『デイリー・ワーカー』を読んで過ごすことを好んだ。私はいちど彼から、自分が配達する退屈そうなメッセージには、指定された受取人だけにわかる秘密の意味が隠されているかもしれない、と聞かされたことがある。だから、ほかの誰も信頼できないのだ。自分はふつうのメッセージを届けるふつうのメッセンジャーに見えるかもしれないが、けっしてそうではないのだ、とマイケルは言った。この話はいかれているとは言わないまでも、とっぴに聞こえることがわかっていたので、彼は誰にも話したことがなかった。両親も兄も医療関係者もみんな、自分が考えたりやったりすることすべてを見下しているか、あるいは「治療する」つもりなのだと考えるようになっていたのだ。とくに酔狂な考えが少しでもあると精神病の兆しだと見なしているので、なおさらそうしようとする。しかし私はまだ一二歳の幼い弟であって治療する人ではなく、彼が言うことをすべて、たとえ完全に理解はできなくても、敏感に共感しながら聞くことができた。

一九四〇年代から五〇年代初期にかけて、私がまだ学校に通っていたころ、しばしば彼の精神病と妄想がひどくなった。その兆候がわかることもあった。「助けが必要だ」と言うのではなく、（最初の精神病以来ずっとかかっていた）精神科医の診察室でクッションや灰皿を床に投げつけるなど、とっぴな行動をとりはじめるのでそれとわかるのだ。これは「僕は抑えが利かなくなっている――入院させて」という意味であり、私たちにもそういうことだとわかった。

しかしなんの前触れもなく、幻覚状態におちいって激しく興奮し、大声で叫び、足を踏み鳴らすこともあって、あるときは母の美しい古い振り子時計を壁に投げつけた。そんなとき、両親と私は彼におびえた。恐怖を感じ、ひどく恥ずかしかった。マイケルが二階でわめきちらし、暴れまわっている家に、どうして友だちや親戚や同僚や、誰であれ招くことができよう？　それに、うちにやってくる患者はどう思うだろう？　両親はともに自宅に診察室があった。マーカスとデイヴィッドも、精神病院（のように思えることもある家）に友だちを招くことに尻込みした。恥ずかしい、不名誉だ、秘密にしたい、そういう意識が私たちの生活に入り込み、マイケルの病気の現実味が増した。

週末や休暇にロンドンから離れるときには、心がとても安らいだ。それは何よりもマイケルから逃れる休日、ときに耐えがたい彼の存在から逃れる休日だった。それでも、彼の生来の人柄のよさ、やさしさ、ユーモアのセンスが、再び輝きだすこともあった。そのようなときには、たとえわめきちらしていても、正気で穏やかなほんとうのマイケルが精神病の下に隠れているのだとわかる。

一九五一年、母が私の同性愛を知って口にした「おまえなど生まれてこなければよかった」という言葉は、私は当時気づいていなかったと思うが、非難にとどまらない、母の苦悩の声でもあった。ひとりの息子を統合失調症に奪われたと思っていたのに、いまもうひとりを同性愛に奪われると心配する母親の苦悩だ。当時、同性愛は非難されるべき恥ずかしい「病気」であり、人生に汚点をつけて台なしにする根深い力があるとされていたのだ。私は子どものとき彼女のお気に入りの息子、彼女の「おちびちゃん」で「子羊ちゃん」だったのに、いまや「そういう人たちのひとり」であり、マイケルの統合失調症にさらに重なるむごい重荷になったのだ。

「やさしく殺されているような感じ」

一九五三年ごろ、マイケルをはじめ多くの統合失調症患者にとって、状況がよくも悪くも変化した。初の精神安定剤――イギリスではラーガクティル、アメリカではソラジンと呼ばれる薬――が利用できるようになったのだ。精神安定剤は幻覚と妄想、つまり統合失調症の「陽性症状」を鎮め、おそらく防ぐこともできるが、本人にとって大きな代償をともなうおそれがある。私がそれを初めて目《ま》の当たりにして衝撃を受けたのは、一九五六年、イスラエルとオランダで数カ月過ごしたあとロンドンにもどり、マイケルが腰を曲げ、足を引きずって歩いているのを見たときだ。

「ひどいパーキンソン症候群じゃないか！」私は両親に言った。

「そうだよ」と彼らは言った。「でもラーガクティルを飲んでいるほうがずっと穏やかなんだ。一年も病気が出ていない」。しかし私としては、マイケルはどう感じているのだろうと考えずにはいられなかった。以前は大股で元気に歩いていた彼はパーキンソン症候群に苦しんでいるが、薬が心に与える影響にもっと苦しんでいた。

仕事を続けることはできていたが、メッセンジャーという仕事を重大で意味あるものと思う霊感を失っていた。以前、世界を知覚するときに持っていた鋭さと明晰さを失っていた。いまやすべてが「ぼんやり」しているように思える。「やさしく殺されているような感じだ」と彼は結論づけている。(2)ラーガクティルの用量を減らされると、パーキンソン症候群が弱まり、さらに重要なこととして、マイケルは生き返った気がして、霊感を取りもどした。しかし結局、二、三週間後に再び激しい精神病症状に襲われるだけだった。

一九五七年、私自身が医学生になり、脳と心に興味があったので、マイケルの精神科医に電話をかけて会ってほしいと頼んだ。N医師は慎み深く思いやりのある人物で、一四年近く前にマイケルが初めて精神病を発症したときから彼を知っていて、ラーガクティルを投与されている患者の多くに見られる薬にまつわる新たな問題を、やはり心配していた。薬の量を微妙に加減し、多すぎでも少なすぎでもないちょうどいい用量を見つけようと努力していた。しかしあまり望みを持っていないと認めていた。

物事の意味や重要性、あるいは意図といったものの知覚(または予測)にかかわる脳内のシステム、芸術や科学の美を理解するシステムは、統合失調症になるとバランスを失い、激しい感情と現実のゆがみが充満する精神世界が生まれるのではないか。そう私は考えた。これらのシステムが中立点を失う結果、微妙に加減して静めようとする努力はすべて、患者を病的に高揚した状態からひどく鈍感な状態、精神的に死んでいるような状態へと突き落とすことになりかねないようだった。

社会的スキルや日常生活への適性がなかった(彼は自分でお茶をいれることができなかった)マイ

ケルに必要だったのは、社会的な、「実存主義的」アプローチだった。精神安定剤は統合失調症の「陰性症状」――引きこもり、感情鈍麻など――には効果がほとんど、またはまったくない。陰性症状は陽性症状より、知らないうちに長期にわたって人を衰弱させ、生活をむしばむおそれがある。取り組まなくてはならないのは単なる投薬の問題ではなく、患者が支援体制やコミュニティとともに、自尊心をもち、他人から敬意をはらわれながら、有意義で楽しい人生を送るという、全体的な問題なのだ。マイケルの問題は純粋な「医学的」問題ではなかった。

私は医学生時代、ロンドンにもどったときにはもっと愛情深く、もっと支えになれたはずだし、そうするべきだった。マイケルと一緒に、レストランや映画や芝居やコンサートに行けただろう（彼ひとりでは行かなかった）。彼と一緒に海辺や田舎で過ごせただろう。しかし私はそうしなかった。そしてそのことを恥じる気持――自分は悪い弟で、あれほど必要とされていたときに助けなかったという思い――は、六〇年たってもいまだに私の胸の内でうずまいている。

私がもっと率先していろいろやっていたら、マイケルがどう反応したかはわからない。彼には彼なりの厳しく管理され制限された生活があり、それからはずれることを嫌っていた。

精神安定剤を服用するようになって、彼が日常で荒れ狂うことはさほどなくなったが、だんだん貧しくなり萎縮していくように、私には思えた。彼は『デイリー・ワーカー』を読まなくなり、レッドライオン・スクエアの本屋に行かなくなった。かつては集団への帰属感を持ち、マルクス主義をほかの人たちと共有していたが、熱意が冷めるにつれ、だんだん孤独を感じるようになっていった。父は家族の通うシナゴーグが精神的・宗教的な支えとなり、マイケルにコミュニティ意識を与えるかもしれないと願った。マイケルは小さいころとても信心深く、一三歳のユダヤ教の成人式のあと、毎日ツイーツィートとテフィリン（訳注：ユダヤ教で礼拝時に男性が身に着けるもの）を着け、できるだけシナゴーグに通っていたが、これについても熱意は冷めていた。彼はシナゴーグへの興味を失い、ロンドンのユダヤ人には他国へ移住する人や一般住民と同化し結婚する人が増えていて、コミュニティが小さくなっていたシナゴーグも、マイケルへの興味を失った。

アニーおばさんが蔵書をすべて彼に譲ったほど、かつては熱心で多岐にわたっていたマイケルの読書も、めっきり減ってしまった。本を読むことをほぼ完全にやめてしまい、ときどき新聞を見るだけだった。

精神安定剤の服用にもかかわらず、あるいはそのせいで、彼は絶望と無気力の状態に沈み込んでいたのだと思う。一九六〇年、R・D・レインが名著『ひき裂かれた自己』（阪本健二・志貴春彦・笠原嘉訳、みすず書房）を出版したとき、マイケルにつかの間、希望の光が復活した。統合失調症を病気としてではなく、ひとりの人間として、それどころか恵まれた生き方として、とらえる精神科医が出てきたのだ。マイケル自身は統合失調症でない人たちのことを「いまいましいほど正常」と呼ぶことがあった（この痛烈な表現には激しい怒りが具現化されている）。しかしすぐに、彼が言うところのレインの「ロマンティシズム」にうんざりし、レインをちょっと危険な愚か者と見なすようになった。

私が二七歳の誕生日にイギリスを離れた理由はいろいろあったが、まちがった扱いをされて望みをなくした痛ましい兄から逃げることも、そのひとつだった。しかし別の角度から考えるとそのことが、患者の統合失調症や同様の脳と心の障害を、私なりのやり方で探る試みにつながったのかもしれない。

（注1）この学校と私たちが受けた影響については、もっと詳しく『タングステンおじさん』に書いた。

（注2）何年もたってからブロンクス・ステート病院に勤めていたとき、ソラジンやハロペリドールなどブチロフェノンと呼ばれる当時の新種薬を大量に投与された大勢の統合失調症患者にひどい運動障害が起きて、同様の精神的な不満を聞かされることになった。

サンフランシスコ

自由の感覚——「遊び」とインターンシップ

長年夢見ていた町、サンフランシスコに到着したものの、グリーンカードがなかったので、合法的に就職することも稼ぐこともできなかった。ミドルセックス病院で神経科の上司だったマイケル・クリーマーとは連絡をとり続けていて（私が兵役をサボることに大賛成し、「いまや完全に時間の無駄だ」と言った）、私がサンフランシスコに行く考えを話に出すと、彼は同僚でマウント・ザイオン病院の神経外科医、グラント・レヴィンとバート・ファインスタインを訪問するようにアドバイスしてくれた。彼らは定位脳手術のテクニック、つまり本来アクセスできない脳の小さな部位に、脳定位固定装置を用いて針を直接かつ安全に挿入する技術のパイオニアだった(1)。

クリーマーは紹介状を書いてくれていて、私が会いに行くと、レヴィンとファインスタインは非公式に雇うことに同意した。彼らの患者を手術の前後に評価するのを助けてほしいというのだ。私にグリーンカードがないので給料は出せなかったが、いつも二〇ドル紙幣を一枚くれた（当時の二〇ドルは大金だ。平均的なモーテルが一泊三ドル、一セント硬貨が使えるパーキングメーターもあった)。

レヴィンとファインスタインは、二、三週間後には病院内に住める部屋を見つけると言ってくれたが、私は当座のあいだ、お金がほとんどなかったので、ＹＭＣＡに滞在する手はずを整えた。エンバーカデロのフェリー・ビルディングの向かいに、大きな宿泊用ＹＭＣＡがあると聞いていた。見かけはみすぼらしく、少し老朽化していたが、居心地がよくてホッとできる場所だったので、六階の小さな部屋に住むことにした。

午後一一時ごろ、ドアを軽くノックする音が聞こえた。私は「どうぞ」と言った。ドアに鍵はかかっていない。ひとりの若者がドアから頭をのぞかせ、私を見て「ごめん、部屋をまちがえたよ」と言った。

「そうともかぎらないよ」と私は答えた。自分で自分の言っていることが信じられない。「入らないかい?」彼は一瞬どうしようかという顔をしたが、入って来て、ドアに鍵をかけた。これが私のＹＭＣＡ生活の始まりだった。しょっちゅうドアが開いては閉まる。近隣の住人のなかには、私が見たところ一晩に五人の訪問者を迎えている人もいた。私はいままでにない、不思議な自由の感覚を覚えた。私はもうロンドンにはいない。ヨーロッパにはいない。ここは新世界であり、私は――一定の範囲内で――やりたいことができる。

数日後、マウント・ザイオン病院に部屋の空きができたと言われ、私は病院に引っ越したが、ＹＭＣＡでの遊びはそのまま続けた。

それから八カ月間、レヴィンとファインスタインのもとで働き、マウント・ザイオンでの正式なインターンシップが翌年七月にようやく始まった。

レヴィンとファインスタインは、まったくちがっていた。グラント・レヴィンは慎重で思慮深く、ファインスタインは情熱的で激しいところがある。だが、互いを補いあうすばらしいペアだ。ロンドンで神経科の上司だったクリーマーとジリアット（さらにはバーミンガムのクイーン・エリザベス病院で外科の上司だったデベナムとブルックス）のようだった。

私は少年時代から、そういうパートナーシップにあこがれていた。化学に夢中だったころ、二人ともにドイツの科学者だった物理学者キルヒホッフと化学者ブンゼンのパートナーシップと、彼らのまったく異なる頭脳がともにスペクトル分析法の発見にとっていかに不可欠だったかについて、本で読んで知った。オックスフォードでは、ジェイムズ・ワトソンとフランシス・クリックによるＤＮＡに関する著名な論文を読み、二人がどれだけ異なる人物だったかを知って、強く心をひかれた。そしてマウント・ザイオンでの退屈なインターンシップに精を出しているとき、やはり一見ありそうもなくて不似合の研究者ペアについて読むことになった。非常に大胆かつ見事に視覚生理学の分野を開拓した、デイヴィッド・ヒューベルとトルステン・ウィーセルだ。

神経外科はレヴィンとファインスタインと助手や看護師のほかに、エンジニアと物理学者も採用していて、合わせて一〇人のチームだったうえに、生理学者のベンジャミン・リベットがしょっちゅう訪ねてきていた。(2)

とくに私の心に残る患者がひとりいて、一九六〇年一一月に、彼について両親への手紙に書いた。

マレーの島に置いてきた少女にまじないをかけられ、しゃっくりで死にそうになる男についてのサマセット・モームの小説〔訳注：『カジュアリーナ・トリー』〔ちくま文庫〕所収の短篇「東洋航路」〕を覚えていますか？　患者のひとりで脳炎後遺症のコーヒー王が、手術のあと六日間しゃっくりがとまらず、ふつうの方法もほとんど使われないような方法も効果がなくて、横隔神経か何かをブロックしないと、このまま止まないかもしれないと心配です。私は優秀な催眠療法士に頼もうと提案しました。でもそれが効くでしょうか？　この手の問題が本当におおごとになったという経験はありますか？

私の提案に対する反応は「そんなのうまくいくはずがないじゃないか」だった〔私自身も半信半疑だった〕が、レヴィンとファインスタインは催眠療法士を呼ぶことに同意した。ほかは何も効果がなかったのだ。驚いたことに催眠療法士は患者を「コントロール」し、後催眠命令を与えることができた。「私が指をぱちんと鳴らしたら、あなたは目を覚まし、もうしゃっくりはしません」患者が目を覚ますとしゃっくりはおさまっており、ぶり返すことはなかった。

カナダでは日記をつけていたが、サンフランシスコに到着してすぐにやめ、また旅に出るまでは再開しなかった。しかし両親には引き続き長い詳しい手紙を書いていて、一九六一年二月には、カリフォルニア大学サンフランシスコ校〔UCSF〕で行なわれた会議で、私が崇拝してやまない二人、オルダス・ハクスリーとアーサー・ケストラーに会ったことを知らせている。

オルダス・ハクスリーは夕食後、教育についてすばらしいスピーチを行ないました。これまで会ったことがありませんでしたが、彼の身長の高さと死人のようなやつれた顔に驚きました。いままでは目がほとんど見えなくて、小石のような目をたえず瞬かせていて、その目の前でこぶしを丸めているのです（これには頭をひねりましたが、とても狭い視野を確保するためだったのだと思います）。生気のない長い髪を後ろに流し、血色の悪い皮膚が骨ばった顔の輪郭をだらりと適当に覆っています。身を乗り出して真剣に集中している彼は、瞑想するウェサリウスの骸骨にどことなく似ていました。けれども、彼のすばらしい頭脳はまったく衰えを見せず、ウィットと温かみと記憶力と雄弁さにあふれていて、みんなが一度ならず立ち上がりました……。そして最後に、アーサー・ケストラーが創作のプロセスについて、すばらしい分析を披露しましたが、聞こえにくくわかりにくかったので、聴衆の半分は出て行ってしまいました。ところで、ケストラーはちょっとカイザーに似ていて、世間のヘブライ語の先生はみんなこんなだろうという感じで、話し方もそうでした［カイザーは私たちのヘブライ語の先生で、私が幼いころからわが家ではおなじみの人物だった］。アメリカ人はしわを寄せないのに、ケストラーの抜け目ない顔には、これ見よがしに苦悩と思慮の深いしわが寄っていて、あの滑らかな顔の集団のなかでは、それがほとんど下品に見えました。

親切で気前のいい上司のグラント・レヴィンは、神経外科チームのみんなに、「心の制御」という会議に出席するためのチケットを手配してくれて、ほかにもよくミュージカルや芝居など、サンフランシスコの文化イベントのチケットを配ってくれた。そんなリッチな習慣のおかげで、私はこの町をどんどん好きになっていった。サンフランシスコ交響楽団を指揮するピエール・モントゥーを見たことについて、両親にこう書き送っている。

彼が指揮をしていて（つねにオーケストラから一拍遅れている気がしました）、プログラムはベルリオーズの『幻想交響曲』（処刑のシーンでいつも身の毛のよだつようなプーランクのオペラを思い出します）、〈ティル・オイレンシュピーゲル〉、ドビュッシーの〈遊戯〉（すばらしくて、初期のストラヴィンスキーが書いていてもおかしくない）、そしてケルビーニのマイナーな作品。モントゥー自身はもう九〇歳近くて、みごとなナシのような体型でひょこひょこと歩いていて、なんとなくアインシュタインのような憂いに沈んだフランス人らしい口ひげを生やしていました。聴衆は彼に熱狂していましたが、思うにこうして彼が受け入れられている理由のひとつは宥和《ゆうわ》によるもので（六〇年前には人々は彼を非難していました）、ひとつは高齢であるだけで好ましい人物とする、大衆特有の気まぐれで恩着せがましい虚言癖によるのでしょう。けれども正直、彼の九〇歳の脳が経験してきたはずの数えきれないリハーサルと初日、壊滅的な失敗、天に上るような成功、無数の跳躍する音、それを考えるといたく興味をそそられます。

同じ手紙のなかで、モンタレーのビート・フェスティバルで遭遇した不思議な経験にも触れている。

私は主催者に紹介されたのですが、その紹介の仕方が妙でした。「彼はこちらです」と言って、バスルームに案内するのです。そこで私が見たのは、苦しみもだえてあごひげを高く突き出し、湯のなかで尻をつかんでいる、なんだかキリストに似た人物でした。バイクから降りたばかりで黒光りしていた私の出現も、彼にとっては同じくらい予想外で驚きだったにちがいありません。彼には痛々しい肛門周囲膿瘍ができていて、私はそれを、マッチの火で消毒した太い帆布《はんぷ》用針で切開してあげました。膿がどっと吹き出し、大きなうなり声が上がり、そのあと静かになりました。彼は気を失ったのです。意識を取りもどしたときにはだいぶよくなっていて、私は苦しむアーティストを助ける腕のたつ外科医という実務的な人間になれたことに、これまでにない喜びを味わいました。その日そのあと、まともではないビート族式のパーティーがあって、眼鏡をかけた若い女性たちが立ち上がり、自分たちの体についての詩を朗読しました。

かいま見えた平等主義

イギリスでは、人は口を開いたとたんに階級分けされる（労働者階級、中産階級、上流階級など）。階級のちがう人とはつき合わないし、一緒にいると落ち着かない。暗黙のルールだが、インドのカースト制度と同じくらい厳正で、別の階級が交わることはない。私の想像では、アメリカは階級のない社会であり、生まれ、肌の色、宗教、教育、職業に関係なく、誰もが同じ人間として会うことができる場所、大学教授とトラック運転手が分けへだてなく話せる場所だった。

私がそんな民主主義、平等主義をちらりとかいま見たのは、一九五〇年代にバイクでイギリスをさまよったときだった。お堅いイギリスでさえ、バイクは壁を取りはらい、みんなの人づきあいのよさや気立てのよさを解放するようだった。「いいバイクだね」と誰かが言うと、そこから会話がはずむ。バイク乗りは気さくな連中で、道路で追い越すときは手を振りあい、カフェで会えば気やすく話をする。一般社会のなかに、階級のないロマンチストの社会のようなものをつくっていた。

自分のバイクをイギリスから船便で送るのは割に合わないとわかって、新しいバイクを手に入れることにした。ノートン・アトラスは、道路だけでなく砂漠の道でも山道でも走れる、スクランブラー（訳注：現在で言うオフロードレーサー）タイプのバイクだ。病院の中庭にとめておける。

私はバイク仲間のグループに入り、毎週日曜の朝に町で待ち合わせ、ゴールデンゲート・ブリッジを渡り、ユーカリが香る狭い道でタマルパイス山をくねくねと上り、高い尾根づたいに太平洋を左に見ながら一気に下り、スティンソン・ビーチで（ときにはのちにヒッチコックの映画『鳥』で有名になったボデガ・ベイで）一緒にブランチをする。その早朝のツーリングでは、生きていることをひしひしと感じ、大気を顔に、風を体に感じる。それはバイク乗りだけに与えられた感覚だ。そういう朝は耐え難いほど甘く記憶に刻まれ、そのノスタルジックなイメージはユーカリの香りをかいだとたんに呼び起こされる。

平日にはたいてい独りでサンフランシスコ中を走った。しかしあるとき、いつもの穏やかでまともなスティンソンビーチ・グループとはまったくちがう、あるグループに近づいた。騒がしくて遠慮のないグループで、バイクにすわってビールを飲んだりタバコを吸ったりしていた。近づくにつれ、彼らのジャケットにヘルズ・エンジェルズのロゴが見えたが、きびすを返すには遅すぎたので、すぐ横に並んで「やあ」と声をかけた。私の厚かましさとイギリスなまりが彼らの好奇心をそそり、私が医者だと知ってさらに興味をもたれた。どんな通過儀礼も経ずに、私はその場で受け入れられたのだ。私は気がよくて、非難がましくないし、しかも医者だ。そのため、メンバーがけがをしたときにアドバイスを求められることもあった。ツーリングなどの活動には参加せず、私にとっても彼らにとっても予想外の軽い関係は、一年後に私がサンフランシスコを離れたとき、静かに消滅した。

イギリスを離れてからマウント・ザイオンでの正式なインターンシップが始まるまでの一年間が、冒険と意外性と興奮にあふれていたとしたら、マウント・ザイオンでインターンとして数週間ごとに内科、外科、小児科などを回るのはそれに比べて単調で退屈であり、イギリスですでにやっていたことばかりだったので、もどかしくもあった。インターンシップのやり直しは官僚的な時間の浪費としか思えなかったが、外国人医学生は全員、それまで受けてきた教育にかかわらず、二年間のインターンシップを義務づけられていた。

しかしメリットもあった。何をあきらめることもなしにもう一年、大好きなサンフランシスコにいられるし、病院から食事つきの部屋が提供される。アメリカ全土から来ている同僚インターンにはさまざまな人がいて、ほとんどがとても有能だった。マウント・ザイオンは評価が高く、このことは(サンフランシスコで一年過ごせるチャンスと相まって)免許を取ったばかりの医師にとっては大き

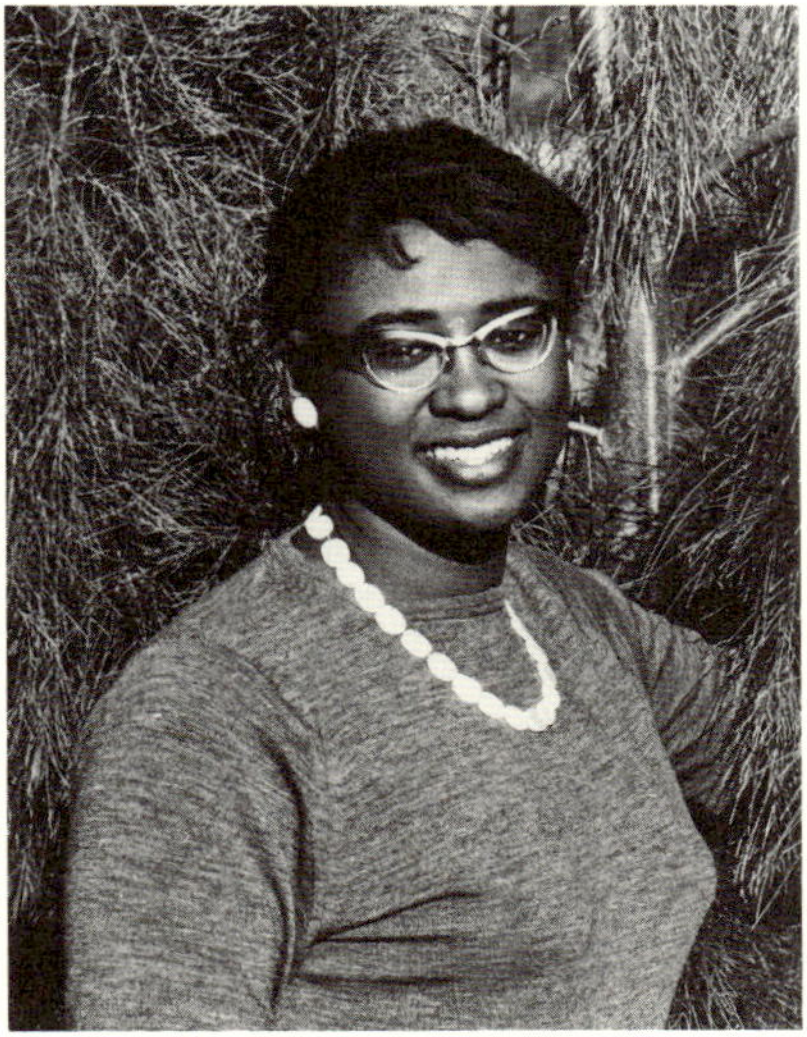

1966年にセントラルパークで私が撮った友人のキャロル・バーネット。

な魅力だ。そのためマウント・ザイオンでのインターンシップへの応募者は大勢いて、病院は厳しくえり好みすることができたのだ。

私がとくに親しかったのはキャロル・バーネット。優秀な黒人女性で、さまざまな言語に堪能なニューヨーカーだった。あるとき、難しい腹部手術のために、私たち二人とも手洗い消毒を命じられた。ただし、私たちがやるのは開創器を支え、器具を外科医に渡すことだけだ。私たちに何かを見せたり教えたりしようという努力はいっさいなく、ときどき厳しい言葉を（「鉗子《かんし》、早く！」とか「開創器をしっかり押さえて！」などと）かける以外、外科医は私たちを無視した。外科医どうしは盛んにしゃべっていて、途中イディッシュ語で話しはじめ、手術室に黒人のインターンを入れることについて、不快なことをぶつぶつ言っている。キャロルはそれに聞き耳を立て、流暢《りゅうちょう》なイディッシュ語で応じた。外科医は二人とも顔を赤くし、突然手術は止まった。

「黒人《シュヴァルツェ》がイディッシュ語を話すのを聞いたことがないんですか?」とキャロルは言い足した。ちょっとしたおまけの陽気な当てこすりだ。私は彼らが器具を落とすのではないかと思った。彼らはきまり悪そうにキャロルにあやまり、残りの外科でのローテーションのあいだ、彼女に対しては細心の注意を払って接していた(こんなことがあって、彼らはキャロルを人として理解し、敬意を表するようになったが、その効果が長続きするかどうかは疑問だった)。

当直でなければ週末はほとんどいつも、カリフォルニア北部を探検するためにバイクで出かけた。カリフォルニアで昔行なわれた金鉱採掘の歴史に心ひかれ、ハイウェー四九号線と、マザーロード・カントリー(訳注:カリフォルニア州中央から北東にかけての金鉱脈《ロード》があった地域)に向かう途中で通る、コパーロポリスという小さなゴーストタウンが気になって仕方がなかった。海岸沿いのハイウェー一号線を上り、最北のセコイアスギ林を抜けてユリーカに出て、そのあとオレゴン州のクレーター湖まで走った(当時は一一〇〇キロを一気にバイクで走ることを、なんとも思っていなかった)。基本的にはインターンシップの単調な毎日だったその年、ヨセミテとデスヴァレーの驚異を発見した。初めて訪れたラスヴェガスは、大気汚染のなかった当時、八〇キロ手前から砂漠のなかに光り輝く蜃気楼のように見えた。

しかし、たとえサンフランシスコで新しい友人をつくり、この町での生活を楽しみ、週末にはあちこち旅したにしても、もしレヴィンとファインスタインがいなかったら、私をカンファレンスに誘い、

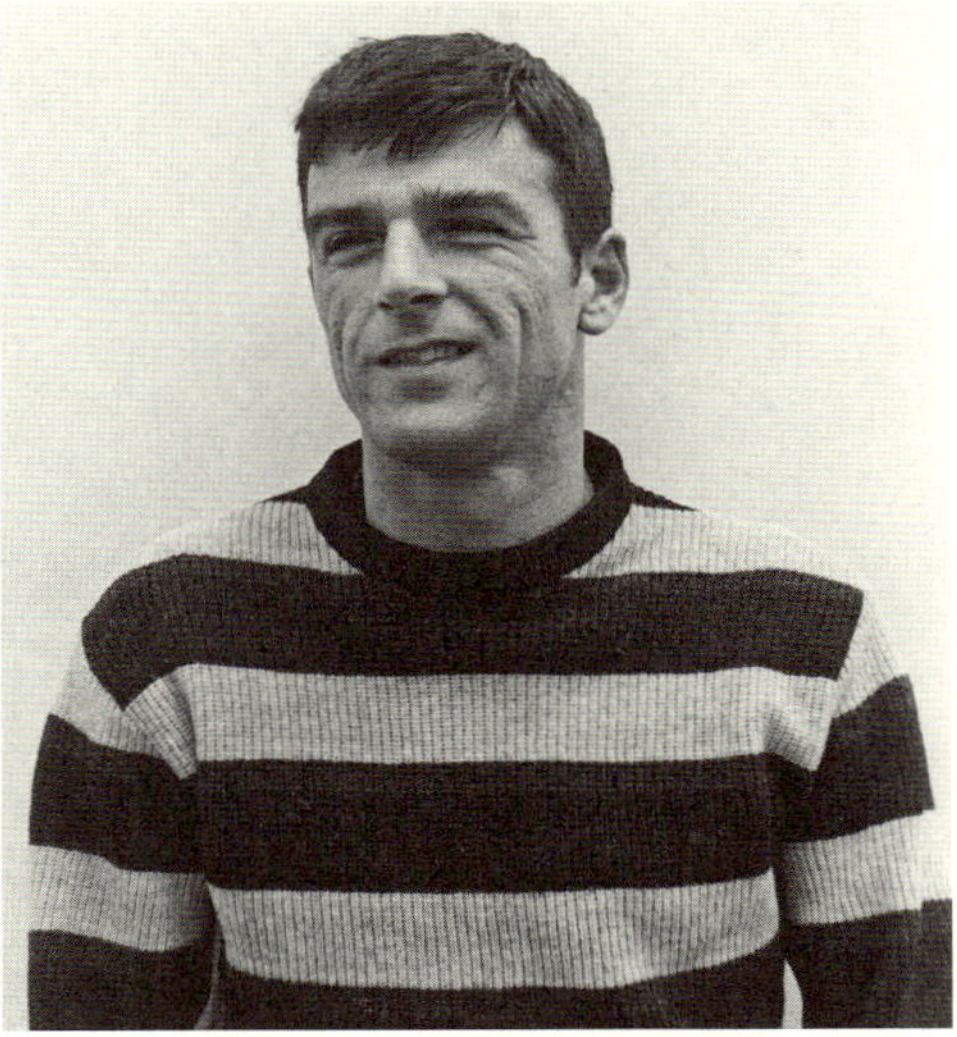

1961年に出会ったころのトム・ガン

そのあとも患者を診察させてくれた彼らがいなかったら、神経科の研修はお預けになっていただろう。

トム・ガンに会う

数年さかのぼる一九五八年のことだったと思うが、旧友のジョナサン・ミラーから、出版されたばかりのトム・ガンの詩集『動きの感覚（*The Sense of Movement*）』をもらい、「きみはトムに会うべきだよ。彼はきみと同類だ」と言われたことがあった。私はそれをむさぼり読み、いよいよカリフォルニアに行けた際には、最初にやることはトム・ガンに会うことだと心に決めていた。

サンフランシスコに着いたとき、トムについて調べたが、彼はケンブリッジ大学でのフェローシップでイギリスにいると言われた。しかし数カ月後に彼は帰国し、とあるパーティーで会った。私は二七歳、彼は三〇歳かそこらで、それほど年の差はなかったが、彼の成熟ぶりと自信を強く意識した。自分が何者であるか、自分の才能は何か、自分が何をしているか、彼はよくわかっている。彼はすでに二冊の本を出版しているが、私は何も出版したことがない。私はトムを師と仰いでいた（ただし書く様式がまったくちがっていたので手本にはならなかった）。彼とくらべると自分が胎児のように未熟に感じられる。私は緊張しながらも、彼の詩にはとても敬服しているが、「打擲《ちょうちゃく》する者たち（The Beaters）」という詩のサドマゾ的主題にはとまどった、と彼に話した。彼はきまり悪そうにして、そっと私をたしなめた。「詩と詩人を混同してはいけない(3)」

いまとなっては正確にどういう経緯だったか思い出せないが、どういうわけか友情が芽生え、二週間ほどあとに私は彼を訪ねることにした。トムは当時フィルバート通り九七五番地に住んでいて、サンフランシスコ住民なら知ってのとおり（私は知らなかったが）、この通りはいきなり勾配三〇パーセントの急な下り坂になる。ノートンのスクランブラーでフィルバート通りを猛スピードで疾走していて、突然、気がつくとスキージャンプのように空中を飛んでいた。さいわいバイクはやすやすと着地したのだが、肝を冷やした。一歩間違えば大惨事だ。トムの家のベルを鳴らしたとき、まだ心臓がバクバクしていた。

彼は私を招き入れ、ビールを差し出し、なぜそんなに会いたかったのかと訊いた。私はただ、あなたの詩は私の心の奥底に呼びかけるような気がする、と言った。トムの表情はどっちつかずだ。どの詩？　なぜ？　と訊く。初めて読んだ詩は「止まらず進んで（On the Move）」で、自分もバイク乗りなのですぐさま心に響いた、と私は言った。何年も前にT・E・ロレンス（訳注：『アラビアのロレンス』のモデルとなった英国軍人）の短い抒情的なエッセイ「道（The Road）」に対して感じたのと同じだ。自分もロレンスのように、バイクに乗っているときに死ぬと確信していたから、トムの「自己の死を幻視する放浪のバイク乗り（The Unsettled Motorcyclist's Vision of His Death）」という詩が気に入った。

その時点でトムが私をどう思っていたのかよくわからないが、私には、彼のなかで人としての温かみとやさしさと恐ろしいほど完全無欠な知性がないまぜになっているのがわかった。当時から、トムが触れれば手の切れる鋭さをもった、磨きあげられた石だとすれば、私は求心力を欠いた、感情むき出しの男だった。彼は遠回しに言ったり、うそをついたりすることができなかったが、彼の率直さにはいつも一種のやさしさがともなっていると思った。

トムはときどき新しい詩の原稿を見せてくれた。私はそこに秘められたエネルギーにほれ込んだ。荒れ狂うエネルギーと熱情が、最も厳格で統制された詩という形式によって、押さえ込まれ拘束されている。新しい詩のなかで私のお気に入りは「オオカミ少年の寓話（The Allegory of the Wolf Boy）」だった（「テニスのときとお茶のとき／やわらかい芝のうえ、彼はわれわれに混ざらないが／悲しい二枚舌でわれわれをもてあそぶ」）。これは私が自分自身のなかに感じていた、ある種の二面性に通じるところがあった。私は昼と夜で別の自分になる必要があると考えていたのだ。昼間は穏やかな白衣のオリヴァー・サックス先生だが、夜になると白衣をバイク用レザースーツに着替え、名もないオオカミのように、病院をそっと抜け出して街をさまったり、タマルパイス山の曲がりくねった道路を上り、月明かりに照らされた道をスティンソン・ビーチやボデガ・ベイまで飛ばす。この二面性を助長したのが、私のウルフというミドルネームだった。トムやバイク仲間にとって私の名前はウルフだったが、同僚の医師にとってはオリヴァーだ。一九六一年一〇月、トムは新刊の『意気消沈した隊長たち（*My Sad Captains*）』（訳注：『アントニーとクレオパトラ』中の台詞から取ったタイトル）に「ウルフ・ボーイへ（寓話云々は不要だ！）、幸運を祈り、称賛をこめて、トムより」とサインしてくれた。

一九六一年二月、私は両親への手紙に、グリーンカードを取得したので正真正銘の移民（「居住外国人」）となったこと、そして市民になる意思を宣言したことを書いた。イギリスの市民権を放棄しなくても、アメリカ市民になることができる、と。(4)

さらに、もうすぐ国家試験を受けることにも触れた。外国の医学部卒業生が、医学だけでなく基本的な科学についても、ほんとうに一定の水準に達しているかどうかを確認するための、かなり範囲の広い試験だ。

さかのぼる一月に両親あてに出した手紙には、「試験が終わってインターンシップが始まるまでのあいだに、アメリカを横断してカナダ経由でアラスカまで回ってもどる、とほうもない大旅行を考えています。たぶん全行程は一万五〇〇〇キロ近いでしょう。この国を自分の目で確かめ、ほかの大学を訪ねる、またとない機会になるはずです」と書いていた。

そして国家試験に通り、長旅にふさわしいバイクを手に入れて――ノートン・アトラスを中古のBMW・R69と交換した――出発の準備は整った。休暇を減らされたので、アメリカ一周の旅にアラスカを入れることはできなくなった。両親にまた手紙を書いた。

地図に太い赤線を引きました。ラスヴェガス、デスヴァレー、グランドキャニオン、アルバカーキ、カールスバッド・キャバーンズ、ニューオーリンズ、バーミングハム、アトランタ、ブルーリッジ・パークウェイを経由してワシントン、フィラデルフィア、ニューヨーク、ボストン。北上してニューイングランドからモントリオール、ケベックに寄り道。トロント、ナイアガラの滝、バッファロー、シカゴ、ミルウォーキー。ツインシティーズのあと北上してグレイシャー・ウォータートン国立公園、南下してイエローストン公園、ベア湖、ソルトレークシティ。そしてサンフランシスコにもどる。一万三〇〇〇キロ。五〇日。四〇〇ドル。日射病、霜焼け、投獄、地震、食中毒、マシンの大きな問題を避ければ、人生最高の時間になるはずです！　次の手紙は旅先から。

トムに旅行の計画について話すと、日記――体験談「アメリカとの出会い」――をつけて彼に送るよう提案された。一冊ノートが埋まるたびにトムあてに投函し、二カ月の旅のあいだにノートは数冊におよんだ。彼は私の人や場所の描写、点描、挿話が気に入ったようで、私にはいっぱしの観察眼があると言ってくれたが、「皮肉とグロテスク表現」を非難することもあった。

彼に送った日記の一冊が「トラベル・ハッピー」だ。

トラベル・ハッピー（一九六一年）

ニューオーリンズの数キロ北で、バイクがへたばった。路肩に寄せて、わびしい待避所でエンジンをいじくった。あおむけに横になっていると、はるかかなたの地震のような遠い振動を第六感で察知した。それはこちらに向かっていて、ガタガタからゴロゴロに、そしてとうとう轟音となり、しまいにエアブレーキのキーキー音とものすごく陽気なクラクションが響いた。身をすくめて見上げると、これまで見たことのないような巨大なトラックが見えた。まさに車道を行くレビヤタン（訳注：旧約聖書に出てくる巨大な海の怪獣）だ。ぶっきらぼうなヨナが窓から頭を突きだし、ものすごく高い運転席から大声で話しかけてきた。

「何か手伝おうか？」

「いかれちまったんだ」と私は答えた。「ピストンロッドが壊れたか何か」

「そりゃ気の毒に！」彼は楽しそうに言った。「もしはずれて飛び出したら、足を切り落とされるぞ！　じゃあ、またな」

彼はなんとなく顔をしかめ、巨大なトラックを操って道路にもどった。

私はひたすら走り、やがてミシシッピ・デルタの沼の多い低地を出た。すぐにミシシッピ州だ。道路はあちらこちらで気まぐれにのんびり蛇行し、曲がりくねって深い森と開《ひら》けた牧草地を抜け、果樹園と草地を突っ切り、何本も川を渡り、農場や村を出入りする。すべてが朝日を浴びて静かにじっとしている。

しかしアラバマ州に入ったあと、バイクは急速に具合が悪くなっていった。音のあらゆる変化に耳を傾け、不吉だがよくわからない雑音についてあれこれ考えた。どんどん破損しつつある。それは確かだ。しかし無知で運命論者の私は、その運命をはばむためにできることは何もないと感じていた。

タスカルーサから八キロで、エンジンがガタガタ鳴って止まった。クラッチレバーを握ったが、シリンダーの一本がすでに足元で煙を上げている。降りてバイクを地面に倒した。そして道路わきへと進み、白いハンカチを左手に持った。

太陽はどんどん傾き、冷たい風が吹きあがる。往来する車は減っていく。

望みをほとんど捨てて、機械的に手を振っていたとき、突然、信じがたいことに一台のトラックが止まった。見覚えがある。目を細めてナンバーを読んだ。２６５３９、マイアミ、ＦＬＡ。そう、あれだ。今朝、止まった巨大なトラックだ。

私が駆け寄ると、運転手が運転席から降りてきて、バイクをあごで指し、にやりと笑った。

「じゃあ、とうとうだめにしちまったんだな?」

彼のあとから少年がひとりトラックを降りてきて、私たちは一緒に故障したバイクを丹念に調べた。

「バーミングハムまで牽引《けんいん》してくれないか?」

「いや、法律でだめなんだ」。彼はあごの無精ひげをかき、それからウィンクした。「バイクを積み込もうぜ」

私たちは重いマシンを苦労してあえぎながらトラックの荷台に押し上げた。バイクはようやく家具のあいだに収まり、ロープで固定され、大量の麻布で詮索好きな目から隠された。

彼はまた運転台によじ登り、そのあと少年、そして私が続き、その順番で幅広いシートに身を落ち着けた。彼は軽く会釈をして、正式に紹介した。

「こいつはおれの運転の相棒、ハワードだ。おまえさんの名前は？」

「ウルフ」

「ウルフィーって呼んでいいか？」

「ああ、どうぞ。あんたは？」

「マック。マックはどこにでもいるけど、おれが正真正銘オリジナルのマックさ。腕にそう書いてある」

数分間、走るトラックのなかでみんな沈黙し、こっそり互いを値踏みしていた。

マックは三〇歳くらいに見えるが、二五あるいは三五でもおかしくない。はつらつとした鋭そうなハンサムな顔で、鼻筋が通り、唇は引き締まり、口ひげは刈り込まれている。イギリスの騎馬隊の将校にいそうだし、映画か舞台で主役の恋人役を演じていそうだ。私の第一印象はそんな感じだった。

トラック運転手がみんなかぶっているロゴのついたハンチングをかぶり、社名入りのシャツを着ている。エース・トラッカーズ社。腕には「マナー順守・安全第一」と記された赤いバッジをつけていて、まくられた袖の下から半分のぞいているのは彼の名前のマック。もがくニシキヘビとからみ合っている。

ハワードは口の上にアーチを描くこわばったしわがなかったら、一六歳で通るかもしれない。唇が少し開きっぱなしで、不ぞろいだが頑丈そうな大きい黄色い歯と、驚くほど長い歯茎がのぞいている。目はごく薄いブルーで、白子《アルビノ》の動物の目に似ている。背が高くて体格はいいが無作法だ。

しばらくすると、彼はこちらを向いて、薄青い動物のような目で私をじっと見た。最初は私の目をのぞき込み、そのあと視線が広がって、私の顔全体、私の上半身、トラックの運転席、そしてそのまま窓の外の道路をながめる。注目する範囲が広がるにつれ、注意力は弱くなり、最終的に彼の顔はうつろな夢見心地の表情にもどった。その様子に最初は動揺し、そのあと尋常ではないと思った。ハワードは知的障害を負っているのだと気づき、不意に恐怖とあわれみを感じた。

暗闇のなかでマックがフッと笑った。「なあ、おれたちいいコンビになると思うか?」

「そのうちわかるさ」と私は答えた。「どこまで乗せてくれる?」

「地の果てまでも。どうせニューヨークまで行くし。火曜か、たぶん水曜には着くさ」

彼はまた黙り込んだ。

三キロほど走って、彼がいきなり訊いてきた。「ベッセマー製鋼法のことを聞いたことがあるか?」

「ああ、学校の化学の授業で『やった』よ」

「ハンマー使いの黒人、ジョン・ヘンリーのことは聞いたことあるか? やつはここに住んでいたんだ。鋼鉄の杭を川床に打ちつける機械が発明されたとき、人間の力では絶対にかなわないと言われた。黒人たちは賭けをして、最強の男、ジョン・ヘンリーを送り込んだ。彼の腕は五〇センチ以上の太さだったそうだ。やつは両手に一本ずつ木槌を持って、機械より速く一〇〇本の杭を打ち込んだ。そのあと倒れて死んじまったんだ。まったく! ここは鉄の国さ」

周囲にはくず鉄置き場、車の解体業者、鉄道の待避線、精錬工場が並んでいる。鋼鉄がぶつかる音が鳴り響き、まるでベッセマー全体が巨大な鍛冶場《かじば》か武器庫のようだ。背の高い煙突は燃えさかるたいまつのようで、下の溶鉱炉から炎が吹き上がると轟音を立てる。

これまで炎に照らされている町を見たのは一度だけ。七歳のとき、一九四〇年のロンドン大空襲だ。

ベッセマーとバーミングハムについて会話したあと、マックは自分のことをどんどん話しはじめた。

トラックは頭金五〇〇ドル、残りの二万ドルを一年の分割払いで買った。最大積載量は一三トン。カナダ、アメリカ、メキシコ、まともな道路があって金を稼げるかぎり、どこにでも行く。一日一〇時間労働で平均六〇〇キロ走る。それ以上連続で働くのは違法だが、そうなるのも珍しいことではない。彼は一二年前から断続的にトラック輸送をしていて、ハワードと「二人乗り」

するようになってからまだ半年だ。年は三二歳、フロリダに住んでいて、妻と子どもが二人、年収は三万五〇〇〇ドルだという。

一二歳のときに学校から逃げ出し、大人びて見えたので船乗りの仕事にありついた。一七歳のとき警官隊に入り、二〇歳で銃器にかけてはかなりのエキスパートになっていた。その年、銃撃戦に巻き込まれ、至近距離から顔面を撃たれそうになったが、かろうじて逃げおおせた。それから恐ろしくなって、トラック運転手に転職。ただし、いまだにフロリダ警察の名誉会員で、そのしるしとして一年に一ドル受け取っている。

撃ち合いになったことがあるか、と彼は訊いてきた。いいや。おれは数えきれないほどあるさ、警官としてもトラック運転手としても。もしおまえさんが見たいと思うなら、シートのすぐ下に「トラック野郎の友」が見つかるよ。道路に出ているときはみんな銃を持っているんだ。ただし、丸腰で闘うときの最高の武器はピアノ線だ。相手の首に巻きつければ、そいつは何もできない。ちょっと引っ張れば頭が落ちる。チーズを切るようなもんさ。まちがいなくマックの声は楽しそうだった。

彼はダイナマイトからウチワサボテンまで、あらゆるものをトラックで運んだが、いまは家具の運送に落ち着いている。ただしその家具には、人が家に置いておくものはなんでも含まれる。いまは一七軒の家の中身が積んであって、たとえば三〇〇キロのおもり（フロリダから引っ越すボディビルダーの持ち物）、最高級と言われるドイツ製のグランドピアノ、テレビ一〇台（そのうち一台を昨夜トラック・ストップで持ち出してコンセントにつないだ）、フィラデルフィアに移動中のアンティークの四柱式ベッド。もしそうしたければ、いつでもそのベッドで眠れるのだ。

四柱式ベッドの話で、彼の顔になつかしむような笑みが浮かび、彼は自分のセックス遍歴を話しはじめた。いつでもどこでもすばらしい成功を収めてきたようだが、彼がとくに愛した女性は四人。ロサンジェルスの若い娘は、こっそりこのトラックに乗り込んで彼と駆け落ちした。彼が二股かけたヴァージニアの独身女性二人は、何年も彼に服やお金をふんだんに貢いでいた。そしてメキシコシティの淫乱女はひと晩に二〇人の男と寝て、もっとほしいと求めた。

調子が出てくると、最後のかすかな遠慮が消えて、セックスの達人で話し上手のマックが出現した。おれはさびしい女性たちへの神からの贈り物なのさ。

その独演会の最中、意識もうろう状態で横になっていたハワードが、耳をそばだて、初めて生気のきざしを見せた。それを見たマックは、はじめは彼をあやし、次にからかうようにあおり始めた。今晩おれは運転席に女の子を連れ込んで、おまえをトレーラーに閉じ込めるけど、いつかおまえがバシッと決めれば、本物の娼婦をおまえのために調達してきてやるぞ。ハワードは高ぶって取り乱し、興奮してあえぎはじめ、しまいには怒ってマックに飛びかかった。

二人が運転台で半分怒りながら半分ふざけて格闘するあいだ、ハンドルが激しく揺さぶられ、道路を走る巨大なトラックが危険なほど左右にふらついた。

しかし、ばかにしてからかいながら、マックはハワードにそれとなく学ばせている。

「ハワード、アラバマの州都はどこだ?」

「モンゴメリーだよ、小汚いくそ野郎!」

「ああ、そのとおりだ。州都がいちばん大きい町とはかぎらない。それから、あれはペカンの木だ、見ろよ。あそこ！」

「知るかくそったれ！」とハワードはブツブツ言うが、それでも首を伸ばして見ようとする。

一時間後、アラバマの片田舎のどこかでトラック・ストップに寄った。ここで一晩過ごすのがいいとマックが決めたからだ。そのストップの名前が「トラベル・ハッピー」。

コーヒーを飲みになかに入った。マックは席にすわり、気を使って「おもしろい話」で私を楽しませようとした。そういうネタは無限にあったが、話がひどく下手で、彼自身の経験談よりはるかに退屈だった。この友だちとしての務めを果たしたあと、彼はぶらぶらと離れていき、ジュークボックスの周囲に集まる人の輪に加わった。

トラック運転手は土曜の晩はいつもジュークボックスの周りに集まる。だからその夜にはトラック・ストップにたどり着こうと必死にがんばる。トラベル・ハッピーのジュークボックスはとくに有名だ。路上の叙事詩ともいえる、トラックにまつわる歌やバラードのすばらしいコレクションがあるからだ。ぎらぎらしたもの、みだらなもの、物悲しいもの、切ないもの、すべてに強烈なエネルギーとリズムがあって、果てしない道を進んでいく詩情を謳《うた》い上げる特別な興奮がある。

トラック運転手はだいたい一匹狼だ。しかしときには――活気に満ちた混みあうトラック野郎のカフェで、ジュークボックスから鳴り響くなじみのレコードを聴いているときのように――突然目覚め、暗黙のうちに、怠惰な群衆から誇り高いコミュニティに変貌する。それぞれは無名で一時的にそこにいるだけだが、周りにいるみんな、前にここに来た人たちみんな、そして歌やバラードに描かれている人みんなとの、一体感を覚えている。

今夜、マックとハワードはほかのみんなと同じように、知らず知らず自己を超越し、うっとりと誇らしげだ。彼らは時を超越した空想にはまり込んでいた。

真夜中ごろ、マックはハッとして、ハワードの襟首をつかんだ。「よーし、ぼうや。眠る場所を見つけようぜ。寝る前にトラック野郎の祈りを唱えたいか？」

彼は手帳からくしゃくしゃのカードを取り出し、私に寄越した。私はそれを平たく伸ばし、声に出して読んだ。

神さま、この旅を終えるための力をください
アメリカドルのためで、遊びではありません。
パンクしないようにお守りください
エンジントラブルなどがありませんように。
計量や州際通商委員会《ICC》をパスできるようにお助けください
治安判事が自由に行かせてくれますように。
サンデードライバーや女性ドライバーを
どうぞ近づけないでください。
くさい運転席で目覚めたら

ハムエッグをかきこめる場所が見つかりますように。
コーヒーは強く、女は弱く
ウェートレスはかわいく、変人でありませんように。
高速道路を改良し、ガソリンを安くし
帰り道には、神さま、掘り出し物をください。
ほんの少しの幸運でそうしてくだされば、神さま
私はひどい古トラックを運転し続けます。

マックは自分の毛布と枕を運転席に持ち込み、ハワードは家具のあいだの隠れ場所にもぐり込み、私はバイクの横のずた袋の山をベッドにした（約束の四柱式ベッドは前方にあって近づけなかった）。

私は目を閉じて耳を澄ませた。マックとハワードが、トラックの一枚壁を声の伝導体にして、ささやきあっている。片耳を格子状のフレームワークに当てると、周囲のあちこちのトラックから、冗談を言ったり、飲んだり、愛しあったりする、いろんな音が、私の耳のアンテナにぶつかって聞こえる。

私は満足し、暗闇のなかで横になり、私自身がほかならぬ音のアクアリウムなのだと感じ、そしてすぐに眠りに落ちた。

日曜日は、アメリカ全土と同じくトラベル・ハッピーでも休息日だ。頭上の明るい窓ガラス、わらと袋のにおい、枕代わりのレザージャケットのにおい。一瞬混乱して、自分がどこかの大きな納屋にいるような気がしたが、すぐにわれに返った。

水の流れるやさしい音が聞こえる。突然始まり、だんだんに弱くなり、なかなか消えないが、最後に二度小さく噴き出して終わった。だれかがトラックの側面に小便をしている。私たちのトラック、と新鮮な響きのする所有格で考えた。ずた袋の下から這い出て、扉のほうに忍び足で歩いた。タイヤから地面に流れる跡が証拠だったが、犯人はすでにこっそり立ち去っていた。

朝の七時。運転席に続く高い踏み段に腰を下ろし、日記に走り書きを始めた。ページに影が落ちる。見上げると、前の夜、煙の充満するカフェでおぼろげに見かけたトラック運転手だった。名前はジョン、「メイフラワー・トランジット社」の金髪の女たらしだ。おそらく私たちのタイヤに小便をかけた張本人だろう。しばらくおしゃべりをして、彼は私たちの次の目的地、インディアナポリスを前の晩に出たのだと言った。向こうは雪が降っていたぞ。

数分後、別のトラック運転手がふらふら近づいてきた。背の低い太った男で、「フロリダ州トロピカーナ・オレンジジュース社」の花柄のシャツの前が半分はだけて、毛むくじゃらの太鼓腹がむき出しだ。

「ちくしょう、ここは寒いぜ」と不平を言う。「昨日のマイアミは三二度だったのに」

ほかの人たちも集まって来て、自分の通る経路や地域について話しだした。山と海と平原、森と砂漠、雪と雹《ひょう》と雷とサイクロン——すべてをたった一日のうちに経験するというのだ。トラベル・ハッピーには昨夜、というか毎夜、さまざまな旅と奇妙な体験をしてきた連中が集まった。

トラックの背後に回ると、半分開いた扉のすき間から、ハワードが自分の場所で眠っているのが見えた。口が開いていて、目も完全には閉じていない。それに気づいて不安になった。一瞬、夜のうちに死んだのかと思ったが、彼が息をしていて、眠りながら少し顔をゆがめるのを見てほっとした。

一時間後、マックが目を覚まし、クシャクシャの髪で運転席からふらふらと降りてきた。そして大きな旅行かばんを持って、トラック・ストップの「宿泊所」のほうに消えた。数分後にもどってきたとき、完璧にひげをそって身なりを整え、主の日のために、さっそうと清潔な服を着ていた。

私は彼と一緒にカフェテリアのほうに歩いた。

「ハワードはどうする?」と私は訊いた。「起こそうか?」

「いや。あとで起きるさ」

どうやらマックは彼がいないところで私に話をする必要があるようだ。

「やつは放っておけば一日中眠っている」。マックは朝食を食べながらぼやいた。「いいやつだけど、あんまり賢くないよな」

彼は半年前、二三歳の浮浪者のハワードと出会い、気の毒に思った。ハワードは一〇年前に家出をしたが、デトロイトの有名な銀行家の父親は連れもどす努力をほとんどしていない。彼はホームレスになり、あちこち放浪して、ときどきちょっとした日雇い仕事をしていた。物乞いをするときもあれば、盗みを働くこともあり、なんとか教会と刑務所の世話にはならないでいた。ちょっとのあいだ軍隊に入ったが、知的障害のせいですぐ除隊になった。

ある日マックは彼をトラックに乗せて「養子」にした。どんな旅にも彼を連れて行くようになり、彼に国のあちこちを見せ、荷づくりの方法を教え、（話し方と振る舞い方も教え）、給料を払っている。一回の旅が終わってフロリダにもどると、ハワードはマックの弟として、彼の妻や家族と一緒に暮らす。

二杯めのコーヒーを飲んでいるうちに、マックのハンサムな顔が曇りはじめた。

「やつはもうあまり長くおれと一緒にいられない気がする。おれ自身、もうあまり長く運転ができないかもしれないんだ」

彼の説明によると、数週間前におかしな「事故」に遭ったという。なんの前触れもなく気を失って、トラックが畑に突っ込んだのだ。保険会社は支払いをしたが、彼に健康診断を受けろと主張している。しかも、健康診断の結果がどうであれ、彼がトラックに相棒を乗せることに反対した。

マックが不安に感じているのは、保険会社が疑っているように、自分の「失神」の原因はてんかんで、もう運転の仕事はできないと医者から言われることだ。彼は将来を考えて、ニューオーリンズで保険業のいい仕事を見つけていた。

そのときハワードが入ってきたので、マックはすぐ話題を変えた。

朝食のあと、マックとハワードは廃タイヤの上にすわり、木の杭《くい》を目がけて石を投げつけていた。私たちはいろんなことを取りとめなく支離滅裂に話し、トラック運転手のたまり場を覆う日曜の穏やかな気だるさを体現していた。二時間ほどすると二人は飽きて、また寝なおそうとトラックのなかにもどった。

私はトレーラーから麻布を二枚取り出し、日光浴をしようと寝そべった。周囲には割れたビン、ソーセージの皮、食べもの、ビール缶、腐りかけのコンドーム、破られたり丸められたりした大量の紙ごみが散らかっている。野生タマネギやアルファルファの茎が、あちこちのがれきから突き出ている。

横になってまどろんだり書きものをしたりしていると、思いはしばしば食べものに向いた。背後にはたくさんの貧相なニワトリが土にまみれて押しあいへしあいしていて、私はときどきそれを見つめては、物欲しそうにため息をつく。というのも、さっきマックが「トラック野郎の友」(使いやすそうなオートマチック)をニワトリたちに向けて振りまわし、「今夜のディナー用の鶏肉だ!」と、うれしそうにクスクス笑っていたのだ。

だいたい一時間ごとに立ち上がって足を伸ばし、カフェでコーヒーを四杯飲み、クログルミのアイスを一個食べるので、いま現在の合計はそれぞれ二八杯と七個だ。

宿泊所のトイレにも何度も行っている。昨夜マックの唐辛子を味見して以来、激しい下痢をしているのだ。

その狭い空間にコンドームの販売機が五台ある。商業主義のプレッシャーが男性をごくプライベートな営みの場まで追いかけてくることを示す興味深い例だ。このすばらしい品（大げさな宣伝文句によると「電子制御で巻き上げ、セロファン密封、しなやかで、感じやすく、透明」）は三個で半ドル。ただし下手くそな字で「三個で一ドール」と書き換えられている。プロロングと銘打たれた販売機もあって、こちらは「早漏防止に役立つ」麻酔軟膏を売っている。しかしセックス情報の生き字引だとわかった金髪の女たらしのジョンによると、痔の軟膏のほうがずっといいそうだ。プロロングは強すぎる――自分がイッたかどうかわからない。

午後も半ば過ぎたころ、マックが突然、トラベル・ハッピーにもう一泊すると宣言した。うれしそうに意味ありげな笑みを浮かべている。今夜、スーかネルと運転席で密会する約束を取りつけたにちがいない。このあやしげな雰囲気に、ハワードはまるで興奮した犬のようになっている。強がって見せているが、彼はまだ女の子と寝たことがないのだろう（マックもそれを認めた）。実際、マックはときどき彼のために女の子を世話するが、ハワードは想像上の成果をうるさく話すくせに、現実に直面するとおどおどして不器用になり、いつも最後の瞬間にダメになる。

私は書きものとコーヒーにもどった。ときどき足を伸ばすために外を歩き、好奇心に駆られて周囲のトラック運転手を片っ端からのぞき見し、運転席をかぎ回り、休憩中の彼らの顔や姿勢を見くらべた。

四時二〇分、東の空にぼんやりと夜明けが訪れた。ひとりのトラック運転手が起きてきて、トイレに行くために宿泊所のほうに歩いていった。トラックにもどると、積み荷をチェックし、運転席によじ登り、ドアをバタンと閉める。轟音をたててエンジンをかけ、ゆっくりと出て行った。ほかのトラックはまだ静かに眠っている。

五時ごろには、もともと暗かった朝空から細かい霧雨が降ってきた。若いオンドリの一羽がやかましく鳴き、草むらのなかで虫も鳴きはじめた。

六時、カフェにホットケーキとバターやベーコンエッグのにおいが漂う。夜勤のウェートレスが別れを告げ、アメリカ一周の旅をがんばってと言ってくれた。日勤のスタッフが入って来て、私が昨日一日占拠していたテーブルにまだすわっているのを見て笑う。

私はもう好きなようにその小さなカフェに出入りできる。なんの代金も請求されない。この三〇時間で七〇杯以上のコーヒーを飲んでいて、この実績は多少の値引きに値するだろう。

八時、マックとハワードはメイフラワー社の従業員が積み荷を降ろすのを手伝うために、コールマンの中心街へと急いで出かけた。いきなりペースが変わった。今日は二人とも何も言わず、朝食も抜いて、顔も洗っていない。マックの旅行かばんは、また一週間放っておかれる。

私はマックが出て行ったばかりの——眠っていた彼の体温がまだ残る——運転席によじ登り、彼のくたびれた毛布にくるまり、一瞬で眠りに落ちた。一〇時、屋根に当たる土砂降りの雨の音でふと目が覚めたが、まだマックやハワードの気配はなかった。

彼らがようやくもどってきたのは一二時半。大雨のなか、重い荷物を運んだせいで足取りが重く、グショグショに濡れている。

「くそっ！」とマックが言う。「くたくただぜ。メシを食おう。一時間後には出発するぞ」

それが三時間前のことだが、私たちはまだ出発していない！　まるでひまな時間が一〇〇〇年もあるかのように、タバコを吸い、自慢話をし、のらくらし、ふざけあっている。私はたまらなくイライラして、ノートを持って運転席に引っ込んだ。女たらしのジョンが私をなだめようとする。

「気楽にいこうぜ。マックが水曜までにニューヨークに着くって言うなら着くのさ。たとえトラベル・ハッピーに火曜の晩までいてもな」

ここにもう四〇時間いるので、このトラック・ストップのことにはものすごく詳しくなった。大勢の人について、好き嫌いもジョークも気質も知っている。彼らも私のことを知っている、というか知っていると思っているので、「先生」とか「教授」などと呼ぶ。

すべてのトラックの、トン数、積み荷、性能、癖、ナンバーを覚えてしまった。

トラベル・ハッピーのウェートレスもみんな知っている。ボスのキャロルが、スーとネルにはさまれて立つ私のポラロイド写真を撮ったのだが、私の顔はひげ面で、フラッシュに目がくらんでいる。彼女がそれをほかの写真と一緒に貼りつけたので、私も何千人という兄弟がいる彼女の家族の一員になった。彼らは全国を巡る長大なトラック輸送網を往来する、彼女の「ボーイフレンド」なのだ。

「そうよ！」と彼女はいつの日か、その写真を不思議そうにじっくり眺める客に言うだろう。「それは『先生』。立派な人だったけど、ちょっと変わってたかも。そっちの二人、マックとハワードと一緒だった。よく考えるのよ、彼はどうなったんだろうって」

（注1）特定の領域に（アルコール注入または凍結によって）小さい損傷を生じさせると、その損傷は患者に害を与えるどころか、過活動になってパーキンソン症候群を引き起こす回路を断てることがわかっていた。そのような定位手術は、一九六七年にLドーパが出てきてほとんど行なわれなくなったが、脳のほかの部位への電極埋め込みと脳深部刺激の利用に、新たに活用されている。

（注2）被験者がこぶしを握るなどの自発的行動をとるように言われた場合、行動するという意識的な決定が生じる二分の一秒近く前に、脳が「決定」の手続きをすることを示す、例の驚くべき実験をリベットが行なったのは、このマウント・ザイオンでのことだった。被験者は意識して自分の自由意思で動いたと思うのだが、彼らの脳は彼らよりもずっと前に決定を下していたようだ。

（注3）トムの『全詩集』が一九九四年に出版されたとき、この詩を彼が『動きの感覚』から転載しないことにしたと知って興味深く思った。

（注4）その意思は本物だったが、五〇年以上が過ぎても、まだ私は市民ではない。オーストラリアにいる兄も同じようなものだった。彼がオーストラリアに移ったのは一九五〇年だったが、オーストラリアの市民権を取得したのは五〇年後である。

マッスルビーチ

ウェイトリフティングの記録をつくる

一九六一年六月、とうとうニューヨークにたどり着くと、私はいとこからお金を借りて、新しいバイク、BMWの全モデル中いちばん信頼できるR60を買った。どこかの馬鹿か犯罪人が調子の悪いピストンを取りつけて、アラバマで動かなくなったR69のような、中古のバイクはもうたくさんだ。

ニューヨークで三日ほど過ごしたあと、広々した道路に招き寄せられた。カリフォルニアまでの数千キロをゆっくり気ままに走る。道路はみごとなほどガラガラで、サウスダコタやワイオミングを突っ切っているあいだ、何時間も誰にも会わないこともしばしばだ。物言わぬバイクで楽に走っていると、猛スピードで動いているはずなのに、不思議にも夢を見ているかのように感じられてくる。

自分自身とバイクとの直接的な一体感がある。なぜなら、バイクは人の自己受容感覚、つまり人の動きと姿勢に同調していて、体の一部のように反応するからだ。バイクとライダーが不可分のひとつの存在になるところは、乗馬ととてもよく似ている。車はそのように人の一部にはなれない。

サンフランシスコにもどったのは六月末、バイク用レザースーツをマウント・ザイオン病院でのインターンの白衣に着替えるのに、ぎりぎり間に合った。

バイクでの長旅のあいだ、食事は急いでかきこむことが多かったので体重が減ったが、できるときはジムでトレーニングもしていたので、六月にニューヨークで新しいバイクを自慢したときには、体も体重九〇キロ未満の引き締まった体形になっていた。しかしサンフランシスコにもどってから、（ウェイトリフティング選手が言うところの）「バルクアップ」をして、ウェイトリフティングの記録に挑戦することにした。記録も手の届く範囲にあると思っていたのだ。マウント・ザイオン病院で体重を増やすのは、ことのほか簡単だった。なぜならここのコーヒーショップにはダブルチーズバーガーと巨大なミルクシェークがあって、レジデントとインターンは無料で食べられたからだ。毎晩ダブルチーズバーガー五個とミルクシェーク六杯を摂取し、ハードなトレーニングをすることで、私はどんどんバルクアップし、ミドルヘビー級（九〇キロ以下）からヘビー級（一一〇キロ以下）、そしてスーパーヘビー級（無差別）に上がった。両親にはほとんどなんでも話していたので、このことも話すと、彼らがちょっと心配したのは意外だった。なにしろ父はライト級どころではなく、体重が一一〇キロくらいあったのだ。[1]

一九五〇年代にロンドンで医学生だったとき、ウェイトリフティングを少しかじっていた。私の所属するユダヤ人のスポーツクラブ、マッカビは、ほかのスポーツクラブと対抗でパワーリフティング競技会を行ない、カール、ベンチプレス、スクワットの三種目を競いあった。

オリンピックのウェイトリフティング三種目、すなわちプレス、スナッチ、クリーン&ジャークは

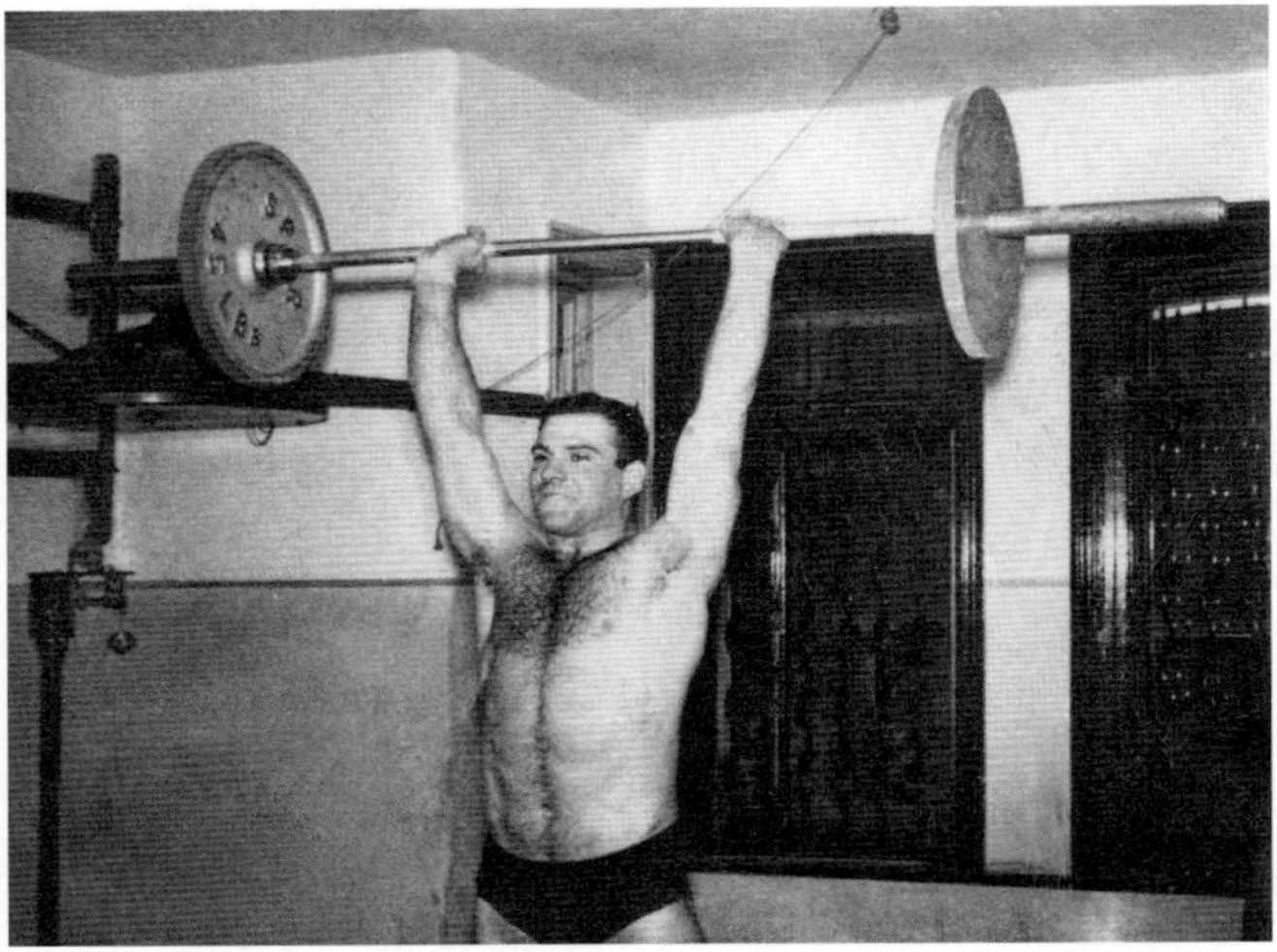

1956年、ロンドンのマッカビ・クラブでウェイトリフティングを始めたころ。

まったく別物で、私たちの小さなジムに世界一流の選手がいた。そのひとりベン・ヘルフゴットは、一九五六年のオリンピックでイギリスチームのキャプテンを務めている。彼は良き友になった（そして八〇代になったいまも、おそろしく強くて機敏だ）[2]。オリンピック競技のウェイトリフティングを私も試してみたが、とにかく不器用すぎた。とくにスナッチで周囲の人を危険にさらしたので、オリンピック競技はやめてパワーリフティングにもどれと、はっきり言われた。

マッカビのほかに、ロンドンのセントラルYMCAでもトレーニングをすることがあった。そこには、オリンピックのオーストラリア代表だったケン・マクドナルドが監督する、ウェイトリフティング練習所があった。ケン自身も、とくに下半身の力でかなりの重量を持ち上げた。彼の腿はものすごく太くて、スクワットは世界クラスだ。私は彼のスクワット能力に敬服し、自分もそのくらい腿を鍛え、スクワットとオーバーヘッドリフトに欠かせない背筋力をつけられたら、と思った。彼が好んだのはスティッフレッグド・デッドリフト。どんなリフトもそうだが、とくにこのリフトは腰を痛めやすい。負荷が本来かかるべき脚にかからず、すべて腰椎に集中するからだ。私はケンの指導のもとでかなりうまくなったため、一緒にエキシビションに出ないかと誘われた。二人で交互にデッドリフトをするのだ。ケンは三一七キロを達成した。私は二三八キロがやっとだったが、それでも拍手を送られて、新人にもかかわらずケンのデッドリフト新記録の相手ができたことに、つかの間の喜びと誇りを感じた。しかしその喜びはごく短命だった。というのも、数日後に腰に激しい痛みが出て、動くこともすることもできないほどだったのだ。椎骨が折れたのではないかと思った。レントゲン写真で悪いところは見つからず、二日後には痛みとけいれんが治まったが、それから四〇年間、背中の発作的な強い痛みに苦しむことになった（六五歳のとき、どういうわけかその痛みはなくなったが、ひょっとすると座骨神経痛に「取って代わった」のかもしれない）。

ケンのトレーニングスケジュールに対して敬意を抱いた私は、彼がバルクアップするために考案した、特別な飲料中心の食事にも影響されずにはいなかった。彼はトレーニングに来るとき、二リットルのボトルに、糖蜜とミルクを混ぜてさまざまなビタミンとイーストを加えた、濃厚でネバネバした飲料を詰めて持ってきていた。私も同じことをしようと決心したのだが、イーストは十分な時間がたつと糖を発酵させることを見落としていた。ジム用バッグから取り出した私のボトルは、不気味なほど膨れ上がっていた。明らかにイーストが混合物を発酵させている。ケンは（あとで教えてくれたのだが）ジムに来る直前にイーストを振りかけていたのだが、私は何時間も前に入れていたのだ。ボトルの中身に圧力がかかっていて、なんだか恐ろしい。自分が爆弾を持っていることに突然気づいたような気持だ。キャップをゆっくりゆっくり回せば、少しずつ減圧できると考えたが、キャップをほんの少しゆるめたとたん、ボトルは爆発した。二リットルのネバネバした（そして少しアルコール性を帯びた）黒い汚物がすべて、間欠泉のように空中に噴出し、そしてジム全体に散らばった。まず笑いが起こり、そのあとみんなが激怒し、私はジムに水以外のものを二度と持って来るなと厳しく注意された。

サンフランシスコのセントラルＹＭＣＡは、とくにウェイトリフティングの設備が充実していた。初めて行ったとき、一八〇キロのバーベルに目を奪われた。マッカビではそんなものをベンチプレスできる人はいなかったし、周囲を見回してもＹＭＣＡのなかに、そんなバーベルに手出しをしようという人は見当たらない。少なくともその時点ではいなかったが、しばらくして、背は低いが胸がものすごく広くて厚い、白いゴリラのような男性が、少しＯ《オー》脚で足を引きずりながらジムに入って来て、ベンチの上に横になり、ウォーミングアップとして、そのバーベルを一二回楽に上げ下げした。彼はさらにおもりを加えて、二三〇キロ近くまで増やした。私はポラロイドカメラを持っていたので、彼がセット間に休んでいるところの写真を撮った。話しかけてみると、とても陽気な男だった。名前はカール・ノーバーグ。スウェーデン人で、ずっと港湾労働者として働いていて、いま七〇歳だと教えてくれた。その驚異的な力は自然についたもので、体を鍛える運動といっても埠頭で箱や樽を持ち上げてきただけで、「ふつうの」人は地面から持ち上げることさえできないような箱や樽を、両肩にひとつずつ担ぐことも多かったという。

私はカールに刺激され、自分はもっと重いバーベルを持ち上げようと決心し、すでにかなりの得意種目であるスクワットに取り組むことにした。サンラファエルの小さなジムで、徹底的に、というより取りつかれたように、トレーニングをした。五日ごとに、五五五ポンド（約二五〇キロ）の五回リフティングを五セットやる。この五並びが私は気に入っていたが、ジムでは「サックスのファイブ」と面白がられた。私はこれがどれだけ並はずれているか自覚していなかったが、別の選手からスクワットのカリフォルニア記録を目指せとけしかけられた。自信はなかったが挑戦してみたところ、うれしいことに新記録を打ち立てることができた。二七〇キロのバーベルを肩にかついでのスクワットだ。これが私にとってパワーリフティング界へのデビューになった。この世界で記録を打ち立てるのは、学問の世界で科学論文を発表したり本を出版するのと変わらない「業績」なのである。

一九六二年の春までにマウント・ザイオンでのインターンシップは終わり、ＵＣＬＡ（カリフォルニア大学ロサンジェルス校）での卒後研修《レジデンシー》は七月一日に始まる予定だった（訳注：レジデンシーは三〜五年続くが、なかでもプライマリーケア（内科・外科・小児科・産婦人科など）部門で務めるレジデンシーの初年度をインターンシップと呼ぶ）。しかし、レジデンシーが始まる前にロンドンに行く時間が必要だった。両親に会うのは二年ぶりだったし、母が股関節を骨折したばかりで、手術直後に一緒にいられるのがとてもうれしかった。母は外傷にも、手術にも、そのあと数週間続く痛みとリハビリにも不屈の精神で対処し、

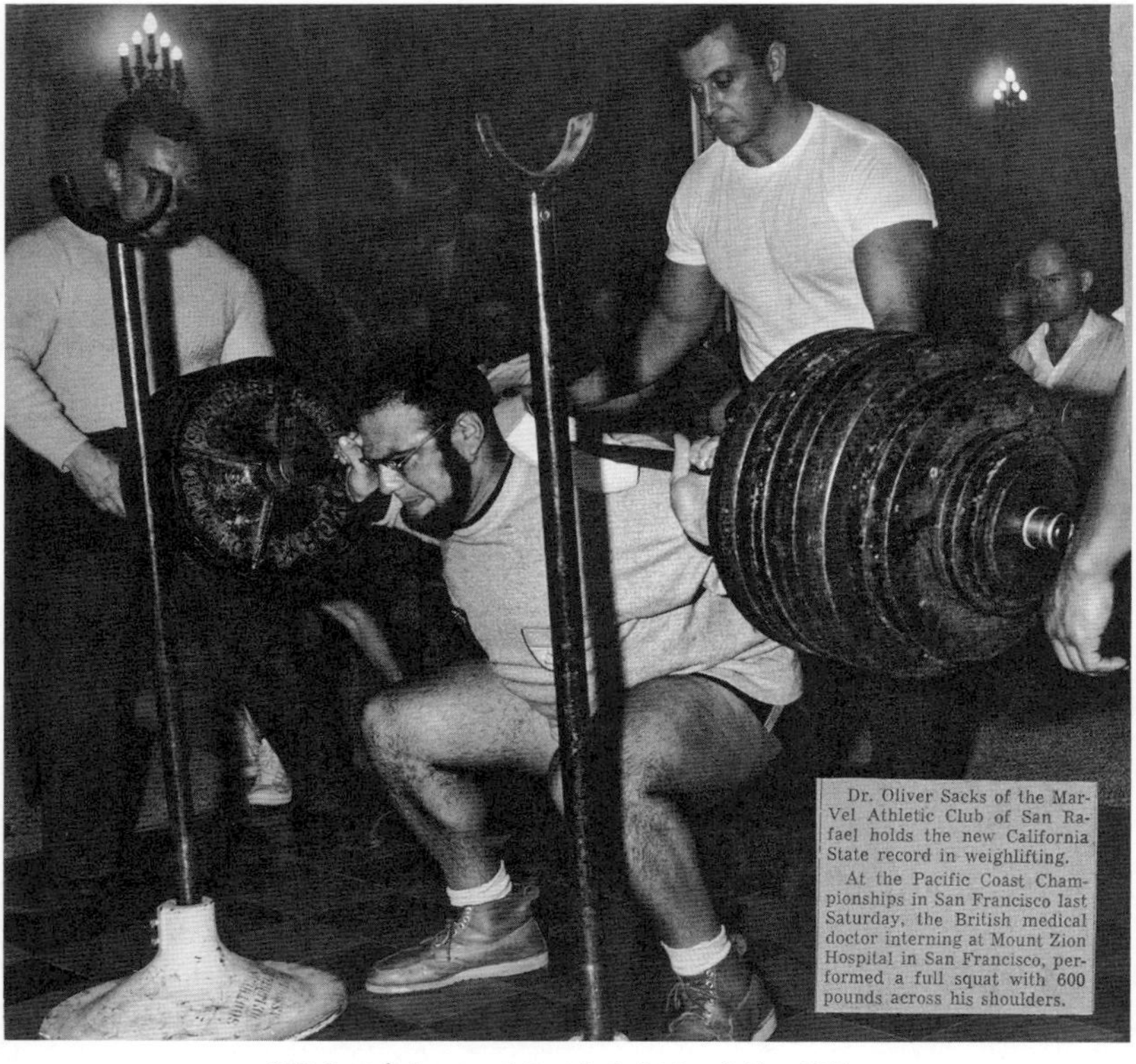
Dr. Oliver Sacks of the Mar-Vel Athletic Club of San Rafael holds the new California State record in weighlifting.
At the Pacific Coast Championships in San Francisco last Saturday, the British medical doctor interning at Mount Zion Hospital in San Francisco, performed a full squat with 600 pounds across his shoulders.

270キロをかついでのフルスクワットは、1961年に私が立てたカリフォルニア州の記録。

松葉づえが要らなくなったらすぐに、自分の患者の診察にもどると固く決意していた。

わが家のらせん階段にはすりきれたカーペットが敷いてあり、それを押さえる棒がところどころ緩んでいて、松葉づえをつく人にとって安全ではなかったので、必要に応じて私が彼女をおぶって上り下りし、彼女が自分で階段を使えるようになるまで、アメリカにもどるのを延期した。私がパワーリフティングをするのに反対していた母も、このときは私が力持ちなのを喜んだ。[3]

神経科で出会った病変の不思議

ＵＣＬＡでは、私たちレジデントには週に一回「ジャーナル・クラブ」があった。神経学の最新の論文を読んで、それについて話しあうのだ。グループは私をうるさいと感じることもあったと思う。一九世紀の先人の文献についても話しあい、自分たちの患者に見られるものと、彼らの観察や思考との関連を示すべきだと言っていたからだ。ほかの人はそんなのは時代遅れのやり方だと思っていた。時間が足りないのだから、そんな「昔の」問題を考えることよりやるべきことがある、というわけだ。この態度は、私たちが読む専門誌の論文の大部分に、それとなく表われていた。五年以上前のことにはほとんど言及がなくて、まるで神経学には歴史がないかのようである。

これには幻滅した。私は物語や歴史の観点から考える。化学に夢中だった少年時代、化学史や化学思想史、そして好きな化学者の人生に関する本をむさぼり読んだ。私にとって化学とは、歴史や人間的側面ももつものだったのだ。

興味が化学から生物学に移ったときも同様だった。当然のことながら、生物学でとくに情熱を注いだのはダーウィンで、『種の起源』〔渡辺政隆訳、光文社古典新訳文庫など〕や『人間の由来』〔邦訳は『人間の進化と性淘汰』長谷川眞理子訳、文一総合出版など〕、『ビーグル号航海記』〔荒俣宏訳、平凡社など〕はもちろん、彼の植物に関する本もすべて読み、合間に『サンゴ礁（*The Structure and Distribution of Coral Reefs*）』や『ミミズ』〔『ミミズと土』渡辺弘之訳、平凡社ライブラリー〕にも目を通した。いちばん好きだったのは彼の自叙伝だ。

エリック・コーンも同じように熱中して、最終的に動物学研究のキャリアをあきらめ、ダーウィンと一九世紀の科学を専門とする古書商人になった（ダーウィンとその時代に関するたぐいまれな知識を求める書店や学者から相談を受けるほどになり、スティーヴン・ジェイ・グールドとも親しかった。エリックは頼まれてダウン・ハウス〔ダーウィンの家〕内におけるダーウィン自身の書斎の再現も手がけたが、その仕事はほかの人にはできなかっただろう）。

私自身は本のコレクターではなく、本や論文を買うのは読むためであって、見せるためではなかった。そのためエリックは、破れたり傷ついたり、カバーやタイトルページがなくなった本を、私のために取っておいてくれた。コレクターは欲しがらないが、私に買える本なのだ。私の関心が神経学に移ったとき、ガウアーズの一八八八年の『神経系疾患の手引き（*A Manual of Diseases of the Nervous System*）』、シャルコーの『講義』〔『シャルコー神経学講義』加我牧子・鈴木文晴監訳、白揚社〕、ほかにもあまり知られていないが私にとっては価値ある刺激的な一九世紀のさまざまな文献を、調達してくれたのがエリックだった。そういう本の多くは、のちに私が書くことになる本の骨格になった。

ＵＣＬＡで初めて見た患者のひとりに、私は強く興味を引かれた。眠りに落ちるときのように、ミオクローヌス（訳注：筋肉の不随意のすばやい収縮）が突然起こることは珍しくないが、その若い女性の場合はもっとはるかに深刻なミオクローヌスで、一定の周波数の点滅光に反応して突然体が痙攣し、ときに本格的な発作を起こす。この問題は彼女の家族に五世代にわたって生じていた。私は同僚のクリス・ヘルマンとメアリー・ジェーン・アギュラーと共同で、彼女について（『ニューロロジー』誌に）初めての論文を書き、ミオクローヌス痙攣と、それを起こす可能性のあるさまざまな病気と状況に興味を抱き、それに関する小さい帳面をつくって「ミオクローヌス」とタイトルをつけた。

ミオクローヌスについての目覚ましい研究で知られる神経学者のチャールズ・ラットレルが一九六三年にＵＣＬＡに来たとき、私は彼に自分もそのテーマに興味があるのだと話し、私の帳面について意見を聞かせてもらえたらうれしいとお願いした。彼は快く承諾してくれて、私は彼に手書きの原本を渡した。コピーはなかった。一週間が過ぎ、また一週間、そしてまた一週間が過ぎ、六週間たってもう待てないと思い、ラットレル博士に手紙を書いた。そして彼が亡くなっていたことを知る。ショックだった。ラットレル夫人にお悔やみの手紙を書き、ご主人の研究に敬服していると述べたが、こんなときに自分の原稿を返してほしいと頼むのは不作法に思えた。私は頼まなかったし、帳面はもどってこなかった。まだどこかにあるのかどうかわからない。捨てられてしまっただろうが、もしかしたら、どこか忘れられた引き出しに静かに眠っているかもしれない。

一九六四年、ＵＣＬＡの神経科外来で、不可解な若者フランク・Ｃを診察した。頭と手足が絶え間

UCLA のレジデントとしての公式ポートレート（右）、1964 年、神経病理学研究所にて（下）。

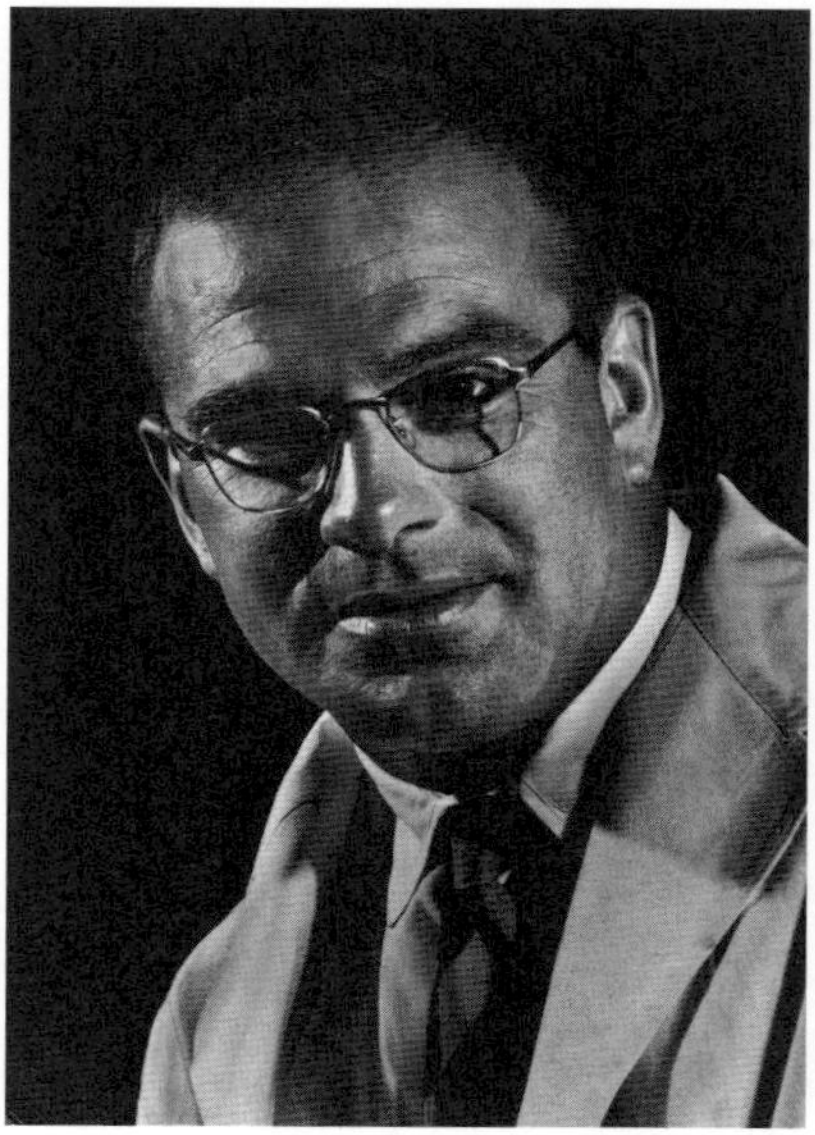

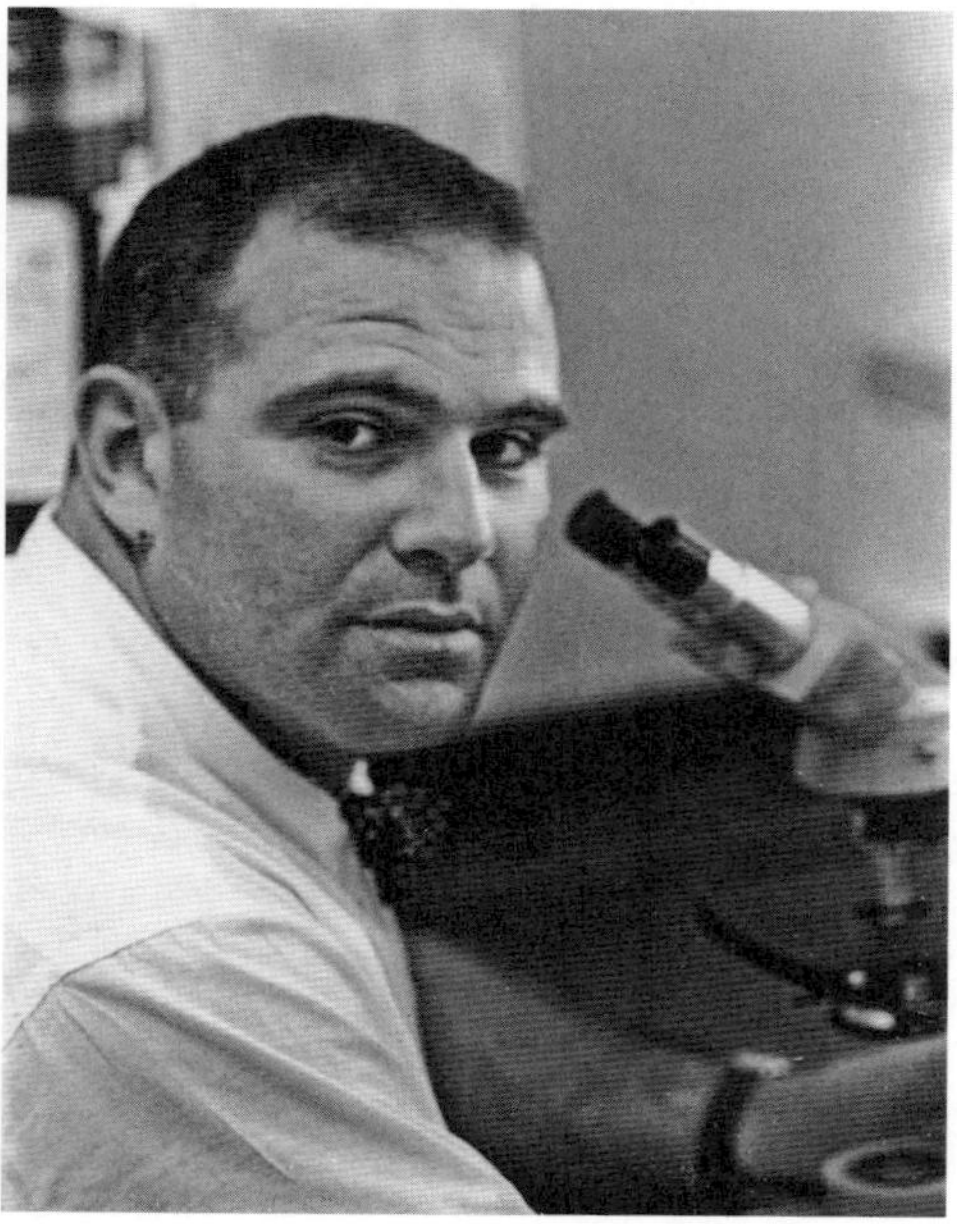

なく痙攣するように動く。一九歳のときに始まった症状で、年を追ってだんだん悪くなっている。ごく最近は、全身の大きな痙動《けいどう》で睡眠がさまたげられる。彼は精神安定剤を試したが、この痙動に効くものは何もないようで、落ち込んだフランクは深酒をするようになった。彼の話では、父親も二〇代前半でまったく同じ動きが起こるようになり、落ち込んでアルコール依存症になり、とうとう三七歳で自殺したという。フランク自身いま三七歳で、父親がどういう気持だったのか、よくわかると言った。自分も同じステップを踏むかもしれないと不安だ。

彼は半年前に来院していて、ハンチントン舞踏病、脳炎後遺症のパーキンソン症候群、ウィルソン病など、さまざまな診断が検討されたが、どれも確定できなかった。そのためフランクとその奇妙な病気は謎のままだった。私はふと彼の頭を見つめて、「このなかで何が起きているのだろう？ きみの脳を見られたらいいのに」と思った。

フランクが診療所を出てから三〇分後、看護師が駆け込んできて言った。「サックス先生、患者さんがたったいま、トラックにはねられて亡くなりました。即死です」。すぐに解剖が行なわれ、二時間後、私はフランクの脳を手にしていた。恐ろしかったし、うしろめたかった。彼の脳を見たいと願ったことが、この死亡事故を引き起こしたのだろうか？ さらに、こうも考えずにはいられなかった。彼はすべてを終わらせることにして、わざとトラックの前に飛び出したのだろうか？

彼の脳は正常な大きさで、全体として異常は見られなかったが、数日後、いくつかスライドを顕微鏡で見てびっくりした。運動を制御する部位である黒質《こくしつ》、淡蒼球《たんそうきゅう》、および視床下核だけに、神経軸索の著しい腫れとねじれ、白色に近い球状のかたまり、そして鉄分によるさび茶色の色素沈着が見えたのだ。

神経軸索に限定されたそんな巨大な腫れや、分離した軸索の破片など、見たことがなかった。ハンチントン病をはじめ、私が遭遇したことのあるどんな病気も、そういう症状は呈さない。しかし、そのような軸索の腫れの写真を見たことがあった。一九二二年に二人のドイツ人病理学者、ハラーフォルデンとシュパッツによって記述された、非常にまれな病気を例証する写真だ。その病気は若いときに運動の異常として始まるが、そのあと進行すると、さまざまな神経症状、認知症、そして最終的に死につながる。ハラーフォルデンとシュパッツは、この致命的疾患を五人の姉妹で認めた。剖検すると、彼女たちの脳には淡蒼球と黒質に茶色っぽい色素沈着、さらに軸索の腫れと分離した軸索の塊《かたまり》があった。

つまり、フランクはハラーフォルデン゠シュパッツ病をわずらっていて、彼の悲劇的な死によって、この疾患のごく初期段階の神経基盤を確認できたように思えた。

もし私が正しいなら、進行した症例に見られる二次的特徴の影響をいっさい受けていない、ハラーフォルデン゠シュパッツ病の初期の基本的変化を、これまで記述されたどんなものより確かに実証する症例を得たのだ。神経細胞体や軸索のミリエン鞘《しょう》はそのままにして、神経軸索だけをねらっているように見える病変の不思議に、私は好奇心をそそられた。

ちょうど一年前、コロンビア大学の神経病理学者、デイヴィッド・コーウェンとエドウィン・オルムステッドによる、幼児の原発性軸索機能障害について記述している論文を読んでいた。その疾患はわずか二歳で発症し、たいていは七歳までに命取りになる。しかし、ハラーフォルデン゠シュパッツ病では、軸索の異常が狭いが非常に重要な領域に限定されているのとは対照的に、小児神経軸索ジストロフィー（とコーウェンとオルムステッドが呼んだ疾患）では、軸索の腫れと破片が広く分布していた。

　軸索ジストロフィーの動物モデルはないだろうかと思っていたところ、偶然、私たちの大学の神経病理学科で、まさにそれに取り組んでいる二人の研究者を見つけた。[4] そのひとりのスターリング・カーペンターは、ビタミンＥ不足の餌を与えられているラットを研究していた。その哀れなラットは後肢と尾のコントロールを失う。その原因は、脊髄の知覚神経路と脳内の神経細胞の軸索損傷によって、後肢と尾からの感覚が遮断されることだ。軸索損傷の分布はハラーフォルデン＝シュパッツ病に見られるものとはまったくちがうが、関係する発症メカニズムをある程度明らかにするかもしれない。

　やはりＵＣＬＡの同僚のアンソニー・ヴェリティーは、実験動物に有毒な窒素化合物、イミノジプロピオニトリル（ＩＤＰＮ）を与えることによって引き起こされる急性神経症候群を研究していた。[5] これを与えられたマウスは激しく興奮し、ひっきりなしにぐるぐる回ったり、後ろ向きに走ったりして、不随意の痙攣するような動き、目の腫れ、および持続勃起症が見られた。さらに、軸索の大きな変化もあったが、それが生じたのは脳の覚醒系だった。

　そのような衝動的にひっきりなしに動くマウスに、「ワルツ《ワルツィング》を踊るマウス《マウス》」という用語が使われることがあるが、こんな優雅な言葉では、この症候群の重篤な深刻さはまったく伝わらない。神経病理学科のふだんの静けさが、ときおり、過剰に興奮したマウスが発する甲高い叫びとキーキー声で破られる。ＩＤＰＮという毒を与えられたマウスは、後肢を広げて引きずるビタミンＥ不足のラットとはまったくちがうし、人間のハラーフォルデン゠シュパッツ病や小児神経軸索ジストロフィーの症状ともまったくちがうが、すべてに共通する病理があるように思えた。すなわち、神経細胞の軸索に限定された深刻な損傷である。

これほどちがう人間と動物の症候群が、神経系の部位はちがうが同じ種類の軸索ジストロフィーから生じるようだという事実から、何かしらを理解することができたのだろうか？

孤独で危険なツーリング

ロサンジェルスに移ったあと、日曜の朝にバイク仲間とスティンソン・ビーチまで走ることはできなくなり、私は再び孤独なライダーにもどった。週末には独りでツーリングに出かける。金曜に職場を出るとすぐ愛馬——ときどきバイクが馬に思えた——にまたがり、グランドキャニオンに向けて出発する。八〇〇キロ離れているが、ルート６６で一直線だ。タンクの上に身を伏せて夜通し走る。バイクは三〇馬力しかなかったが、身を伏せると時速一六〇キロくらい出せるし、そういうふうに身をかがめると、何時間も全速力で走ることができる。ヘッドライト——あるいは時に満月——に照らされて、銀色に輝く道路が前輪の下に吸い込まれていき、奇妙な知覚の反転と錯覚を感じることがあった。地球の表面に一本の線を刻み込んでいる気がすることもあれば、自分は地面の上でまったく動かず、地球全体が私の下で静かに回転しているように感じることもある。止まるのはガソリンスタンドに寄るときだけ。そこでガソリンを満タンにし、足のストレッチをして、係員と二言三言かわす。最高速度で走れば、日の出に間に合う時刻にグランドキャニオンに着ける。

グランドキャニオンから少し離れた小さなモーテルに立ち寄って、仮眠をとることもあるが、たいていは屋外で寝袋にもぐって眠る。これには危険がともなうこともあり、その原因はクマやコヨーテや虫だけではない。ある夜、ロサンジェルスからサンフランシスコへの砂漠の道路、ルート33を走り、途中バイクを止めた。暗闇では美しい柔らかなコケが自然のベッドをつくっているように見えたので、その上で寝袋にくるまった。砂漠の澄んだ空気を吸いながらぐっすり眠ったが、朝になって、自分が真菌胞子の巨大な塊の上に寝ていたことがわかった。その胞子を一晩中吸い込んでいたにちがいない。コクシジオイデスというセントラルヴァレー原産の悪名高い真菌で、軽度の呼吸障害からいわゆるヴァレー熱までさまざまな症状を引き起こすおそれがあり、命にかかわる肺炎や髄膜炎につながることもある。私はこの真菌の皮膚テストで陽性が出たが、さいわい症状は出なかった。

週末はグランドキャニオンをハイキングして過ごしたものだが、赤と紫の色彩がすばらしいオーククリークキャニオンに行くこともあった。ときには、（観光客向けに飾り立てられる数年前の）ゴーストタウンのジェロームまで足を伸ばし、開拓時代の西部の伝説的偉人、ワイアット・アープの墓もいちど訪れた。

日曜の夜にロサンジェルスにもどり、若者ならではの回復力を発揮して、月曜朝の八時には週末に一六〇〇キロもバイクで走ったことなどおくびにも出さず、晴れやかに元気に神経科の回診に加わったものだ。

バイクやバイク乗りに対して反感を持つ人もいて、その数はヨーロッパよりアメリカのほうが多いかもしれない。その病的嫌悪、あるいは理不尽な憎しみから、手出しをしてくる人もいる。

　私が初めてそれを体験したのは、一九六三年、すばらしい春の気候を満喫し、考えごとをしながら、サンセット大通りをのんびり走っているときだった。後ろに車が一台来ているのがバックミラーに見えて、私はドライバーに追い抜いてくれと身ぶりで合図した。彼は加速したが、私の横に並ぶと突然こちらに向かってハンドルを切ったため、私はとっさにそれて衝突を避けた。それがわざとだという考えは浮かばず、ドライバーが酔っているか、運転が下手なのだと思った。車は私を追い抜いたあと、スピードを落とした。私もスピードを落とすと、こんどは彼が追い越すように合図する。私が追い越そうとすると、彼は道路の真ん中に向かってハンドルを切り、私はすんでのところで横からの接触をよけた。今回は彼の意図はまちがいようがない。

　私はケンカをしかけたことはない。先に攻撃されなければ、けっして誰かを攻撃することはない。しかしこの二度めの、殺意があるともとれる攻撃に激怒し、報復を決意した。彼の視野に入らないように、九〇メートルくらいの車間距離を保って後を追う。彼が信号でやむをえず止まったら、前に飛び出す準備をしておく。ウェストウッド大通りに出たとき、その機会が訪れた。静かに——私のバイクはほとんど音を立てない——ドライバーの側に忍び寄る。やつの横に並んだら、窓を割るか、車の塗料に傷をつけるつもりだった。ところが運転席側の窓が開いていて、それを見た私は開いた窓越しにこぶしを突きだし、彼の鼻をつかみ、思いきりひねってやった。彼は大声でわめき、私が手を放したとき、彼の顔は真っ赤になっていた。彼はあまりのショックに何もできず、私はそのまま発進した。やつが私の命に対してやろうとしたことを思えば、当然のことをやったまでさ、と思いながら。

そういう出来事がもう一度起こったのは、サンフランシスコに向かって、ほとんど人気《ひとけ》のない砂漠の道路、ルート33を走っていたときのことだ。その道路はガラガラで、車の往来がないところが気に入っていた。時速一一〇キロでブラブラ走っていると、（見たところ）一五〇キロ近く出している車がバックミラーに現われた。私を追い越すためのスペースは道路上にいくらでもあったのに、ドライバーは（ロサンジェルスのドライバーと同じように）私を道路からはじき出そうとした。その試みは成功し、私は緊急時と故障時のための未舗装の路肩に追いやられた。しかし奇跡的にバイクを倒すことなく、ものすごい土ぼこりを立てながら道路にもどった。私を攻撃したドライバーは一八〇メートルほど先にいる。真っ先に感じたのは恐怖より激怒で、私は荷台に積んでいた一脚をひっつかんだ（当時、風景写真に夢中だったので、旅のときはいつもカメラと三脚と一脚などをバイクにくくりつけていた）。それを頭上でブンブン振り回す。映画『博士の異常な愛情』の終盤のシーンで、爆弾にまたがる熱血漢、コング少佐さながらだ。私は正気でないように――そして危険人物に――見えたにちがいない。車は加速した。私も加速し、エンジンを全開にして、車を追い抜きにかかった。ドライバーは私を振り払おうと、突然スピードを落としたり、空っぽの道路の左を行ったり右を行ったり、不規則な走り方をしたが、それが失敗に終わると、いきなり脇道にそれて、小さなコーリンガの町に入った。これがまちがいだった。なぜなら彼は狭い道の迷路にはまり、私に後をぴったりつけられ、とうとう行き止まりに突き当たったのだ。（体重一二〇キロの）私はバイクから飛び降り、一脚を振り回しながら、追い込まれた車に突進した。車のなかには二組のティーンエージャーのカップルがいたが、おびえる四人の若さ、無力さ、恐怖心が見えたとき、私のこぶしはほどけ、一脚が手から転げ落ちた。
私は肩をすくめ、一脚を拾い、バイクまで歩いてもどり、彼らに行けと合図した。救いがたい愚かな争いで、私たちみんなが死ぬほど怖い思いをし、死を間近に感じたと思う。

カリフォルニアをバイクで放浪するときは、いつもニコンFとレンズ一式を持ち歩いた。とくに、花や樹皮、地衣類やコケのクローズアップができる接写レンズが好きだった。がっしりした三脚つきのリンホフの四×五ビューカメラも持っていた。それをすべて寝袋に包んで、衝撃や揺れからきちんと守った。

私は幼いころ、暗幕のある小さい化学実験室を暗室として使えたので、写真の現像とプリントの魅力を知ったのだが、それをUCLAで再認識することになった。神経病理学科には見事な設備のそろった暗室があって、現像トレーで大判のプリントを揺らしながら、画像が少しずつ現われるのを見るのはとても楽しい。とくに風景写真が好きで、週末のツーリングの行先は『アリゾナ・ハイウェイ』誌にヒントを得て決めることもあった。この雑誌に掲載されているアンセル・アダムスやエリオット・ポーターなどのすばらしい写真は、私のお手本になっていた。

マッスルビーチの友人たちと「ハイになる」

サンタモニカの南に位置する、ヴェニスのマッスルビーチ近くにアパートを借りた。マッスルビーチには、ウェイトリフティングでオリンピックに出場したデイヴ・アシュマンとデイヴ・シェパードなど、大物が大勢いた。元警官のデイヴ・アシュマンは慎み深く節度があって、健康マニアやステロイド飲用者、酒飲み、自慢屋ばかりの世界で、まさに例外的存在だった（当時、私は薬をいろいろ飲んでいたが、ステロイドは使ったことがなかった）。聞けばフロント・スクワットで彼に並ぶ者はいないという。フロント・スクワットは、バーベルを肩にかつぐのではなく胸の前で握るので、完璧なバランスと直立姿勢を保たなくてはならず、バック・スクワットよりはるかに難しくてやりにくいリフティングだ。ある日曜の午後、ヴェニスビーチに設置されているウェイトリフティングのプラットフォームに行くと、デイヴが新入りの私を見て、フロント・スクワットで勝負しようと挑戦してきた。挑戦を断わるわけにはいかない。弱虫や臆病者のレッテルを貼られてしまう。私は「いいとも！」と自信に満ちた声で力強く言うつもりだったが、出てきたのはか細いしゃがれ声だった。二二五キロまでは彼に対抗したが、彼が二二五から二五〇に増やした時点で、もう終わりだと思った。ところが自分でも驚いたことに、それまでフロント・スクワットをほとんどやったことがなかったのに、私は彼と張りあった。デイヴはそれが自分の限界だと言ったが、私は虚栄心から勢いで二六〇に上げた。そしてその重量を――ぎりぎり――やり遂げたが、目が飛びだしそうだったし、頭の中の血圧が心配だった。これで私はマッスルビーチに受け入れられ、ドクター・スクワットとあだ名をつけられた。

マッスルビーチにはほかにも強い男が大勢いた。マック・バチェラーは、みんなのたまり場になっているバーのオーナーで、私が見たこともないような大きく強い手の持ち主だ。彼は誰もが認めるアームレスリングの世界チャンピオンで、一ドル硬貨を手で曲げられると言われていたが、私は見たことがない。半分神のような存在で、マッスルビーチのほかの連中とは距離を置いている巨人が二人いた。チャック・アーレンスとスティーヴ・マージャニアンだ。チャックは一七〇キロのダンベルで片腕のサイドプレスができたし、スティーヴは新しいリフティングを考案していた。それがインクライン・ベンチプレスだ。どちらも体重が一四〇キロに近く、太い腕と厚い胸を見せびらかしている。二人は別れがたい仲間で、共有しているフォルクスワーゲン・ビートルに二人が乗ると、車内にすき間がないほどだった。

チャックは巨大だったが、さらに大きくなりたがっていて、ある日、私がUCLAで神経病理学の研究をしているとき、突然現れて戸口をふさいだ。人間の成長ホルモンについてずっと考えていたのだと言う。脳下垂体がどこにあるのか教えてくれないか？ 周りには脳のホルマリン漬けがたくさんあり、私はそのひとつをジャーから取り出し、脳の基底部にある豆粒大の下垂体をチャックに示した。「そうか、そこにあるのか」とチャックは言い、満足して帰っていった。しかし私は不安になった。彼は何を考えているんだ？ 彼に脳下垂体を見せてよかったのか？ 私は想像した。チャックが神経病理学の研究所を襲い、並んでいる脳に近づき、わずかなホルマリンなどものともせず、ブラックベリーを摘むかのように脳の下垂体を摘み取る。さらに恐ろしいことに、彼は奇妙な連続殺人を犯しはじめる。被害者の頭がぱっくり割られ、脳がひき裂かれ、下垂体がむさぼり食われるのだ。

それからハル・コノリーがいた。ハンマー投げのオリンピック選手で、よくマッスルビーチ・ジムで見かけた。ハルの片方の腕はほとんど麻痺していて、「ウェイターズ・チップ・ポジション」（訳注：ウェイターがチップをもらうときのような姿勢）で肩からだらりと垂れさがっている。私のなかの神経学者がすぐにそれをエルブ麻痺だと見わけた。分娩時にたまにあることだが、赤ん坊が横向きになっ

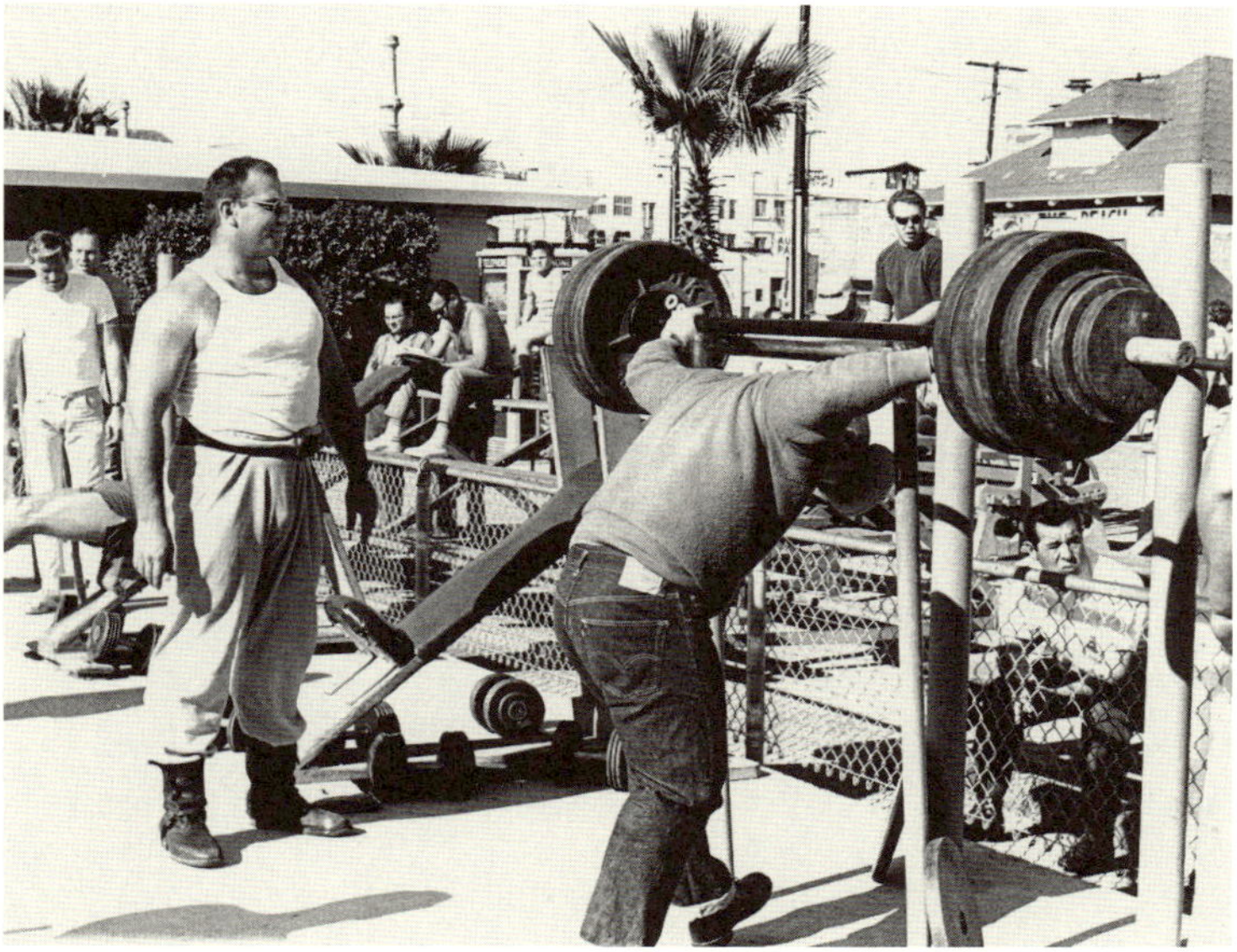

ヴェニスビーチのリフティングのプラットフォームで。左側に立っているのが私。

ていて腕をつかんで引き出さなくてはならない場合、腕神経叢《そう》が引っ張られることで生じる麻痺である。しかし彼の片方の腕は役に立たなかったとしても、もう片方はチャンピオンだ。彼のアスリートとしての技量は、意志と代償作用にはすばらしい力があることを教えていて、人は心を打たれる。ＵＣＬＡでときどき見かける、脳性麻痺で腕が使えず、代わりに足で書いたりチェスをしたりできるようになった患者のことが思い出された。

　私はマッスルビーチで、大勢の人物や彼らのたまり場をとらえようと、たくさん写真を撮った。それにはこのビーチに関する本の企画が連動していた。一九六〇年代初期のマッスルビーチという不可思議な世界の人、場所、光景、そして出来事を描くのだ。

そんな事物描写と文章による人物スケッチに写真を織り交ぜた本を、私に書くことができたかどうかわからない。UCLAを離れるとき、一九六二年から六五年までに撮ったすべての写真を、スケッチやメモとともに、大きなスーツケースに詰め込んだ。ところが、そのスーツケースはニューヨークに届かなかった。それがどうなったか知っている人はUCLAにはいないようだったし、ロサンジェルスでもニューヨークでも郵便局から回答はなかった。そういうわけで、三年間にビーチ近辺で撮った写真は、ほとんどすべてなくなってしまった。なんとか残ったのはわずか一〇枚あまり。あのスーツケースはまだどこかにあって、いつの日か出てくるかもしれないと思いたい。

ジム・ハミルトンはマッスルビーチに集まるウェイトリフティング仲間のひとりだったが、ほかの人とはかなりちがっていた。ふさふさの縮れた髪とふさふさの縮れたあごひげと口ひげに覆われ、鼻先と笑っているくぼんだ目以外、顔はほとんど見えない。広く厚い胸、フォルスタッフ（訳注：シェイクスピアの作品に登場する肥満体の騎士）のような大きい腹。マッスルビーチで指折りのベンチプレッサーだ。足を引きずって歩く。片方の脚がもう片方より短くて、全長にわたって手術痕がある。彼の話によると、バイク事故で複数箇所を複雑骨折し、一年以上入院していたという。そのとき彼は一八歳で、高校を卒業したばかりだった。とてもつらく、さびしく、痛いばかりの時期で、自分も人もみんな驚いたことに、数学の目覚ましい才能があることがわかっていなかったら、おそらく耐えられなかっただろう。その才能は本人が嫌いだった学校では発揮されたことがなかったが、入院中、彼が求めたのは数学とゲーム理論についての本だけだった。粉々になった脚を再建するために一二回近く手術を受け、どうしても体が動かなかった一年半は、刺激的なすばらしい精神活動の時期であり、そのあいだ彼は数学の世界を力強く自由に動き回ったのだ。

ジムは高校を卒業したとき、自分が何を「やる」かわかっていなかったが、数学の才能が発覚したおかげで、退院したときにはランド社にコンピューター・プログラマーとして就職した。マッスルビーチの友だちや飲み仲間で、ジムの数学的側面をわかっていた人はほとんどいなかった。

ジムは住所不定で、一九六〇年代の手紙に目を通すと、彼からの葉書はサンタモニカ、ヴァンナイズ、ヴェニス、ブレントウッド、ウェストウッド、ハリウッド、その他さまざまな場所のモーテルから出されている。運転免許証の住所がどこだったのか知らないが、子ども時代に住んでいたソルトレークシティの住所だったかもしれない。彼は著名なモルモン教一家の出身で、ソルトレークシティを設立したブリガム・ヤングの子孫だった。

ジムにとってモーテルを転々としたり、車で寝泊まりしたりするのはなんでもなかった。というのも、ほとんど服と本だけのわずかな持ち物をランド社に預けていて、そこで夜を過ごすこともあったのだ。ランド社のスーパーコンピューター用にさまざまなチェスのプログラムを考案し、コンピューターとチェスをすることでプログラム（と自分自身）を試した。彼はとくにＬＳＤでハイになったとき、このチェスを満喫した。ゲームが予測不能で刺激的になると感じたのだ。

ジムにマッスルビーチの友だちの輪があったとしたら、彼には数学者仲間の輪もあって、著名なハンガリー人数学者のポール・エルデシュと同じように、真夜中にそういう仲間をふらりと訪ね、二時間ほどブレーンストーミングをしたあと、ソファで夜を明かすこともあった。

私と出会う前、ジムは週末にときどき、ラスヴェガスでブラックジャックのテーブルを観察し、プレーヤーがゆっくりだが確実に勝てる戦略を考案した。ランド社から三カ月の休暇をもらって、ラスヴェガスのホテルの一室に身を落ち着け、起きている時間ずっとブラックジャックをやった。そして少しずつだが確実に勝ち、一〇万ドル以上を手にした。一九五〇年代後半には、これはかなりの大金だった。しかしこの時点で、彼のところに二人の大男がやって来た。彼の確実な勝ちは注目され、なんらかの「からくり」があるにちがいないと思われていて、もうそろそろ町を去るべきだと言われた。ジムは相手の言い分を理解し、その日のうちにヴェガスを去った。

ジムが当時乗っていた、かつては白かった大きくて汚いコンバーチブルは、空の牛乳パックなどのゴミで散らかっていた。彼は毎日運転しながら牛乳を四リットル以上飲み、空になったパックを後ろに放り投げていたのだ。彼と私はマッスルビーチ仲間のなかで互いを気に入っていた。私はジムに彼自身が情熱を注いでいるもの、つまり数理論理学、ゲーム理論、コンピューターゲームについて語らせるのが好きだったし、彼は私から私自身の興味と情熱の対象について聞きだした。私がトパンガキャニオンに小さな家を手に入れると、彼とガールフレンドのキャシーはよく訪ねてきた。

私は神経学者として、あらゆる脳の状態、心の状態に専門的な興味を抱いていて、薬物によって引き起こされる状態や変容する状態も例外ではなかった。一九六〇年代初期、向精神薬とそれが脳の神経伝達物質に与える影響について新たな知識が急速に蓄積されつつあり、私はそれを自分自身で体験したかった。そういう体験をすれば、患者が経験していることを理解できるかもしれないと考えたの

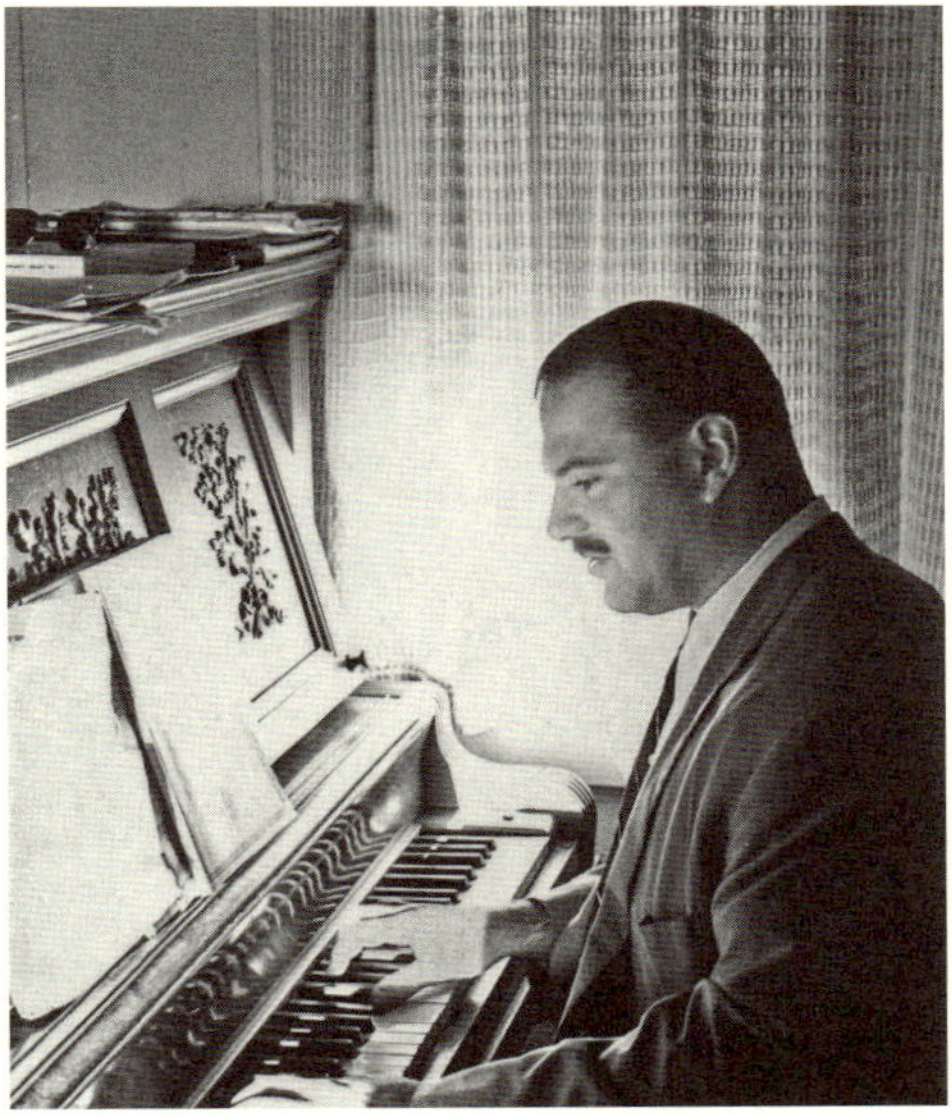

トパンガキャニオンの小さな家は小さかったが、ピアノを置くだけのスペースはあった。

だ。

マッスルビーチの友人のなかには、アーテンでハイになってみろと勧める者もいたが、私の知るかぎりアーテンは抗パーキンソン病薬だ。「とにかく二〇錠飲んでみろよ」と彼らは言う。「それならまだある程度コントロールできる。ぶっ飛ぶ経験だってことがわかるさ」。そこである日曜の朝にやってみたことを、私は『見てしまう人びと』（大田直子訳、早川書房）に次のように書いている。

私は二〇錠数え、一口の水で流し込み、すわって効果を待った。……口が渇き、瞳孔が開き、字が読みにくくなったが、それだけだった。精神的な影響は何もない――

——ひどくがっかりだ。自分が何を期待していたのかよくわからなかったが、何かを期待していたのだ。

キッチンでお茶をいれようとやかんを火にかけたとき、玄関のドアがノックされるのが聞こえた。友人のジムとキャシーだ。彼らはよく日曜の朝にうちに立ち寄る。「入ってくれ、ドアは開いているから」と声をかけ、二人が居間に腰を下ろすと、「卵はどうするのがいい？」と訊いた。ジムは目玉焼きの片面焼きがいいと言った。キャシーは半熟両面焼きが好みだ。私は彼らのハムエッグをジュージュー焼きながら、二人としゃべっていた。キッチンと居間のあいだは低いスウィングドアで仕切られていたので、互いの声はよく聞こえた。そして五分後、私は「できたぞ」と大声で言い、ハムエッグをトレーに載せて居間に入った——するとそこには誰もいなかった。ジムもキャシーも、二人がそこにいた形跡もない。ショックのあまりトレーを落としそうになったほどだ。

ジムとキャシーの声が、彼らの「存在」が、現実ではなく幻覚だとは一瞬たりとも思わなかった。いつものように親しげにふつうの会話をしていた。二人の声はいつもと同じで、私がスウィングドアを開けて居間が空っぽだと気づくまで、会話のすべてが、少なくとも彼らの側は、完全に私の脳がつくり出したものだという兆しなど、まったくなかったのだ。

私はショックを受けただけでなく、かなり恐怖も覚えた。ＬＳＤなどの薬物では、何が起こっているかわかっていた。世界がいつもとちがって見え、ちがって感じられた。特殊で極端な状況の経験がもつ特徴をすべて備えていた。しかしジムとキャシーとの「会話」に特別なところは何もなかった。まったくふつうで、幻覚としての特徴はいっさいない。私は統合失調症患者が「声」と会話することについて考えたが、統合失調症の声は一般にののしったり非難したりするもので、ハムエッグや天気について話したりはしない。「気をつけろ、オリヴァー！」と私は自分に言い聞かせた。「自分をコントロールしろ。こんなことが二度と起きないように」。物思いにふけりながら、私はゆっくりハムエッグを（ジムとキャシーの分も）食べてから、ビーチに行くことにした。そこで本物のジムとキャシーや友だちんなに会って、泳ぎと怠惰な午後を楽しもう。

ジムは南カリフォルニアでの私の生活の大きな部分を占めていて、週に二回か三回は会っていたので、ニューヨークに引っ越したとき、彼がいなくてとてもさびしかった。一九七〇年以降、彼の（戦争ゲームを含めた）コンピューターゲームに対する関心は、ＳＦの映画やアニメに使われるＣＧまで広がり、そのため彼はロサンジェルスを離れなかったのだ。

ジムが一九七二年にニューヨークにいる私を訪ねてくれたとき、彼は元気で幸せそうだった。カリフォルニアか南アメリカのどちらで暮らすかはっきりしていなかったが、とにかく将来を楽しみにしていた（彼は二年ほどパラグアイに滞在したことがあって、そこでの生活をおおいに楽しみ、大牧場を買っていた）。

彼はもう二年間酒を飲んでいないと言い、それがとくに私にはうれしかった。というのも、彼にはいきなり短時間で大量に酒を飲む危険な習慣があって、私が知るかぎり最後にそれをやったとき、膵炎になってしまったのだ。
　彼は家族と過ごすためにソルトレークシティに向かう途中だった。三日後、私はキャシーから電話をもらい、ジムが死んだと知らされた。また短時間で大量に酒を飲んで、再び膵炎を発症し、今回はそのあと膵臓が壊死し、腹膜炎を起こしたのだ。三五歳の若さだった。(6)

壊れかけた体――「おれたち、なんてばかだったんだろう」

　一九六三年のある日、私はヴェニスビーチにボディーサーフィンをしに出かけた。海はかなり荒れていて、ほかには誰もいなかったが、体力（と尊大さ）のピークにあった私は、うまくこなせる自信があった。少し振り回されたが、それも面白くて、そのあと頭のはるか上までそそり立つ巨大な波が来た。ところがその下にもぐり込もうとしたとき、あおむけにひっくり返され、なすすべなく何度も回転するはめになった。どれくらい遠くまで波に運ばれたのかわからなかったが、気づくと目の前に岸が迫っている。太平洋岸では、そうやって岸にぶつかるのが首の骨を折るいちばんの原因なのだ。私はぎりぎりのところで右腕を突き出した。衝撃で腕が引きちぎられそうになり、肩を脱臼したが、それで首は救われた。だが片腕がきかなくなったので、打ち寄せる波からすばやく這いだすことができない。最初の大波のすぐあとに迫っている、次の巨大な砕け散る波から逃げられそうにない。しかし危機一髪で力強い腕が私をつかまえ、安全な場所に引っ張り出してくれた。助けてくれたのはチェット・ヨートン、とても強い若いボディビルダーだ。無事にビーチに上がったが、上腕骨頭《こっとう》がおかしな場所に突き出していて激しい痛みに苦しんでいると、チェットとウェイトリフティング仲間が私をつかまえ、二人が腰を押さえ、二人が腕を引っ張って、はずれた肩を元どおりにした。チェットはその後、ミスター・ユニバース・コンテストで優勝し、七〇歳になったいまでもすばらしい筋肉をしている。一九六三年に彼が波間から引っ張り出してくれなかったら、私はいまここにいなかっただろう。(7)関節がもとにもどった瞬間、肩の痛みは消えて、腕や胸の痛みに気づいた。バイクにまたがってUCLAの緊急救命室まで走り、そこで片方の腕と肋骨が何本か折れていることがわかった。

週末はUCLAで当直することもあれば、わずかな収入を補うためにビヴァリーヒルズのドクターズホスピタルでアルバイトをすることもあった。あるときそこで、ちょっとした手術のために入院していた女優のメイ・ウエストに会った（私は相貌失認症なので彼女の顔はわからなかったが、まちがいようのないあの声でわかった）。私たちはたくさんおしゃべりをした。彼女にさよならのあいさつをしに行ったとき、マリブにある彼女の豪邸に招待された。彼女はマッチョな若者をそばに置くのが好きだったのだ。彼女の招待に応じなかったことを、いまでも後悔している。

いちど私の筋力が神経科病棟で役に立ったことがある。運悪くコクシジオイデス性髄膜炎と水頭症を併発した患者の、視野を検査していたときだ。突然、彼が白目をむき、へなへなと倒れはじめた。彼は「コーニング」を起こしていたのだ。言葉は軽いが、頭に過剰な圧力がかかって、小脳扁桃と脳幹が頭蓋基底部の大後頭孔から押し出される、恐ろしい現象である。コーニングは数秒で命取りになるおそれがあり、私は反射的に患者をつかんで、全身を逆さまにして支えた。すると彼の小脳扁桃と脳幹が頭蓋骨内にもどり、まさに死に瀕した彼を救ったのだと実感した。

同じ病棟の別の患者は、視神経脊髄炎、またの名をデビック病という珍しい病気にかかり、失明して体が麻痺し、死が迫っていた。彼女は私がバイクを持っていて、トパンガキャニオンに住んでいると聞いて、特別な最後の願いを口にした。私のバイクに乗って、曲がりくねるトパンガキャニオン・ロードを走り回りたいというのだ。私は日曜日、ウェイトリフティング仲間を三人連れて病院に来て、みんなで彼女を連れ出し、バイクの後部座席に乗せて、ロープでしっかり私の体に結びつけた。私はゆっくり発進し、彼女が望んだトパンガを走った。もどったときにはこっぴどく怒られ、その場で解雇されると覚悟した。しかし同僚——と患者本人——が私をかばってくれたおかげで、厳重注意を受けたがクビにはならなかった。私はだいたいにおいて神経科のお荷物だったが、論文を発表したことのある唯一のレジデントとして看板医師でもあり、そのおかげで首の皮がつながったことも何度かあったと思う。

なぜ、あんなにひたむきにウェイトリフティングに打ち込んだのだろうと、考えることがある。その動機はありがちなことだったと思う。私はボディービルの広告に出てくるやせっぽちの弱虫ではなかったが、内気で、自信がなくて、臆病で、従順だった。ウェイトリフティングで腕っぷしは強く——とても強く——なったが、性格にはなんの影響もなく、そちらはまったく変わらなかった。そしてなんでもやりすぎるとそうなるが、ウェイトリフティングも代償をともなった。スクワットで大腿四頭筋が自然の限界をはるかに超えるほど酷使され、そのためにけがをしやすくなったのだ。一九七四年と八四年に四頭筋腱を断裂させたのは、むきになってスクワットをしたことと無関係でないのは確かだった。一九八四年に入院し、足に長いギプスをして落ち込んでいるとき、マッスルビーチ時代の友人のデイヴ・シェパード、百人力《マイティー》のデイヴが見舞いに来てくれた。彼は痛そうに足を引きずりながらゆっくり病室に入ってきた。両方の股関節が非常に重い関節炎になっていて、人工股関節全置換術を待っているという。私たちはウェイトリフティングで壊れかけた互いの体を見あった。

「おれたち、なんてばかだったんだろう」とデイヴが言った。私はうなずいて同意した。

蜜月と宿命

サンフランシスコのセントラルＹＭＣＡでトレーニングをしている彼に、私は一目ぼれした。一九六一年初めのこと。彼の名前が気に入った。メルはギリシャ語で「蜂蜜」とか「甘い」を意味する。名前を教えられてすぐ、次から次へとメルに関する言葉が頭をよぎった――「蜜をつくる《メリファイ》」、「蜜を出す《メリフエラス》」、「甘美な響き《メリフユラス》」、「吸蜜性《メリヴオラス》」……

「メル、いい名前だ」と私は言った。「おれはオリヴァー」

彼はがっちりしたアスリート体型で、肩と腿がたくましく、肌は完璧なほど滑らかな乳白色だ。まだ一九歳だという。海軍に所属していて――彼の乗っている艦船ノートンサウンドはサンフランシスコに配備されていて――できるときにＹＭＣＡでトレーニングをしている。私も当時、スクワットの新記録を打ち立てられたらいいと思って、懸命にトレーニングをしていたので、二人のトレーニングの時間が重なることもあった。

トレーニングとシャワーのあと、よく私はバイクでメルを船に送った。彼は柔らかい茶色のシカ皮

——本人いわく、故郷のミネソタで撃ったシカ——のジャケットを着て、私はバイクに常備している予備のヘルメットを渡した。私たちはウマが合うと思ったし、彼が後ろに乗って私の腰にしっかりつかまったとき、かすかな興奮を感じた。バイクに乗るのは初めてだ、と彼は言った。

私たちは一年間、親交を深めた。マウント・ザイオン病院でインターンをしていた年だ。週末には一緒にバイクに乗り、キャンプをしたり、池や湖で泳いだり、レスリングをすることもあった。私はそこにエロチックなスリルを感じ、たぶんメルもそうだったと思う。二人の体が緊迫して向き合うエロチックさ。ただし、あからさまな性的要素はなかったし、見ている人は二人の若者がレスリングをしているとしか思わなかっただろう。二人ともいくつにも割れた腹筋が自慢で、一度に一〇〇回以上も腹筋運動をしたものだ。メルは私の上にまたがり、私が起き上がるたびにふざけて私の腹をパンチし、私も同じことを彼にやった。

私はこれに性的興奮を覚え、彼もそうだったと思う。メルはしょっちゅう「レスリングをしよう」とか「腹筋をやろうよ」と言っていた。性的な目的の行為ではなかったが。腹筋を鍛えたりレスリングをしたりしながら、同時に快感を得たのだ。ことがそれ以上進まないかぎりは、問題なかった。

私にはメルのもろさが感じ取れた。彼は完全には自覚していなかったが、ほかの男性との性的接触への不安を胸に秘めていて、それでも私への特別な感情もあって、あえて言えば、その感情が不安に勝っていたのかもしれない。私はゆっくり進むべきだとわかっていた。

いまを楽しみ、将来についてほとんど考えない、のんびりした、ある意味で純潔な蜜月は一年続いたが、一九六二年の夏が近づくにつれ、私たちは先の見通しを立てる必要に迫られた。

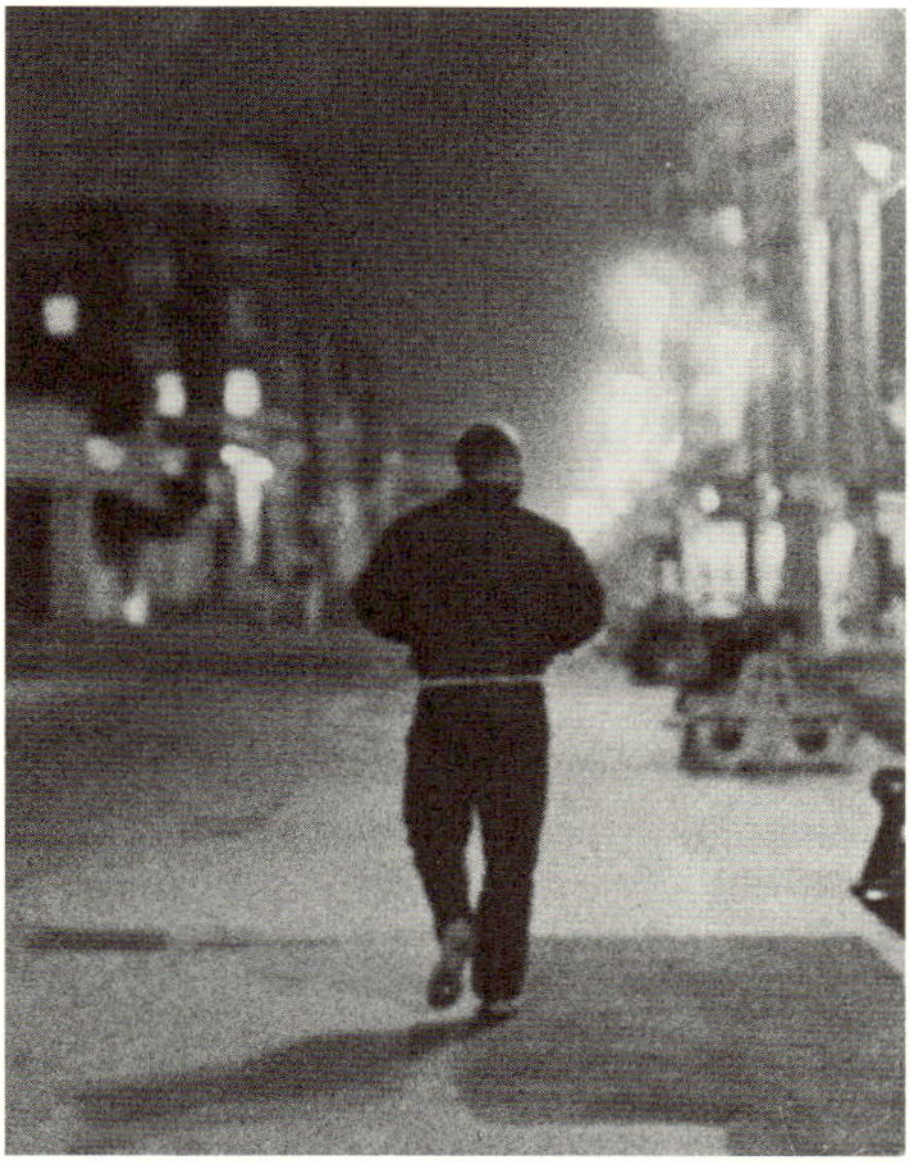

1963年ごろに私が撮った写真。トパンガキャニオンの小さな商店（次ページ）。ヴェニスビーチ付近を歩くメル（左）。サンタモニカのビリヤード場（下）。

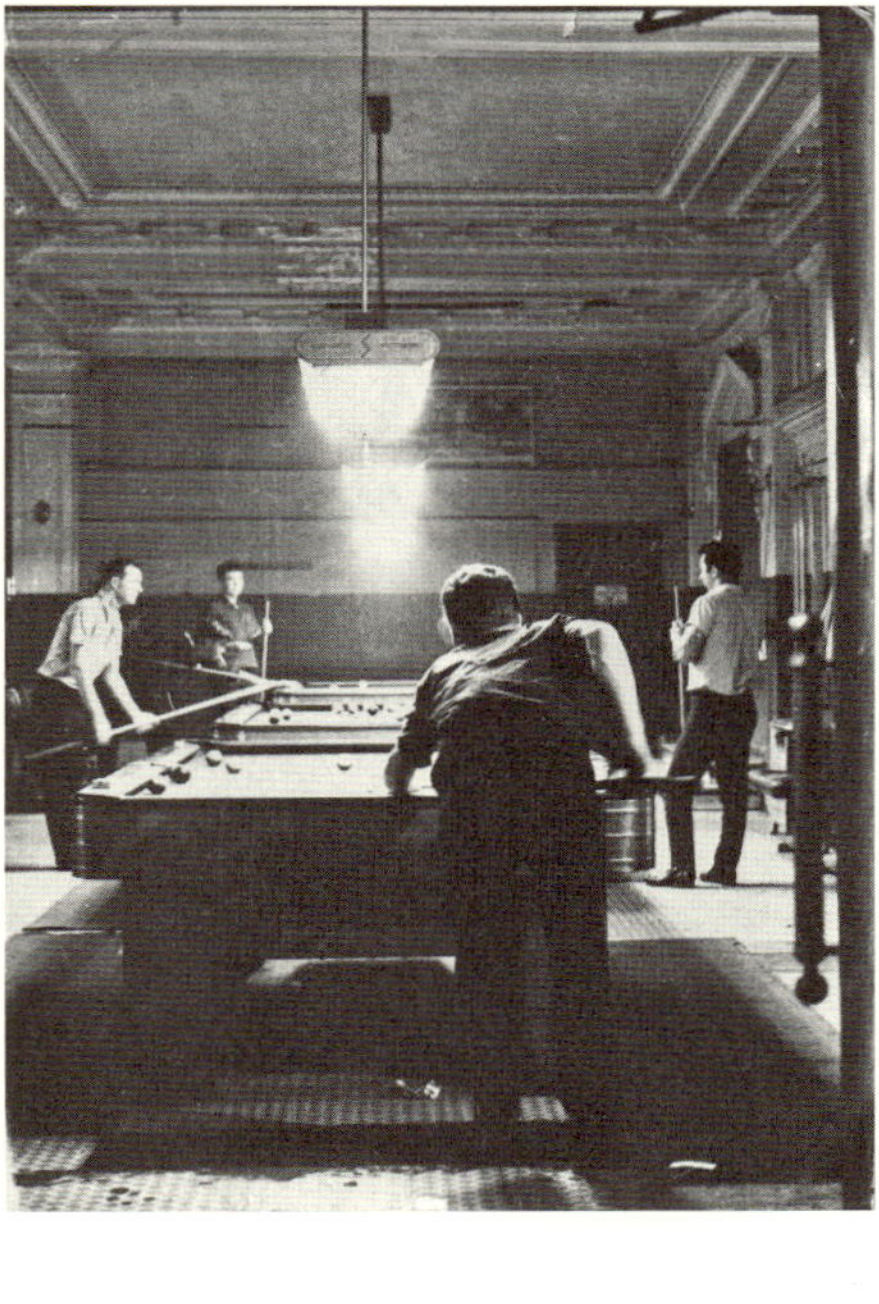

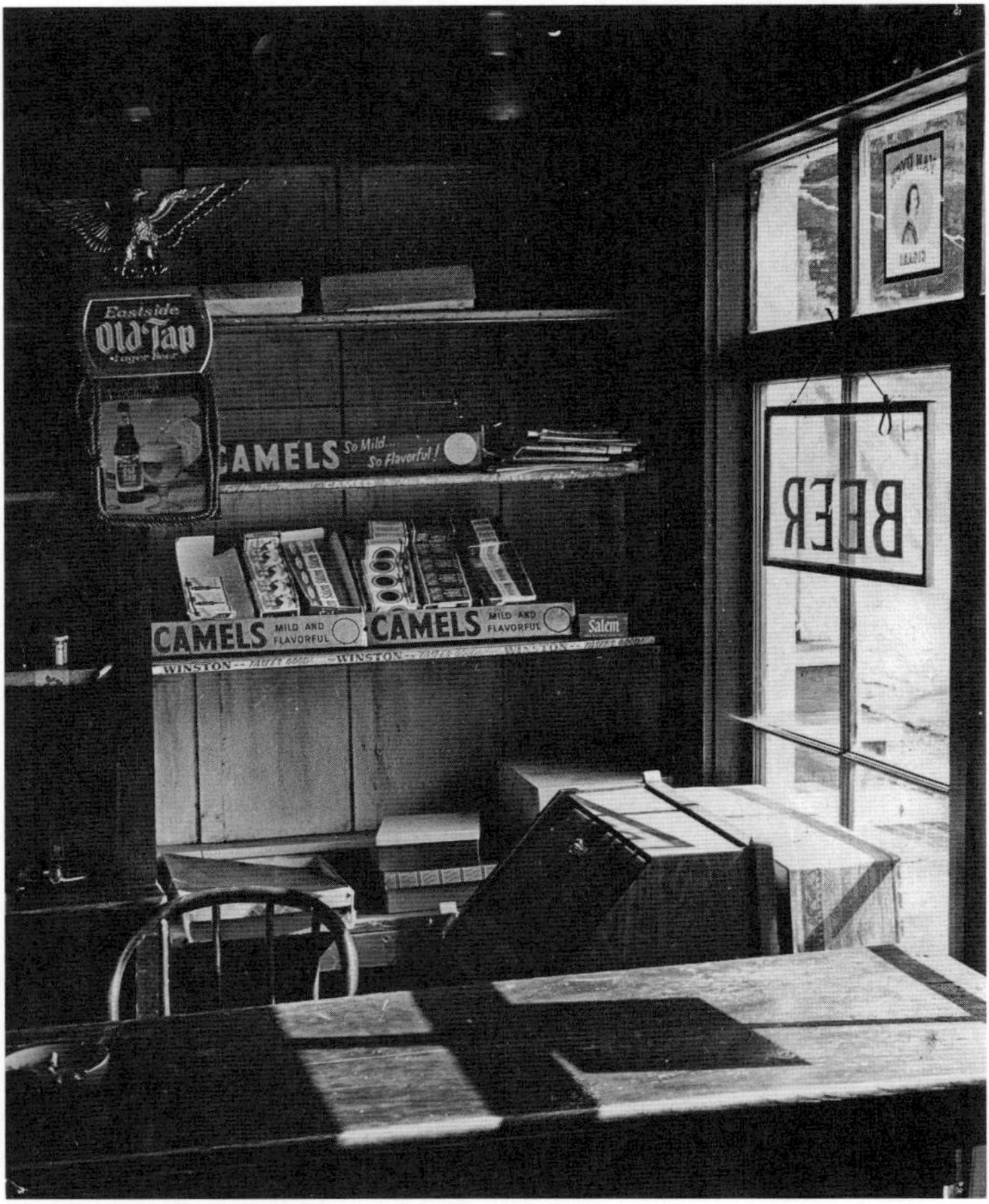
Eastside
Old Tap
CAMELS So Mild... So Flavorful!
CAMELS MILD AND FLAVORFUL
CAMELS MILD AND FLAVORFUL
Salem
WINSTON
WINSTON

メルの海軍での兵役は終わろうとしていて、高校からそのまま海軍に入っていた彼は、大学進学を希望していた。私はUCLAでのレジデンシーのためにロサンジェルスに移ることになっていたので、カリフォルニア州ヴェニスで一緒にアパートを借りることにした。ヴェニスビーチとマッスルビーチのジムに近く、そこでトレーニングができる。私はメルがサンタモニカカレッジへの出願書類を準備するのを手伝い、私のマシンとおそろいの中古のBMWを買ってやった。彼は私から贈り物やお金を受け取るのを良しとせず、アパートから歩いて行けるカーペット工場に自分で職を見つけた。

アパートは小さく、簡易キッチンつきのワンルームだった。メルと私それぞれのベッドを置き、残りのスペースは本と増え続ける日記と、私が何年も書いている論文で埋め尽くされた。メルの持ち物はわずかだ。

朝は楽しかった。コーヒーや朝食をともに味わい、それぞれの仕事に向かう――メルはカーペット工場、私はUCLA。仕事を終えると、二人でマッスルビーチ・ジムに行き、そのあとマッチョな男たちがたむろするシッド・カフェに繰り出す。週に一度映画に行き、週に二回はメルが独りでバイクを走らせた。

晩は試練とも言えた。私はどうしても気が散って、メルの肉体の存在、とくに大好きな男っぽい動物的なにおいを、異常なくらい意識してしまう。メルはマッサージされるのが好きで、裸でベッドにうつぶせになり、背中をマッサージしてくれと私に言う。私はトレーニング用ショーツをはいて彼にまたがり、背中にオイル――バイク用のレザー製品をしなやかに保つのに使っていた牛脚油《ぎゅうきゃくゆ》――をたらし、引き締まった力強い背筋をゆっくりマッサージする。彼はそうされるのが好きで、リラックスして私の手に身をまかせたし、私もそうするのが好きだった。実際、私はオーガズム寸前まで行っていた。寸前なら、かろうじて問題はない。何も特別なことは起きていないふりができる。しかしあるとき、私は自分を抑えることができず、彼の背中に射精してしまった。そうなったとき、彼が突然身をこわばらせるのがわかった。彼は一言も言わずに起き上がってシャワーを浴びた。

彼はその晩ずっと私と口をきかなかった。私が一線を越えてしまったことは明らかだ（唐突に母の言葉を思い出し、メルの綴り「ＭＥＬ」は母の名前――ミュリエル・エルシー・ランドー――のイニシャルだと思った）。

翌朝、メルはそっけなく言った。「僕はここを出て、住むところを探さなくちゃならない」。私は何も言わなかったが、涙が出そうだった。彼が言うには、数週間前、晩にバイクで走っているとき、若い女性――ティーンエージャーの子どもが二人いるので、実際にはそれほど若くなかった――と出会って、彼女の家に泊まらないかと誘われたという。友情のためにその誘いを保留にしていたが、私とはもう一緒にいられないと思う、と言った。それでも、これからも「いい友だち」でいたい、と。

私はその女性に会ったことはなかったが、彼女にメルを取られたと思った。私は一〇年前のリチャードのことを思い、「ノーマル」の男性に恋してしまうのは自分の宿命なのだろうかと考えた。

メルが出て行ったとき、ものすごくさびしく、拒絶されたという思いが強かった。これを転機に、一種の補償作用として薬物に頼るようになる。トパンガキャニオンに小さな家を借りたが、未舗装の道を上りきったところにぽつんと立っている家で、私は二度と誰とも一緒に住まないと心に決めた。(8)

実際、メルと私はそれから一五年間連絡を取りあっていた。ただし、つねに水面下にはやっかいな感情が流れていた。メルにとってはなおさらだったかもしれない。彼は自分の性的指向に不安があって、私との肉体の触れ合いを望んでいたからだ。一方の私は、セックスに関するかぎり、彼についての幻想や望みは捨てていた。

最後に会ったときの様子も、とても一面的には説明できない。一九七八年に私はサンフランシスコを訪れる予定で、メルがオレゴンから来ることになっていた。彼はいつになく妙に気を張りつめさせていて、一緒に浴場に行こうと主張した。私は浴場に行ったことはなかった。サンフランシスコのゲイの浴場は私の趣味ではなかったのだ。服をぬいだとき、かつて乳白色でなめらかだったメルの肌が、茶色っぽい「カフェオレ」のような斑点で覆われているのが見えた。「そう、神経線維腫症なんだ」と彼は言った。そして「兄もかかっている。あなたには見てほしいと思った」と言い足した。私はメルを抱きしめて泣いた。リンパ肉腫を私に見せたリチャード・セリグのことが思い出される。私が愛する男性はおそろしい病気にかかる宿命なのだろうか？　私たちは浴場を出て、さよならを言い、かなり堅苦しく握手をした。それから二度と、互いに会うことも手紙を書くこともしていない。

二人の「蜜月」期間には、彼と一緒に暮らして、幸せに年をとることも夢見ていた。当時はまだ二八歳だった。いま八〇歳になり、自叙伝めいたものをこしらえようとしている。ふと、あの昔の叙情的でうぶだった時代のメルについて思い、私たち二人について思い、彼はどうしただろう、まだ生きているだろうかと考える（神経線維腫症、またの名をレックリングハウゼン病は、予測不能のしろものだ）。彼は私がいま書いたものを読んだら、情熱的で、若くて、ひどく混乱していた自分たちについて、昔よりやさしく思いやるだろうか。

バーチャルなトリップに溺れる

リチャード・セリグのさりげない離別（「僕はそうではないけれど、でも、きみの愛がうれしいし、僕も僕なりにきみを愛している」）は、拒絶されたとも傷ついたとも思わずに受け入れたが、メルの嫌悪にも近い拒絶は私の心に深手を負わせ、私は現実に恋愛をする望みをすべて奪われ（と感じられた）、引きこもり、落ち込んで、とにかく薬物による幻想と快感に満足を見つけようとした。

サンフランシスコでの二年間は一種の無害な週末二重生活であり、インターンの白衣をレザースーツに着替えてバイクで出かけていたが、今度はもっと暗くて危険な二重生活に追い込まれた。月曜から金曜まではＵＣＬＡで患者に没頭するが、週末にはバイクで出かけるのではなく、バーチャルな旅に没頭した――大麻、アサガオの種、またはＬＳＤによる薬物トリップだ。それは秘密の旅であり、誰も連れはいなかったし、誰にも話さなかった。

ある日、友だちに「特別な」マリファナタバコを勧められた。彼は何が特別かは言わなかった。私は不安に思いながらひと口吸い、またもうひと口吸い、そしてむさぼるように残りを吸った。マリファナだけでは起こらないようなことが起こった――官能的で、とても強いオーガズムに近い感覚だ。何が入っていたのか尋ねると、アンフェタミンを加えたものだと教えられた。

中毒への傾向がどれだけ「生まれつき」なのか、あるいはどれだけ環境や精神状態に左右されるのか、私にはわからない。わかっているのは、その夜からアンフェタミンに浸したマリファナタバコにはまり、それから四年間、はまり続けることになったことだ。アンフェタミンのとりこになると、睡眠は不可能で、食事はなおざりになり、脳の快楽中枢の刺激を何よりも優先する。

アンフェタミンに浸したマリファナから、あっという間に経口または経静脈のメタアンフェタミンに進んだ。アンフェタミン中毒と葛藤しているとき、ジェームズ・オールズのラットを使った実験について読んだ。ラットの脳の報酬中枢（側坐核《そくざかく》その他の深い皮質下の構造）に電極を埋め込み、レバーを押すことでラットがその中枢を自分で刺激できるようにした。するとラットは休みなくレバーを押し、最終的に疲れ果てて死んだ。アンフェタミンを使い始めた私も、オールズのラットのように、自分ではどうしようもなく駆り立てられた。どんどん使用量が多くなり、心拍と血圧が致命的なレベルまで上がる。この状態は貪欲で、足るを知ることがない。アンフェタミンのエクスタシーはうわべだけだが、それで十分だ。ほかに何もなくても、誰もいなくても、「完璧に」心地よく楽しい。完璧にむなしいが、基本的に完璧だ。ほかの動機、目標、興味、欲望はすべて、そのエクスタシーの空虚のなかに消えていく。

それが自分の体や脳にどう作用しているか、ほとんど考えなかった。マッスルビーチやヴェニスビーチで、アンフェタミンの過剰摂取で死んだ人を大勢知っていた。私自身が心臓発作や脳卒中を起こさなかったのはとても幸運だったのだ。十分な知識を持ちあわせながら、自分が死と戯れていることを自覚していなかった。

月曜の朝には、意気消沈して過眠症患者のような状態で仕事にもどったが、私が週末星々の間を漂っていたことや、電極を埋められたラットと化していたことに、気づく人は誰もいなかったと思う。

週末は何をしていたのかと訊かれると、「出かけて」いたと答えていた。どこまで、どういう意味で「出かけて」いたのか、誰にも想像がつかなかっただろう。

そのころまでに、私は二本の論文を神経学の専門誌に発表していたが、さらに望むことがあった。来たるアメリカ神経学会（ＡＡＮ）年次総会での展示だ。

神経科の優秀な写真家で、私と同じく海洋生物学と無脊椎動物に興味を抱いていた友人のトム・ドーランのおかげで、私の関心は西部の風景写真から、神経病理学の体内風景の写真に移った。ハラーフォルデン＝シュパッツ病、ラットのビタミンＥ不足、マウスのＩＤＰＮ中毒に見られる、巨大に膨らんだ軸索の顕微鏡像をできるだけうまくとらえた写真を撮ろうと、私たちは精力的に取り組んだ。そしてそれを大判のコダクロームのスライドにして、写真に合わせたキャプションとともにスライドを内部から照らす、特殊な照明つきの映写キャビネットをつくった。数カ月かけてすべてをまとめ上げて準備し、一九六五年の春、クリーヴランドで行なわれた神経学会の総会で組み立てた。私たちの展示は望んだとおりヒットし、ふだんは内気で無口な私が、気づけば人々を展示に引き込んで、三種類の軸索ジストロフィーの並外れて美しく興味深い点について、長々とまくし立てていた。三つは臨床的にも局所解剖学的にもまったく異なるが、個々の軸索と細胞のレベルでは非常に似ている。

この展示は私にとって、アメリカの神経学界に「私はここにいます、私に何ができるか見てください」と自己紹介する手段だった。数年前、スクワットのカリフォルニア記録が、マッスルビーチのウエイトリフティング界への自己紹介だったのと同じだ。

一九六五年六月にレジデンシーが終わったら、解雇されるのではないかと不安だった。しかし軸索ジストロフィーの展示のおかげで全米から仕事の誘いがあり、なかでもニューヨークからの二件の誘いがとくに重要だった。ひとつはコロンビア大学のコーウェンとオルムステッドから、もうひとつはアルベルト・アインシュタイン医科大学の著名な神経病理学者のロバート・テリーからである。テリーが一九六四年にUCLAに来て、アルツハイマー病に関する最新の電子顕微鏡による発見をプレゼンしたとき、私は彼の先駆的研究に心を奪われた。当時の私は、ハラーフォルデン＝シュパッツ病のような若いときに発症するものであれ、アルツハイマー病のような高齢者に発症するものであれ、神経系の退行性疾患にとくに関心があった。

UCLAにとどまって、トパンガキャニオンの小さい家でそのまま暮らすこともできたが、私は次に進んで、とくにニューヨークに行く必要があると感じていた。カリフォルニアを楽しみすぎていて、深みにはまりつつある薬物中毒は言うまでもなく、気楽で自堕落な生活の中毒になりつつある。厳しい現実的な場所、仕事に没頭して、ほんとうの自分や自分自身の意見を見つけられる、あるいはつくり出せる場所に行かなくてはならない。コーウェンとオルムステッドの専門分野である軸索ジストロフィーに興味はあったが、神経病理学と神経化学を密接に結びつけるために、何かほかのことがしたかった。アインシュタイン医科大学はできたばかりの学校で、ソール・コリーの天賦の才によって結びつけられた神経病理学と神経化学にまたがる分野の、特別なフェローシップ（訳注：レジデンシーに続いて課せられる専門医研修）が用意されていたので、私はアインシュタイン医科大学からの誘いに応じた[9]。

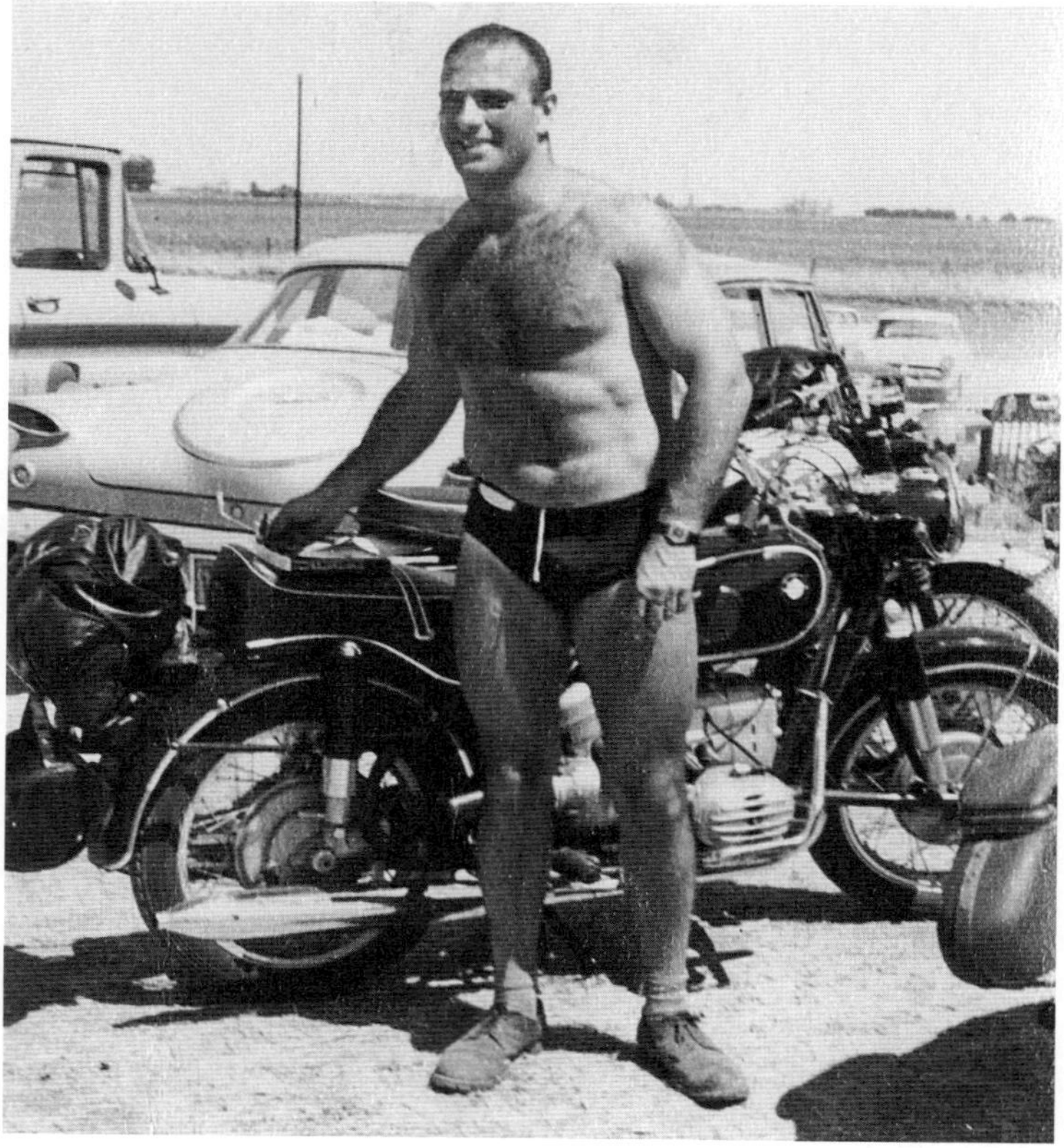

マッスルビーチで、最愛のBMWのバイクと。

ＵＣＬＡでの三年間、私はせっせと働き、せっせと遊び、休暇をまったく取らなかった。手ごわい（でもやさしい）上司のオーガスタス・ローズのところにたびたび行って、二日か三日休みがほしいと言ったが、返事はきまって「きみにとっては毎日が休日なんだよ、サックス」。私は恐れをなして、休暇を取る考えを捨てた。

しかし週末のツーリングは続けていて、よくデスヴァレーまで走ったし、アンザ・ボレゴ州立公園に行くこともあった。あの砂漠が大好きだった。ときにはメキシコのバハ・カリフォルニアまで走って、まったくちがう文化を感じた。ただし、エンセナダの街の向こうはひどい悪路だった。ＵＣＬＡを離れてニューヨークに移るころには、バイクの走行距離は一六万キロを超えていた。一九六五年には道路が混むようになってきて、とくに東部はひどかったので、カリフォルニアでのように自由に楽しくバイクに乗って走り回る生活を楽しむことは二度となかった。

私を魅了したのは西部、とくに南西部だったのに、なぜ五〇年以上もニューヨークにいるのだろうと考えることがある。いまではニューヨークに、たくさんの患者、学生、友人、精神分析医とのつながりがあるが、カリフォルニアに感じたような心の高まりを、ニューヨークに感じたことはない。私が郷愁を覚えるのは場所そのものだけでなく、青春時代に対してなのかもしれない。いまとまったくちがう時代を、恋をしていたことを、「私の前には未来がある」と言えたことを、なつかしく思うのかもしれない。

（注1）父は食べものがあればひっきりなしに食べるが、なければ一日中食べないで過ごしていた。私も似たようなものである。自制心がないので外からの制御が必要なのだ。食事にはルーティンを決めていて、それをはずれるのは気に入らない。

（注2）ヘルフゴットは、ブッヒェンヴァルトとテレージエンシュタットのゲットーを生き延びた人物だったからよけいに、その功績は驚くべきものだ。

（注3）運悪く、母の股関節は折れた場所が悪くて、大腿骨頭への血液供給が危うくなった。そのせいで、大腿骨頭がいわゆる阻血性壊死になって最終的に崩壊し、激しく絶え間ない痛みが生じた。母は平然として診察を続け、痛みがあっても充実した生活を送ったが、痛みは母を老けさせ、私が一九六五年に再びロンドンにもどったとき、三年前に見たときより一〇歳は年をとったように見えた。

（注4）もちろん、たんなる偶然ではなかった。一九六三年に、ラットにおけるビタミンE不足と関連する軸索の変化について説明する論文が発表され、一九六四年の別の論文は、IDPN（イミノジプロピオニトリル）を与えられたマウスにおける同様の軸索変化について記述していた。新しい発見はほかの研究所で再現されなくてはならず、UCLAの同僚がそれをしていたのだ。

（注5）IDPNと関連の化合物は、哺乳動物だけでなく、魚やバッタ、さらには原虫でも、過剰な興奮と過活動を生じさせる。

（注6）ジムの数学の研究成果を死後に発表できるのではないかと考えたことがある。F・P・ラムジーの死後に出版された『数学の基礎（*The Foundations of Mathematics*）』（『ラムジー哲学論文集』勁草書房所収）のようなも

のを思い描いていた（ラムジーは二六歳で亡くなった）。しかしジムは基本的にその場で問題を解決する人であり、方程式や公式や論理図を封筒の裏に走り書きし、あとでそれをクシャクシャに丸めるか、なくしてしまっていた。

（注7）自分が外海には向いていないこと、とくに高い「異常な」波は危険であること、そういう波は海が穏やかに見えるときでも突然現われる場合があることを、私は学んでいてもよかった。その後、似たような出来事を二回経験している。一度は、ロングアイランドのウェスサンプトン・ビーチでのことだった。左のハムストリング筋にひどいけがを負い、このときも友人が、古い友人のボブ・ワッサーマンが私を安全な場所に引っ張ってくれた。もう一度運よく生き延びたのは、コスタリカの太平洋岸沖で愚かにも背泳ぎをしていたときだ。

いまでは波が怖いので、好んで泳ぐのは湖か、ゆっくり流れる川である。ただし一九五六年に紅海の穏やかな水中で習ったシュノーケリングとスキューバダイビングはいまだに大好きだ。

（注8）数年後、トパンガキャニオンはミュージシャンやアーティストや、あらゆる種類のヒッピーの聖地になったが、私が住んでいた一九六〇年代初めは住人が少なくて、とても静かだった。私の家のように、未舗装の小道にある家々は近くに隣人もいなくて、水は一度に五五〇〇リットルをトラックで運んでもらい、タンクに蓄えておかなくてはならなかった。

（注9）すばらしく先見の明があったコーリーは、統合神経科学という言葉が考案される何年も前に、その台頭を思い描いていた。彼は一九六三年に悲劇の死をとげていたので、私は彼に会ったことはないが、彼はアインシュタイン医科大学に、あらゆる「神経」ラボの（さらには臨床神経科との）密接な交流という財産を遺してくれた。その交流はいまも続いている。

力のおよばないところ

ニューヨークでの落胆と失敗

一九六五年九月、私はアルベルト・アインシュタイン医科大学で神経化学と神経病理学のフェローシップをこなすために、ニューヨークに移った。本格的な科学者、研究室で働く科学者になるという望みを、まだ捨てていなかった。オックスフォードでの研究はさんざんな結果に終わり、二度と繰り返すなと釘を刺されていたはずだが、そんな記憶を気軽に否定して、もう一度トライするべきだと考えたのだ。

情熱的なロバート・テリーがＵＣＬＡに講演に来たとき、彼の見事な電子顕微鏡によるアルツハイマー病研究に魅了されたのだが、私がニューヨークに着いたときにテリーは研究休暇《サバティカル》中で、彼のいないあいだ神経病理科を運営していた、穏やかで気のやさしいハンガリーからの移住者だったイヴァン・ヘルツォグは、風変わりなフェローに対して驚くほど寛大で物わかりがよかった。

一九六六年までに、私は大量のアンフェタミンを服用するようになっていて、精神異常？　狂人？

脱抑制？　ハイ？　どういう用語を使うべきかよくわからないが、とにかくそういう状態になり、それにともなって嗅覚が異常に鋭くなり、ふだんは並みの想像力と記憶力がおそろしく高まった。

毎週火曜にはクイズ形式の授業があって、イヴァンが珍しい神経病理学的疾患の顕微鏡写真を特定するように言う。私はふだんこれがとても苦手だったが、ある火曜日、イヴァンが数枚の写真を見せて言った。「これは非常に珍しい病気だから、みんなにはわからないと思うよ」

「小グリア細胞腫！」と私が大声を上げた。みんなきょとんとして、こちらを見ている。私はふだん何も言わないのだ。

「そうです、世界中の文献にたった六例しか記述されていません」と続け、症例すべてを細かく引用した。イヴァンは目をむいて私を見つめている。

「どうしてそれを知っているんだ？」

「ええ、偶然読んだだけです」と答えたが、私も彼と同じくらいびっくりしていた。自分がその知識をどうやって、それどころかいつ、そんなにすばやく無意識に吸収したのか、見当もつかなかった。すべて例の奇妙なアンフェタミンによる高揚と関係していた。

レジデントのとき、異常な脂肪が脳細胞に蓄積するリピドーシスという、ほとんどが家族性のまれな病気にとくに関心があった。脂質は消化管壁にある神経細胞にも蓄積する可能性があることが発見されたとき、私は興奮した。それならそのような病気を、脳ではなく直腸の生検という外傷がはるかに少ない処置によって、症状が現われる前に診断することができるかもしれない（私はこの発見の最初の報告書を『ブリティッシュ・ジャーナル・オブ・サージェリー』誌で見ていた）。脂質が膨らんだ神経細胞を一個見つけるだけで診断が下せる。アルツハイマーなどのほかの病気も、消化管の神経細胞に変化を引き起こし、このように迅速に診断することができるのだろうかと私は考えた。そして、直腸壁がほぼ透明になるくらい「きれいにして」、神経細胞をメチレンブルーで染める方法を開発、というか改良した。こうすると、低出力の顕微鏡視野にたくさんの神経細胞が見えるので、異常を見つけられる確率が高くなる。スライドを見ながら、私自身も上司のイヴァンも、直腸神経細胞に変化が——アルツハイマー病とパーキンソン病に特徴的と思われる神経原線維変化とレヴィー小体が——見られると確信していた。私はこの発見の重要性を高く評価していた。飛躍的な進歩であり、とても有益な診断手法だ。一九六七年、私たちは次のアメリカ神経学会の会合で発表したい論文の抄録を提出した。

残念ながら、ここを境に事態は悪い方向に進んだ。私たちが行なった数少ない直腸生検のほかに、もっとたくさんのデータが必要だったのだが、それを手に入れることができなかったのだ。

研究を進めることができず、イヴァンと私はこの問題を思案した。予備研究の抄録を撤回するべきだろうか？　結局、ほかの人たちがその問題を検討し、将来的に決着がつくだろうと考え、撤回しなかった。そしてそのとおりになった。神経病理学者として名声を得るきっかけになると思っていた「発見」は、アーチファクト（偽所見）であることが判明したのである。

私のアパートはグリニッチヴィレッジにあり、雪が深いとき以外は、ブロンクスの職場までバイクで通った。サドルバッグは持っていなかったが、バイクの後部にしっかりした荷台があったので、必要なものは強いゴムバンドでそこに固定できる。

私の神経化学のプロジェクトは、ミエリンを抽出することだった。ミエリンは太い神経線維を覆っている脂肪質の物質で、神経線維が神経インパルスをスピーディに伝導することを可能にする。当時、未解決の問題がいくつもあった。無脊椎動物のミエリンは、もし抽出できたとしたら、脊椎動物のミエリンと構造や組成がちがうのか？　私は実験動物としてミミズを選んだ。以前からずっと好きだったし、危険が迫ったときに突然大きく動くことを可能にする、太くてミエリンに覆われた伝導速度の速い神経線維がある（だからこそ私は一〇年前にもミミズを使って、リン酸トリオルソクレシルがミエリンを除去する効果を研究することにしたのだ）。

大学の庭で、文字どおりミミズの大虐殺を行なった。相当な量のミエリンのサンプルを抽出するためには、何千匹というミミズが必要だ。純粋なラジウムを〇・一グラム手に入れるために、何トンもの瀝青《れきせい》ウラン鉱を処理したマリー・キュリーの気分だった。一回のすばやい切除で手際よく神経索と脳神経節をばらばらにできるようになり、それをすりつぶして、ミエリンたっぷりの濃いスープをつくり、分別と遠心分離の準備を整えた。

私は実験ノートに注意深くメモをとっていた。大判の緑色のノートで、夜に考察しようと家に持ち帰ることもあった。ところが、これが私の破滅の原因となった。ある朝寝過ごしてしまい、あわてて職場に向かおうとして、バイクの荷台のゴムバンドをしっかり固定しそこなったため、クロスブロンクス高速道路を走っているとき、九カ月分の詳細な実験データが詰まった大事なノートが緩んだバンドをすり抜け、飛んでいってしまったのだ。道路わきにバイクを止めたが、目の前で車の波にもまれてノートのページがバラバラになっていく。取りもどすために何度か道路に飛び出そうとするが、あまりに多くの車がビュンビュンと飛ばしていて、正気の沙汰ではない。なすすべもなく見守ることしかできず、結局ノートのページはすべて引きちぎられた。

実験室に着いたとき、少なくともミリエンそのものは手元にあるのだと、自分を慰めた。それを分析し、電子顕微鏡で観察し、なくしたデータの一部を再現できる。それから数週間、なんとかいい仕事ができて、また楽観的に考えるようになった。ただし、神経病理学の実験室で、顕微鏡の油浸対物レンズを替えのきかないスライドに押しつけて台なしにしてしまうなど、いくつか不運はあった。

上司に言わせるともっと悪いのは、私が不覚にもハンバーガーのパンくずを作業台だけでなく、ミエリンのサンプルを精製するのに使っている遠心分離機にまでつけてしまったことだ。

そして最後の逆転不能な一撃が襲ってきた。私はミエリンをなくしたのだ。どういうわけか消えてしまい――たぶんまちがってゴミ箱に捨てたのだろう――抽出に一〇カ月かかった小さなサンプルは、永遠にもどってこなかった。

会議が開かれた。私の才能を否定する人はいなかったが、私の欠点を否定できる人もいなかった。やさしく、だがきっぱりと、上司は私に告げた。「サックス、きみは研究室の脅威になる。患者を診察したらどうだろう。そのほうが害がないから」。そんな不名誉な経緯で、私の臨床医としてのキャリアが始まった[1]。

エンジェル・ダスト

エンジェル・ダスト——なんと甘美で魅力的な名前だろう！　人を惑わす名前でもある。なぜなら、その効果は甘美とはほど遠いのだ。一九六〇年代に軽率に薬物をやっていた私は、ほとんど何でも試す覚悟でいて、私のとどまることを知らない危険な好奇心を知っていた友人が、イーストヴィレッジのロフトで開かれるエンジェル・ダストの「パーティー」に招待してくれた。

私は少し遅れて着いたので、パーティーはすでに始まっていた。ドアを開けて目の前に広がった光景は、あまりに非現実的で常軌を逸していたので、これにくらべればいかれ帽子屋のティーパーティーも正気と礼節のかたまりのように思われた。一〇人あまりの人がいて、みんな顔を紅潮させ、目が充血している人もいれば、よろめいている人もいる。ひとりは甲高く叫び、家具の周りを跳ね回っていて、たぶん自分をチンパンジーだと思っているのだろう。もうひとりは隣の人の「毛づくろい」をしていて、空想の虫を彼の腕から摘《つま》み取っている。ひとりは床に排便し、その便をいじくり回し、人差し指でそこに模様を描いている。二人のゲストはじっと動かずに硬直していて、もうひとりは顔をしかめ、たわごとをしゃべっている。聞いていると、統合失調症の「言葉のサラダ」のようだ。私は救急サービスに電話をかけ、パーティー出席者は全員ベルビュー病院に運ばれた。数週間の入院が必要な人もいた。自分は遅刻したおかげでエンジェル・ダストをやらずにすんで、ほんとうによかったと思った。

のちにブロンクス精神医療センターで神経科医として働いていたとき、エンジェル・ダスト（フェンシクリジン、またはＰＣＰ）によって統合失調症のような状態になり、ときに何カ月もそれが続く人をたくさん見た。発作を起こす人もいて、エンジェル・ダストをやってから一年ものあいだ、脳波にひどい異常が見られる人も多い。私の患者のひとりは、ガールフレンドとＰＣＰをやっていたときに彼女を殺してしまったが、その行為をまったく覚えていなかった（数年後、私はこの非常に複雑で悲劇的な出来事と、同じくらい複雑で悲劇的な後遺症について『妻を帽子とまちがえた男』で紹介した）。

ＰＣＰはもともと一九五〇年代に麻酔薬として売り出されたが、ひどい副作用があるため、一九六五年には医療用には使われなくなっていた。ほとんどの幻覚剤は、たくさんある脳の神経伝達物質のひとつ、セロトニンに直接作用するが、ＰＣＰはケタミンと同様、伝達物質のグルタミンを損ない、ほかの幻覚剤よりもはるかに危険で、効果が長く続く。ラットの脳で、化学的変化だけでなく構造的病変も引き起こすことが知られている(2)。

カールとアンフェタミンと罪の意識

一九六五年の夏は私にとってとくに苦しく危険な時間だった。ＵＣＬＡを終えてアインシュタイン医科大での研究が始まるまで、何もない三カ月間をどうにか過ごさなくてはならない。

私は相棒だったＢＭＷ Ｒ６０を売り、数週間ヨーロッパに行って、ミュンヘンのＢＭＷ工場で、新しく前より控えめなモデルのＲ５０を買った。そしてまず、先祖の墓参りをするために、ミュンヘンに近いグンツェンハウゼンの小さい村に行った。先祖にはラビだった人もいて、グンツェンハウゼンを名乗っていた。

そのあとアムステルダムに足を伸ばした。ずっと前から大好きなヨーロッパの都市であり、一〇年前にセックスの洗礼を受け、ゲイとしての人生を踏み出した場所だ。前回来たときも大勢の人と出会ったが、今回はディナーパーティーでカールという若いドイツ人舞台演出家と出会った。服装も話し方もエレガントで、自分が多く演出を手がけてきたベルトルト・ブレヒトに関する知識にあふれ、ウィットに富んだ話をしていた。彼はチャーミングで教養があるとは思ったが、性的な意味でとくに魅力があるとは思わず、ロンドンにもどって彼のことを考えることもなかった。

そのため、二週間ほどたって、彼からパリで会おうという葉書をもらったときには驚いた（母はその葉書を見て、差出人は誰なのかと尋ねたので、少し疑っていたかもしれない。私は「古い友だちだよ」と言い、それで話は終わった）。

その誘いに興味をそそられ、私は新しいバイクとフェリーでパリまで出かけた。カールは広いダブルベッドのある居心地いいホテルの部屋を見つけていた。私たちはパリでの長い週末を観光とセックスに振り分けた。私は手に入ったアンフェタミンを持ってきていて、ベッドに入る前に二〇錠ほど飲んだ。すると薬を飲む前には感じていなかった興奮と欲望に熱くなり、セックスが激しくなった。私の激しさと貪欲さに驚いたカールは、何を飲んだのかと訊いた。私はアンフェタミンだと答えてボトルを見せる。好奇心に駆られて彼も一錠飲み、その効果を気に入って、もう一錠、もう一錠と飲みつづけ、すぐに私と同じように燃え上がり、ウッディー・アレンの「オーガズマトロン」（訳注：映画『スリーパー』に出てくるオーガズム発生装置）に入っているみたいに興奮した。何時間たったかわからないが、私たちは疲れ果てて身を引き離し、少し休み、そしてまた始めた。

その状況とアンフェタミンのことを考えれば、私たちが発情した二匹の動物のようにくんずほぐれつしたことも、驚くほどのことではない。しかし私にとって予想外だったのは、この経験をきっかけに私たちが互いに恋をしたことだ。

一〇月にニューヨークにもどったとき、私はカールに熱烈なラブレターを書き、同じくらい熱い返事を受け取った。私たちは互いを理想化し、カールはアーティスト、私は科学者になる夢をかなえて、ともに末永く愛情あふれるクリエイティブな生活を送るところを想像した。

しかしそのあと気持が冷めていった。アンフェタミンのとてつもない催淫力を考えると、私たちが共有した経験が本物だったのか疑問だ。私はこの疑問をことさら屈辱的に感じた。恋することの気高い歓喜が、純粋に生理学的なものに落ちぶれることがありえるのか？

一一月、私たちは疑念と肯定のあいだを振り子のように揺れ、両極端を行ったり来たりした。一二月までには愛は冷め、（自分たちが取りつかれた奇妙な興奮を後悔することも否定することもなく）手紙のやり取りを続ける気持もなくなった。最後の手紙に私はこう書いた。「記憶に残る熱気を帯びた至福、激しさ、無分別……すべて消えてしまった」

三年後、ニューヨークに引っ越してくるというカールからの手紙を受け取った。そのときはもう薬物をやめていて、彼と会ってみたい、彼と再会してみたいと思った。

彼は川のそばのクリストファー通り沿いに小さいアパートを借りていて、そこに入ると、空気に悪臭と煙が充満しているのがわかった。かつてあれほど上品だったカール自身も、無精ひげをはやし、髪はぼさぼさで不潔だ。床に汚いマットレスが敷かれ、上の棚に薬入れが並んでいる。本はないし、読書家で演出家だった彼の過去の名残は何もない。知的なものや文化的なものにはいっさい興味がないようだ。彼は薬物の売人になっていて、話すことと言えば、薬のことと、LSDがいかに世界を救えるかについてだけ。彼の目には理解しがたい狂信的な表情が浮かんでいる。そのすべてに私は困惑し、ショックを受けた。たった三年前に出会ったときには有能な洗練された教養ある男性だった人物に、いったい何が起きたのだろう?

私は恐怖と、そしていくぶん罪の意識を感じた。カールに薬物を手ほどきしたのは私ではなかったか? かつて気高かった人間のこの破滅は、私の責任でもあるのでは? カールにはそのあと会っていない。一九八〇年代に、彼がエイズにかかり、ドイツに帰って亡くなったと聞いた。

幻覚を見る

私がUCLAでレジデントをしているあいだに、マウント・ザイオン病院時代からの友人のキャロル・バーネットは、小児科のレジデントとしてニューヨークにもどっていた。私がニューヨークに移ったとき、友だちづきあいが再開した。日曜の朝にはスモークした魚のブランチを食べに、(「チョ《スター》ウザメの王《ジョン・キング》」として有名なレストラン) バーニー・グリーングラスによく出かけた。キャロルはアッパー・ウエストサイドで育ち、子どものころからバーニー・グリーングラスに通っていて、彼女の流《りゅう》暢《ちょう》で自然なイディッシュ語は、日曜の朝にその店とレストランにあふれるイディッシュ語のおしゃべりから身についたものだった。

一九六五年一一月、私は大量のアンフェタミンを毎日飲み、そのあと眠れなくて、催眠剤の抱水クロラールを毎晩大量に服《の》んでいた。ある日カフェにすわっていて、突然、ひどく奇妙な幻覚を経験した。そのことを『見てしまう人びと』に次のように書いている。

コーヒーをかき回していると、突然それが緑色になり、さらに紫になった。びっくりして目を上げると、レジで会計をしている客がゾウアザラシのような鼻の長い巨大な頭をしているのが見えた。私はパニックに襲われた。五ドル札をテーブルにたたきつけ、道路を横断して反対側にいたバスに走った。しかしバスの乗客全員が、巨大な卵のようなツルツルの白い頭で、昆虫の複眼のような大きな目が光っているように見える。その目はバスががくんと揺れると動くようで、さらに恐ろしく異様に見える。自分が幻覚を見ているか奇妙な知覚障害を経験しているのであり、脳で起きていることを止めることはできないのだから、少なくとも外面的には自制心を保って、ぎょろ目のエイリアンに囲まれてもパニックを起こしたり叫び声を上げたり緊張病を生じたりしてはならないと、私は自覚していた。

バスを降りると、周囲の建物が強風に吹かれる旗のように、上下に揺れたり左右にはためいたりしている。私はキャロルに電話をかけた。

「キャロル」と彼女が電話に出てすぐ私は言った。「きみにさよならだ。僕は頭がおかしくなった。精神病になって発狂した。今朝始まって、それからずっと悪くなるばかりだ」

「オリヴァー！」と彼女は言った。「何を服んだの？」

「何も服んでない」と私が答える。「だから怖いんだ」。キャロルはしばらく考え、そして訊いてきた。「何か服むのをやめた？」

「それだ！」と私は言った。「抱水クラロールを大量に服んでいて、ゆうべそれを切らしたんだ」

「オリヴァーったら、ばかね！　いつもやりすぎるんだから」とキャロルが言った。「典型的なDT、つまり振戦譫妄になったのよ」

　私が譫妄に陥っていた四日間、キャロルは一緒にいてくれて、私を世話し、支えてくれた。そのあいだずっと幻覚と妄想の波に巻き込まれそうだった。混沌としためちゃくちゃの世界にあって、彼女だけが揺るぎない手がかりだった。

　私が二度めにパニック状態で彼女に電話をしたのは、三年後のある晩、少しふらふらと目まいがして、わけもなく妙に興奮を覚えはじめたときだった。眠れないでいると、肌に斑点が見えて、その色が目の前で変わっていくのに仰天した。当時の家主は勇敢でチャーミングな老婦人で、長年強皮症と闘っていた。この非常にまれな病気は、皮膚が次第に固くなり縮んでいき、そのせいで四肢が変形し、切断術が必要になる場合もある。マリーはこれを五〇年わずらっていた。そして、医療の専門家の知るかぎり、いちばん長くこの病を乗り切っているのだと誇らしげに語っていた。その夜、点々と肌のきめが変化して、固くろう状になったように見えたとき、私は突然ひらめいた。私も強皮症にかかったのだ。「奔馬《ほんば》性《せい》強皮症」だ。実際にはそんな疾患は聞いたことはなかった。強皮症は通常、とても進行が遅い病気だ。しかしどんなものにも初めての症例はあるもので、私は世界初の急性強皮症の症例として、学界を驚かせるのだと思った。

私が電話をすると、キャロルは黒かばんを持って診察に来た。彼女は高熱を出して水ぶくれに覆われている私をひと目見て言った。「オリヴァーったら、ばかね。あなた水ぼうそうにかかっているのよ」

「最近、帯状疱疹の人を診察した？」と彼女は続けた。ああ、と私は答えた。ベス・エイブラハム病院で一四日前に帯状疱疹の老人を診察していた。「経験は最高の教師」とキャロルが言った。「これで身をもって知ったわね。帯状疱疹と水ぼうそうは同じウイルスが原因だって」

聡明で、ウィットがあって、心の広い彼女は、自分自身も若年性糖尿病と闘い、仕事では女性や黒人に対する偏見と闘いながら、マウント・サイナイ医科大学の学部長にまでなった。その職位にある彼女は、女性医師と有色人種医師が尊重され、平等にあつかわれるようになるために不可欠な存在だった。彼女はマウント・ザイオンの外科医たちとのエピソードをけっして忘れなかった。

「力のおよばない」状態から脱け出る

ニューヨーク生活を始めたとき、薬物中毒がひどくなった原因は、ひとつにはカールとの関係がギクシャクしたこと、そしてひとつには仕事がうまくいかず、そもそも研究の道を選ぶべきではなかったと感じていたことだった。一九六五年一二月には、病欠の電話をするようになり、何日も続けて仕事を休んだ。たえずアンフェタミンを服んでいて、ほとんど食事をせず、三カ月で三五キロも体重が激減したので、鏡のなかのやつれた自分の顔が見るに耐えないほどだった。

おおみそか、アンフェタミンによるエクスタシーの真っ最中、突然、瞬間的に頭がさえて、自分で自分に言った。「オリヴァー、誰かに助けてもらわないと、もう二度と元日を迎えられないぞ。治療介入が必要だ」。私の中毒と自滅的行動の根底には深い心理的問題があって、それに取り組まないかぎり、つねに薬物にもどり、早晩自分を死なせることになるとわかっていた。

一年ほど前、まだロサンジェルスにいたとき、家族ぐるみでつき合いのあった精神分析医のオーギュスタ・ボナールから、診察を受けるよう勧められたことがある。私はしぶしぶ彼女が勧める精神分析医のシーモア・バードの診察を受けた。彼に「どうしてここにいらしたんですか、サックス先生？」と訊かれて、「ボナール先生に訊いてくださいよ。彼女に言われて来たんですから」とかみついたものだ。

当時、私は診察そのものに非協力的だっただけでなく、ほとんどいつもハイだった。アンフェタミンをやっているとペラペラとよくしゃべり、物事が驚くほど急速に進行するように思えるが、すべてが吹き飛んで、何も印象が残らない。

しかし今、一九六六年の新年にニューヨークでみずから分析医を探したときは、まったく状況がちがっていた。自分は助けなしにはやっていけないとわかっていた。ただ、シェンゴールド医師はあまりに若かったので、最初は疑っていた。自分とほとんど年が変わらない人に、どんな人生経験があり、どんな知識があり、どんな癒す力があるのか。しかしすぐに、この人は非凡な力量のある人格者で、私の自己防御を見抜き、私の饒舌さにごまかされない人だとわかった。私なら突っ込んだ分析や、あの「感情転移」（訳注：患者が過去に出会った人物に対して抱いていた感情をカウンセラーに向けること）につきものの激しい感情やあいまいな感情に耐え、それを活かせると、彼は思っていた。

しかしシェンゴールドは最初から、私が薬物を断たなければうまくいかないと主張した。薬物を常用している私には精神分析の力がおよばないので、私が薬物を使うのをやめないかぎり診察は続けられないと言ったのだ。バードも同じことを考えていたのかもしれないが、彼は実際にそうは言わなかったのに対し、シェンゴールドは私が行くたびに力説した。私は自分が医者の「力がおよばない」状態にあると考えるだけで怖かったし、シェンゴールドを失うことはもっと怖かった。まだやめていなかったアンフェタミンのせいで半分精神異常になることがあり、統合失調症の兄マイケルのことを考え、自分も統合失調症なのかと、シェンゴールドに尋ねた。

「いいえ」と彼は答えた。

「じゃあ、たんなる神経症?」

「いいえ」

私はそれ以上訊かず、彼もそれ以上話さず、四九年間そのままになっている。

一九六六年は、薬物をやめようとあがく暗い一年だったが、暗かった原因はそれだけではない。研究が行き詰まっていて、この先もらちが明かないこと、そして自分は研究者に必要なものに欠けていることがわかりかけていた。

満足のいく——そしてできればクリエイティブな——仕事がなかったら、薬物に満足を求めつづけたと思う。生きる意味を見つけることがきわめて重要であり、それは私の場合、患者を診察することだった。

一九六六年一〇月、臨床の仕事を始めてすぐに気分がよくなった。患者は興味深いだけでなく、私が彼らをケアするのだ。自分の臨床や治療の力を、そして何より、レジデントだったときには否定された自主性と責任感を、初めて経験するようになった。すると薬物に頼ることが少なくなり、精神分析のプロセスも前より容易に受け入れられるようになった。

一九六七年二月にもう一度、ドラッグでハイというか躁の状態になったが、皮肉なことに、これが以前のハイとはちがって前向きな転機となり、自分がすべきこと、自分にできることを教えてくれた。つまり片頭痛についての有用な本を書き、そのあとほかのテーマについても書くことだ。それはたんなる漠然とした可能性としての思いではなく、これからの神経学の研究と著作に関するきわめて明確な展望だった。それがハイになったときに見えて、そのあと私の心にとどまった。

ときおり強烈に欲しくなるが（薬物やアルコールの依存症者の脳は一生変化したままで、ぶり返す可能性や衝動はけっして消えない）、私は二度とアンフェタミンをやらなかった。これで「力がおよばない」状態ではなくなり、精神分析がなんらかの効果を上げるはずだ。

実際、私は何度もそれで命を救われたと思っている。一九六六年には、私は三五歳まで生きられないと友だちから思われていたし、私自身もそう思っていた。しかし精神分析と、いい友人たちと、臨床の仕事と書くことへの満足と、そして何より幸運のおかげで、私はみんなの予想に反して八〇歳を過ぎるまで生きている。

私はもう五〇年近くずっと、シェンゴールド先生の診察を週に二回受けている。彼はつねに「シェンゴールド先生」であり、私はつねに「サックス先生」であるという礼儀が守られているが、その礼儀があるからこそ、自由にコミュニケーションができるのだ。私はこれを自分自身の患者にも感じている。彼らは私にいろいろ話せるし、私は彼らにいろいろ訊けるが、これはふつうの人づきあいのなかでは許されないことだ。とくにシェンゴールド先生からは、意識や言葉を超えたところにあるものに気を配り、耳を傾けることを教えられた。

片頭痛の本を書く──「これできみは終わりだ」

一九六六年九月、研究所の仕事をやめ、ブロンクスの頭痛診療所で実際に患者を診るようになって、心の底からほっとした。私がおもにかかわるのは頭痛であり、ほかにはほとんどないと思っていたが、すぐに、状況ははるかに複雑なのだとわかった。少なくとも、主に視覚性の前兆を伴ういわゆる古典型片頭痛は、激しい痛みだけでなく、じつに幅広い症状を引き起こす可能性があり、神経学の百科事典とも言えそうだった。

そういう患者には、内科医や婦人科医や眼科医などを受診してきたが、ちゃんと関心をもってもらえなかったと話す人が多かった。それを聞いて私は、アメリカの医療の問題点と思えるもの、つまり専門医ばかりが増えていることを実感した。ピラミッドの底辺であるかかりつけ医が少なくなっているのだ。私の父も兄二人も家庭医であり、自分も片頭痛の専門医ではなく、そういう患者が最初に受診するべきだった家庭医のように感じた。彼らの生活のあらゆる側面について質問するのは、私の仕事であり責任なのだ。

私が診察したある若者は、毎週日曜に「片頭痛」を起こしていた。彼は頭痛の前に見えるまばゆいジグザグのことを話したので、古典型片頭痛の診断を下すのは容易だった。私は彼に、この病気に効く薬があって、ジグザグが見え始めたらすぐエルゴタミンの錠剤を舌の下に入れれば、発作を未然に防げると話した。一週間後、彼はかなり興奮した様子で電話をしてきた。錠剤が効いて、頭痛がしなくなった。「ありがとう、先生!」と言われて、私は思った。「医者になるなんて簡単じゃないか」

次の週末、彼から連絡がなかったので、どうしているかと思って電話をかけた。彼はまったく気のない声で、今週も薬は効いたと言ったが、そのあと妙な不満をもらした。退屈だというのだ。これまで一五年間、毎週日曜日は片頭痛にあてられていた――家族が来て彼は注目の的だった――が、それがすべてなくなってしまった。

その翌週、彼の姉から緊急の電話が入り、彼が深刻な喘息《ぜんそく》の発作を起こしていて、酸素とアドレナリンを与えられていると聞かされた。彼女の声には、それが私のせいなのではないか、私が「波風を立てた」のではないか、という含みがあった。あとで患者に電話をかけ、彼には子どものころ喘息の発作があったが、のちにそれが片頭痛に「置き換わった」ことを知った。私は彼の現在の症状だけに注目し、病歴のこの重要な部分を見落としていたのだ。

「喘息に効くものがありますよ」と私は提案した。

「いいえ」と彼は応じた。「またちがうことが起こるだけです……。僕は日曜に病気にならなくてはいけないのですか?」

私は彼の言葉に不意を突かれたが、「それについて話しあいましょう」と言った。

そのあと二カ月かけて、どうして日曜日に病気になる必要があるのかを探った。そうするうちに、彼の片頭痛はあまり出なくなり、最終的にほぼ消えた。私にとってこの症例は、無意識の衝動が生理的傾向につながる場合があること、そして人の生活の全体的パターン、コンテクスト、有機的営みから、病気やその治療を抜き取れないことの実例だった。

頭痛診療所の患者に、やはり日曜に片頭痛を起こす若い数学者がいた。水曜にイライラして怒りっぽくなり、木曜にそれが悪化して、金曜には仕事ができなくなる。土曜には苦痛を感じ、日曜にひどい片頭痛を起こす。しかしそのあと午後になると、片頭痛はだんだん消える。片頭痛が消えるにつれ、じわじわと汗が出てきたり、色の薄い尿がたくさん出たりすることがあった。生理レベルと感情レベルの両方でカタルシスがあるかのようだ。この男性は片頭痛と緊張が引いていくと、リフレッシュして復活し、落ち着いて創造的になった気がして、日曜の晩、月曜、火曜には、とても独創的な数学の研究を行なう。ところがそのあとまたイライラしはじめる。

私がこの男性に薬を与えて片頭痛を取りのぞいたところ、病気で悲惨な状態のあと健康でとても独創的になるという奇妙な一週間のサイクルを中断することになり、彼から数学も奪ってしまった。

同じ片頭痛を起こす患者は二人といない。患者は全員珍しかった。そういう患者を診ることが、私のほんとうの医学研修だったのだ。

頭痛診療所の所長は、アーノルド・P・フリードマンという多少知られた人物だった。頭痛をテーマにいろいろと書いていて、二〇年以上も前から、この種のものとしては初のこの診療所を運営している。フリードマンは私を気に入ったのだと思う。私は頭がいいと思っていて、弟子のような存在にしたかったのだろう。私には親切で、ほかの人たちよりたくさん診療させ、給料も少し多くなるように配慮してくれた。私に娘を紹介したので、婿候補として考えているのかとさえ思われた。

そして奇妙な出来事が起こった。土曜の朝に彼とミーティングをして、その週に診察した興味深い患者について話すことにしていたのだが、一九六七年初めのある土曜日、片頭痛の前兆であるまばゆいジグザグのあと、しばしば頭痛ではなくひどい腹痛と吐き気が起こる患者について話した。同じように頭痛から腹痛に切り替わったような患者を、ほかに二人診たことがあって、古いヴィクトリア朝時代の用語「腹部片頭痛」を復活させるべきではないかと思う。私がそう話すと、フリードマンは突然別人に変わった。顔を赤くして叫んだのだ。「『腹部片頭痛』とはどういう意味だ？　ここは頭痛診療所だぞ。『片頭痛』というからには頭痛だ！　頭痛のない片頭痛の話など許さん！」

私はびっくりしてたじろいだ（このこともあって、そのあと書いた、『サックス博士の片頭痛大全』〔春日井晶子・大庭紀雄訳、ハヤカワ・ノンフィクション文庫〕の冒頭の文で、頭痛は片頭痛の唯一の症状でないことを強調し、さらに第二章をすべて頭痛のない片頭痛にあてた）。しかしこれは小さな爆発だった。もっと大きいものが一九六七年夏に起こったのだ。

『見てしまう人びと』に書いたように、私は一九六七年二月、アンフェタミンによってひらめき力が高まっている状態で、エドワード・リヴィングが一八七三年に書いた『片頭痛について』〔訳注：正式タイトルは『片頭痛と関連の障害について』〔*On Megrim, Sick-Headache, and Some Allied Disorders*〕〕を隅から隅まで読み、それに匹敵する本、自分自身の『片頭痛について』、一九六〇年代の『片頭痛について』を、私自身の患者の症例をふんだんに取り入れて書く決意を固めた。

　頭痛診療所で働きはじめて一年たった一九六七年夏、休暇でイギリスに帰り、自分でも驚いたことに、二週間で片頭痛に関する本を一冊書いた。意識的に計画したのではなく、突然あふれ出てきたのだ。

　ロンドンからフリードマンに電報を打ち、どういうわけか本の内容がコンコンとわき出てきて、それをイギリスの出版社フェイバー・アンド・フェイバーに持ち込み、出版に関心を示されたと知らせた。(3) 私はフリードマンがその本を気に入って、序言を書いてくれることを願っていた。ところが彼からの返事の電報はこうだ。「やめろ！　ちょっと待て」

　私がニューヨークにもどったとき、フリードマンはまったく親しげではなく、かなり動揺しているように見えた。そして本の原稿を私の手からひったくるように奪った。片頭痛についての本を書くとは、自分を何様と思っているんだ、と問い詰めてくる。なんて厚かましい！　「すみません、たまたまです」と私は言った。原稿を片頭痛界の権威に送って批評してもらう、と彼は言った。

　私はこのような反応にすっかりたじろいだ。数日後、フリードマンの助手が私の原稿をコピーしているのを見かけた。あまり気にとめなかったが、気づいてはいた。三週間ほどして、フリードマンから査読者の手紙を渡されたが、差出人の身元がわかる要素はすべて消されていた。本質的で有意義な批評内容はなく、本のスタイルと著者に対する個人的で毒気の多い批判ばかりだ。フリードマンにそう言うと、彼はこう応じた。「だけど彼は絶対に正しい。それがきみの本の内容だ。くずだよ」。彼はさらに、今後、私が診た患者についての私自身のメモを見ることは許さず、すべて鍵をかけて保管すると告げた。その本のことは二度と考えるなと警告し、もしそうしたら私をクビにするだけでなく、アメリカでは神経科の仕事に就けなくすると言った。当時、彼はアメリカ神経学会の頭痛部門の長であり、実際のところ、彼の推薦なしでほかの仕事を見つけるのは不可能だった。

私はフリードマンの脅しのことを両親に話した。味方してくれると期待したのだが、父の口調はかなり弱腰だった。「その男を怒らせないほうがいいぞ。彼はおまえの人生を破滅させるかもしれない」。そのため、私は何カ月も自分の気持を抑えた。私の人生で最悪の日々に入る。片頭痛診療所で患者の診察を続けたが、とうとう一九六八年六月、もう耐えられないと思った。夜に診療所に入れてもらえるよう守衛に根回しをした。真夜中から午前三時までのあいだに、自分のメモを取りだし、手書きで苦労してできるだけ写し取った。そのあとフリードマンに、ロンドンで長期休暇を過ごしたいと話すと、彼はすぐに問いただした。「きみはあの本にもどるつもりなのか？」

「やらなくちゃならないんです」

「これできみは終わりだ」

私は不安な状態で、文字どおり震えながらイギリスにもどり、一週間後、彼から解雇を告げる電報を受け取った。それで震えが悪化したが、そのあと突然、まったくちがう気持がわいた。「やつはもう私の肩にのしかかっていない。私はやりたいことを自由にやれるのだ」

私は自由に書けるようになったが、締め切りが差し迫っていることへの、強烈できまじめで、ほとんど気が狂いそうな感情もあった。一九六七年に書いた自分の原稿に不満があり、本を書きなおすことにした。それは九月一日のことで、私は自分に誓った。「もし九月一〇日までにフェイバー社に仕上がった原稿を渡せなければ、首をくくらなくちゃならなくなるぞ」。この危機感のもと、私は書きはじめた。一日たつかたたないうちに、危機感は消えて、書く喜びが取って代わった。もう薬物は使っていないが、それでも異常に高揚し、エネルギーが満ちあふれている。私にしてみると、まるで本を書きとっている感じで、すべてがすばやく自動的にでき上がっていくように思える。夜は二時間しか眠らなかった。そして予定より一日前の九月九日、私はフェイバー・アンド・フェイバーに原稿を持っていった。オフィスはグレートラッセル通りの大英博物館のそばにあり、原稿を届けたあと、博物館に立ち寄った。そこに陳列されている人の手によるもの、作者よりずっと長く生き残っている陶磁器、彫刻、道具、そしてとくに本と原稿を見て、私も何かをつくり出したのだという思いがわいた。ささやかかもしれないが、確固たるリアリティーと独特の存在感のあるもの、私が死んだあとも生きつづけるかもしれないものだ。

フリードマンからの脅しにさらされながら、そして自分自身からのプレッシャーとも向き合いながら書いた、その初めての本に対して抱いたほどの強い感情、つまりリアルで価値あるものをつくったという感情は、それ以来味わっていない。ニューヨークにもどり、歓喜と神の祝福に近いものを感じ、「ハレルヤ！」と叫びたかったが、恥ずかしくてそれはできなかった。その代わり毎晩、モーツァルトのオペラやシューベルトを歌うフィッシャー・ディスカウのコンサートに行っては、熱狂し、生きていることを実感した。

一九六八年秋、この興奮と高揚の六週間、私は書きつづけた。視覚前兆で生じる幾何学模様につい

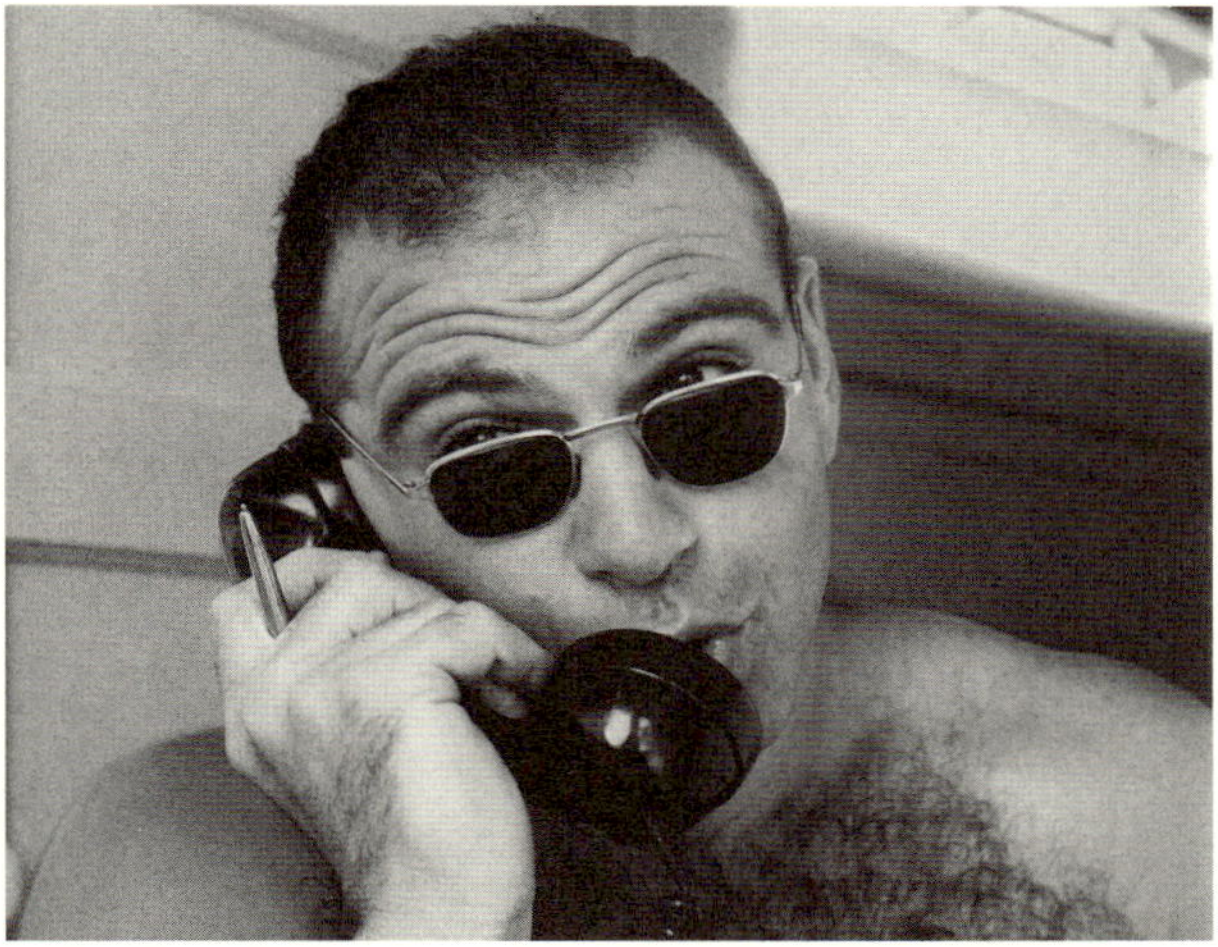

1970年ごろ、ニューヨークにて。

ての詳細な説明と、脳内で起こっていることに関する考察を、片頭痛についての本に加えられると思ったのだ。そしてわくわくしながらその補遺を、本にすばらしい序言を書いてくれたイギリス人神経学者のウィリアム・グッディに送った。グッディが言うには「いや、やめたほうがいい。本はいまのままですばらしい。こういう考察はこれから何年も繰り返しきみが立ち返ることになるものだ」[4]。彼がこの本を、私の節度のなさとやりすぎから守ってくれてよかった。その時点で私は躁状態に近くなっていたのだと思う。

編集者とともに奔走して図版と参考文献リストを整え、一九六九年春までにすべて準備が整った。しかし六九年と翌七〇年も出版されずに過ぎてしまい、だんだんイライラが募り、怒りが増していった。とうとう著作権代理人のイネス・ローズと契約し、彼が出版社にプレッシャーをかけたところ、一九七一年一月にようやく本が世に出た（扉の出版年は一九七〇年となっているが）。

私は本の出版のためにロンドンに飛び、いつもどおりメイプスベリー三七番地の両親宅に寝泊まりした。そして出版の日、父が私の寝室に入ってきた。顔は青ざめ、震えていて、手に『タイムズ』を持っている。そして恐るおそる、という感じで言った。「おまえが新聞に出ているぞ」。『サックス博士の片頭痛大全』を「公正で、信頼できて、才気あふれる」とかなんとか評している、とてもうれしい書評が出ていたのだ。しかし父に関するかぎり、それはどうでもよかった。新聞に出るということは、私が犯罪行為ではないにしても重大な不正を犯したということだ。当時、「四つのA」つまりアルコール依存症、薬物中毒、不倫、売名行為にふけると、イギリスの医師登録簿から抹消された。父は『片頭痛大全』の書評が一般紙に出たことは売名と見なされるかもしれないと考えたのだ。私は人前に出て、目立つようになった。父自身はつねに「目立たない存在」だった、あるいは本人はそう思っている。患者、家族、友人には知られていて愛されているが、もっと広い世間一般に対してはそうでない。私は境界線を越え、逸脱したのであり、父はそんな私を心配していた。私自身、まったく同じような懸念を自分に対して抱いていて、そのころよく、「パブリッシュ（出版）」を「パニッシュ（処罰）」と読みまちがえたりした。何かを出版したら罰せられる気がしていたのだが、それでも出版しないわけにはいかない。この葛藤に身をひき裂かれそうだった。

父にとって、良き名の主《シェム・トーブ》と呼ばれること、つまり人びとから尊敬されることが何より大切で、世間的な成功や権力よりも重要だ。父は謙虚で、自分を卑下さえしていた。とくに、自分が並はずれた診断医であることをなんとも思っていない。よく専門家が彼のところに、まったく説明のつかない症例を送ってきたものだ。思いもよらない診断にたどり着く鋭い能力が父にあることを知っていたのだ。[5]しかし父は自分の仕事、自分の居場所、自分が得ている評判と名声に、安らぎと静かな幸せを感じていた。息子が全員、どんな仕事をするのであれ、いい評判を得て、サックスの名を汚さないことを望んでいた。

『タイムズ』のレビューを見てあれほど心配していた父だが、医学雑誌でもよい批評記事を見かけて、だんだん安心するようになった。なにしろ『ブリティッシュ・メディカル・ジャーナル』と『ザ・ランセット』は、一九世紀に医者によって医者のためにつくられた雑誌だ。この時点でようやく、息子はまともな本を書いたのであり、たとえそのせいで職を失ったとしても（そして、フリードマンに脅したとおりの力があるなら、たぶんアメリカで神経科の仕事を二度と得られないとしても）、やり抜くために正しいことをしたにちがいないと、感じはじめたのだと思う。

母は最初からこの本を気に入ってくれた。私としては両親が、頭のおかしい変わり者の息子が何年も非行と愚行を続けたすえに、ようやく正しい診療の道を進んでいて、やはり私には何かいいものがあるのかもしれないと認めて、久しぶりに私に味方してくれていると感じた。

よく冗談めかして自虐的に「著名な婦人科医エルシー・ランダウの夫」とか「アバ・エバン（訳注：イスラエルの元外相で、オリヴァーのいとこに当たる）のおじ」と称していた父が、今度は「オリヴァー・サックスの父」と名乗るようになった。[6]

父が自分を過小評価していたように、私も父を過小評価していたかもしれないと思う。父が亡くなって数年後、イギリスのチーフ・ラビ、ジョナサン・サックス（うちの家族とは無関係）から手紙をもらって驚いた。

私はあなたの亡くなったお父さんを知っていました。シナゴーグで一緒にすわることもありました。彼は真の有徳の人《ツアディーク》であり、世界を支える善性をもつ三六人の「隠れた有徳の人」のひとりだと思いました。

父が亡くなって何年もたったいまでも、人が私を訪ねてくれたり、手紙を書いてくれたりして、七〇年間開業していた父のやさしさについて語り、自分は（あるいは両親または祖父母が）先生の患者だったと話している。ホワイトチャペル地区ではみんなにサミー・サックスと呼ばれていたのだか、私にサミー・サックスの親戚かと訊いてくる人もいる。そして私はそうだと言えることに喜びと誇りを感じる。

『片頭痛大全』が出版されたとき、不審に思った同僚から手紙をもらった。前にいくつかの章の古いバージョンを、Ａ・Ｐ・フリードマン名義で発表したのはなぜかと訊くのだ。私はそんなことをしていないし、その質問はニューヨークのフリードマン先生にするべきだと返事を書いた。フリードマンは愚かにも私が本を出版しないほうに賭けて、実際に私が出版したときには、困ったことになったと気づいたにちがいない。私は彼に何も言っていないし、二度と彼に会わなかった。

フリードマンは所有権について思いちがいをしていて、片頭痛というテーマすべてが自分のものだと思っただけでなく、診療所とそこで働く人も自分のものであり、したがってその人たちの考えや研究を自分のものにする権利があると思っていたのだろう。どちらの側にとっても心の痛むこの話は、けっして珍しくない。科学界には年上の父親役の人と若い息子がいて、息子が父親より優位になってくると、役割が逆転することに気づく。そういうことがハンフリー・デイヴィーとマイケル・ファラデーに起こった。はじめデイヴィーはファラデーをことあるごとに励ましていたが、のちに彼のキャリアを邪魔しようとした。天体物理学者のアーサー・エディントンと聡明な若い弟子のスブラマニアン・チャンドラセカールにも同じことが起こった。私はファラデーでもチャンドラセカールでもないし、フリードマンはデイヴィーでもエディントンでもないが、同じ執念深い力学が、もっとはるかに卑近なレベルで働いたのだと思う。

心の支えだったレニーおばさん

ヘレナ・ペニナ・ランダウ、私のレニーおばさんは、母が生まれる二年前の一八九二年に生まれた。祖父と彼の後妻のあいだにできた一三人の子どもたちはみな仲がよくて、離れているときはしょっちゅう手紙をやり取りしたが、レニーと母のあいだには生涯続いた特別な親しさがあった。

七人姉妹のうちの四人――アニー、ヴァイオレット、レニー、ドギー――は学校を設立している。(7)(母のエルシーはイギリス初の女性外科医のひとりだ)。レニーはロンドンのイーストエンドで学校の先生をしたあと、一九二〇年代にジューイッシュ・フレッシュ・エア・スクール・フォー・デリケート・チルドレンを設立した(「デリケート」は自閉症から喘息《ぜんそく》まであらゆるものを意味するのか、あるいは単に「神経質」の意味かもしれない）。この学校はチェシャー州のデラメア・フォレストにあり、「フレッシュ・エア・ホーム・アンド・スクール」とか「ＪＦＡＳ」と呼ぶのが面倒だったので、私たちはみなその学校を「デラメア」と呼んだ。私はそこを訪れるのが大好きで、「デリケート」な子どもたちに混ざって遊んだものだ。彼らは私にはそれほどデリケートには見えなかった。どの子どもも（他所《よそ》から遊びに来た私も）低い石壁に囲まれた九〇センチ四方の地面を与えられ、何でも好きなものを自由に植えることができた。私はおばや仲間の先生たちと、デラメア・フォレストで植物採集をするのも――とくにトクサが記憶に残っている――小さくて浅いハッチミア池で泳ぐのも大好きだった（おばはデラメアを離れたずっとあとに、「楽しい思い出のハッチミア」と書いていた）。戦争でブレイフィールドに疎開していた悲惨な数年間、私はデラメアに行きたいと心から願っていた。

　レニーはデラメアで四〇年近く過ごしたあと、一九五九年に引退し、一九六〇年の年末ごろロンドンに小さいアパートを見つけたが、そのころには私は北米に移っていた。一九五〇年代にも四通か五通の手紙が行き来したが、二人のあいだを海が隔てるようになってはじめて、互いにたびたび長い手紙を書くようになった。

　レニーからは一九五五年五月に、二通手紙をもらっていた。最初の手紙は、私がオックスフォード大学の三年生だったときに友だち数人と編集した、短命の（一号で廃刊になった）雑誌『シード』を送ったことへの返事だった。

「『シード』をとても楽しく読みました」とレニーは書いている。「表紙のデザイン、豪華な紙、きれいな印刷など、体裁がすべていいし、それにあなたがた寄稿者全員の言葉の感覚が、真面目なものも陽気なものも気に入りました。……あなたがたみんな、まぶしいくらい若い（そしてもちろん生き生きしている）と言ったら、あなたはがっかりするかしら」

この手紙も、彼女のすべての手紙と同様、「最愛のボル」で始まっている（「ボリヴァー」のときもあった）。両親はもっとまじめに「親愛なるオリヴァー」と書く。彼女が「最愛の」という言葉を軽く使っているとは思わない。彼女から深く愛されていると感じ、私も彼女をとても愛していて、それは葛藤のない愛、無条件の愛だ。私が何を言っても、彼女が不快に感じたりショックを受けたりすることはない。彼女の共感し理解する力、彼女の心の寛大さと広さは、無限のように思えた。

彼女は旅行をすると葉書を送ってくれた。「いまグリーグ（ノルウェーの作曲家）の家の庭でまぶしい太陽の光を浴びています」と、一九五八年に書いている。「眼下にすばらしいフィヨルド。彼が作曲する気になったのも不思議はありません（ここにいないなんて、あなたがかわいそう！　パーティーには気持のいい若者が大勢いて……年齢も性別もさまざまで、とても洗練されています）」

たまたま私も一九五八年にノルウェーに行って、オスロフィヨルドに浮かぶクロックホルメンという小さな島に滞在した（友人のジーン・シャープが小さい家を持っていたのだ）。レニーはこう書いている。「クロックホルメンからのどかな葉書をもらったとき、私もそこに行って、あなたがロビンソン・クルーソー、私が家来のフライデーになれたらいいのに、と思っていました」。彼女は手紙を「一二月の最終試験がすべてうまく行きますように」と締めくくっている。

一九六〇年は二人どちらにとっても大きな変化の年だった。レニーは四〇年近く学校長を務めたデラメアを離れ、私はイギリスを離れた。私は二七歳、彼女は六七歳だったが、どちらも新生活を始めるのだと思っていた。レニーはロンドンに落ち着く前に世界中をのんびり旅することに決め、私は彼女がストラスモア号の船上で書いてくれた手紙を受け取ったとき、すでにカナダにいた。

「明日シンガポールに着きます。［パースを出たあと］二日間、楽しげに泳ぐイルカだけでなく、堂々としたアホウドリも船のあとをついてきていて、……その姿はすばらしく優雅で、とてつもなく長い翼を広げて急降下したり舞い上がったりするのよ」

一〇月、私がサンフランシスコで働きはじめたとき、彼女はこう書いている。「あなたから手紙をもらってうれしかったです。……あなたのじっとしていられない探究心を満足させるはけ口を見つけたようですね。……あなたがいなくてとてもさびしいです」。母からのメッセージとして、こう書き加えている。「彼女のお気に入りのインドアスポーツは相変わらず、あなたに送る小包を荷づくりすることです」

一九六一年二月、レニーは兄のマイケルの問題が再発したことについて書いている。「今回ほどマイケルを不安に思ったことはなく、自分がいやになるけれど、同情が嫌悪と不安に変わっています。（私の気持が顔に出ないことを願っているけれど）あなたのお母さんの猛烈な過保護は、マイケル以外のみんながずれているのだと言わんばかりです」

レニーはマイケルが小さかったとき、彼をとてもかわいがっていた。アニーおばさんと同じように、彼の早熟な知性に感心し、彼が望む本はなんでも与えていた。しかしいま、私の両親は状況の重大さ

——と危険——を認めようとしないのだと、彼女は感じていた。「マイケルがバーネット［精神病院］に帰る前の数週間、彼らの生活が心配でした。なんて痛ましく破滅的な生活でしょう」。彼は三二歳だった。

ロンドンは家賃が高く、レニーはあまり倹約ができなかった（「あなたと同じで、お金が指のあいだをすり抜けていくのよ」）ので、さんざん探したすえ、ウェンブレーに住む場所を見つけていた。「あなたも私のこの小さなアパートが気に入ると思います。自分の家があるというのはとてもいい気分で、少しはデラメアを失ったことの埋め合わせにはなっているようね。これを書いているいま、窓の外でアーモンドの木に花が咲いています。クロッカス、ユキノハナ、早咲きのスイセンも咲いていて、春が来たと触れまわるズアオアトリまでいます」

ロンドンで暮らすようになって、観劇に行くのがずっと楽になった。「明日の晩、ハロルド・ピンターの『管理人』を観に行くのが楽しみです。……こういう新しい若い作家は、私の世代のような洗練された円熟した言葉づかいがないけれど、現実に言いたいことがあって、それを勢いよく言いますね」。彼女は私たちおいの世代のときと同じように、おいの子どもの世代——とくに兄のデイヴィッドの子どもたち——の成長も楽しんでいた。

一九六一年五月、私は彼女にカナダ横断の旅を綴った「カナダ——一九六〇年の小休止」の原稿と、サンフランシスコからロサンジェルスまでの夜間ツーリングについての記録（「九九」）を送った。それはある意味で私の最初の「作品」だった。語り口が気取っていて凝りすぎているが、いつか出版できれば、と願っていた作品だ。

「すてきな日記の抜粋を受け取りました」とレニーは書いている。「すべてが息をのむよう。ふと気がつくと、ほんとうに息を止めていました」。私はこれらの作品をトム・ガン以外には誰にも見せたことがなかったが、レニーおばさんが多少批判の混じった熱心な興味を抱いてくれることは、私にとってきわめて重要だった。

レニーはとくに、私の旧友のジョナサン・ミラーと妻のレイチェルが好きで、二人もレニーが好きだった。彼女に言わせるとジョナサンは「相かわらず昔のまま、単純で、複雑で、聡明で、憎めない、だらしない天才——あなたと同じ。……二人ともメイプスベリーを訪れたある日の午後、長い時間おしゃべりをしました。……ひとつしかない人生のうちでどうしてあんなにあれやこれやのものに手を出すことになったのか、まったく信じられないような話よね」

彼女は私が送るカリフォルニアの写真が好きだった。私はツーリングのときはつねにカメラを携帯していて、彼女にカリフォルニアの風景写真を送っていたのだ。「オーストラリアから帰国する途中にどうしても行きたくて立ち寄ったときに見た、ギリシャの風景くらいすばらしいです。……バイクに乗るときは気をつけて！」

レニーは私が一九六二年初めに送った「トラベル・ハッピー」を気に入ったが、トラック運転手たちの「くそっ」や「ちくしょう」を入れすぎと感じた。私はそういう言葉を魅力的で、いかにもアメリカらしい——イギリスでは「ちぇっ」がぎりぎりだ——と思ったが、レニーは「あんまり何度も出てくるとうんざり」と思ったのだ。

一九六二年一一月、彼女はこう書いている。「あなたのお母さんはまたメスを握るようになって喜んでいます［母はその年股関節を骨折していた］。もうフラストレーションを感じていません。あなたのお父さんは相かわらず、おかしくてだらしない愛すべき人で、行く先々で眼鏡や小銭やノートの忘れ物というかたちで、ちょっとした思いやりを残します。熱心で協力的な人たちがそれを集めて届けてくれます。まるでそうすることが世界で一番の名誉であるかのように」

レニーは私が神経学会で論文を発表し、学界にデビューすることに感動したが、「また巨漢になるまでトレーニングしているのは感心しません。あなたはふつうのときがとてもカッコいいのよ」

私は二カ月ほどあとに、自分がふさぎ込んでいたことを彼女に告げた。「誰でもそうなることがあります。でも、もう大丈夫。あなたにはいいところがたくさんあるわ――頭のよさ、魅力、プレゼン能力、ユーモアのセンス、あなたを信じている私たちみんな」

レニーが信頼してくれるというのは、私にとって昔からかけがえのないことだった。なぜなら、両親は私を信用していないと思っていたし、自分でも自分をほんの少ししか信じていなかったからだ。

鬱状態から立ち直って、私はレニーに本の小包を送り、彼女は私の「浪費」を非難する一方、こんな返事をくれた。「私のお気に入りのおいっ子に心からありがとう」（私はこの言い回しの響きが気に入った。レニーが私のお気に入りのおばだったから）。彼女はこう続けている。「暖炉のそばでくつろいでいる私を想像して。コックスオレンジピピン（訳注：イギリス人が世界一と自讃するリンゴの品種）を山盛りにしたボウルを抱え、ヘンリー・ジェームズの洗練された奥深い世界に浸り、突然、午前〇時を回っていることに気づくのです」。この手紙はところどころ判読しにくかった。「いいえ、もうろくして字が下手になったのではありません。五〇年大切に使ってきた万年筆をなくしてしまって、新しいものを使いならそうとしているところなのです」

彼女はいつもペン先の太い万年筆で書いていた（五〇年たって相かわらず私もそうしている）。「最愛のボル」と彼女は締めくくっている。「幸せをお祈りします」

「波と格闘したんですってね、イカれたおばかさん」と、彼女は一九六四年に書いている。ヴェニスビーチで大波にさらわれて肩を脱臼し、友人のチェットに救い出されたことを、彼女への手紙に書いていたのだ。

彼女は私が書いた神経学についての論文を送ってほしいと望んでいた。「ひと言も理解できないでしょうけど、優秀で頭の切れる、それでいて愉快な私のおいっ子に、いとおしい誇りを感じるでしょう」

そんなふうに私たちの手紙は七年か八年続いた。私はカリフォルニアを離れること、そしてニューヨークの第一印象について、レニーに書き送った。

ここはほんとうにすばらしい都会です。豊かで、刺激的で、幅も奥行も無限で——ロンドンと同じように。でも、二つの都市はまったくちがいます。ニューヨークは針で突いた無数の穴がきらきらしている感じで、夜に飛行機から見る都会のようです。いろんな特質、いろんな人、いろんな年代、いろんなスタイルのモザイク、言ってみれば都市の形をした巨大なジグソーパズルです。ロンドンはゆったりと発展した都市の上質さに満ち、現在が過去のウエハースの上にスライドのように重なって層をつくり、時間とともに広がっていて、シュリーマンが発掘したトロイか、地球の地殻のようです。ですがニューヨークは、きらきら光る合成品みたいな感じなのに、妙に昔風で古めかしいのです。高架鉄道「エル」の巨大な梁《はり》は一八八〇年代の鉄道の夢の名残、ザリガニのしっぽそっくりなクライスラービルのてっぺんは、虚栄心に凝り固まったエドワード朝そのものです。エンパイアステートビルを見ると必ず、そこをよじ登っているキングコングの巨大なシルエットが頭に浮かびます。イーストブロンクスは一九二〇年代（ゴルダーズグリーンへの集団移住前《ディアスポラ》）のホワイトチャペルに似ています。

レニーは家族の行事、自分が読んだ本や観た芝居、そしてとくに体力のいる徒歩旅行について、手紙に書いてくれた。彼女は七〇代になっても熱心に山歩きをしていて、引退してからはアイルランド、スコットランド、ウェールズの荒涼とした地方を探検する暇ができたのだ。

手紙と一緒にブルーヴィニーの小包も送られてきた。ドーセットの酪農場でつくられるブルーチーズなのだが、私はこれが大好きで、スティルトンチーズより上だと思っていた。円盤形のブルーヴィニーの四分の一が入っていてかすかににおう小包が、毎月届くのがとても楽しみだった。彼女は私のオックスフォード時代にこれを送ってくれるようになり、一五年後も続けていたのだ。

一九六六年、レニーは母の二回めの股関節手術について書き送ってきた。「あなたのお母さんには大変な一週間でした。……お父さんはとても心配していました」。しかし万事順調で、母は松葉づえで歩くようになり、さらにステッキをつくまでに回復する。翌月、レニーは「彼女の根性と意志の強さは信じられないです」と書いている（私から見れば、ランダウきょうだいは全員、根性と意志の強さを生まれながらに持っていた）。

一九六七年初め、リヴィングの著書『片頭痛について』を読み、このテーマについて自分の本を書くと決意したあと、レニーに手紙を書いた。彼女はその話に興奮していた。私が子どもだったころから、私は「作家」になれるし、なるべきだと思っていたのだ。私の原稿に対するフリードマンの反応と、彼にしたがったほうがいいという父の考えも書いたが、レニーはいかにもランダウ家らしい明確さと意志の強さで異を唱えた。

一九六七年一〇月の手紙に、「あなたのフリードマン先生はものすごく不愉快な人のようだけど、ああいう人に腹を立ててはいけません。しっかり自分を信じていればいいのです」と書いている。

一九六七年秋、両親がニューヨークに立ち寄った。長兄のマーカスとその家族をオーストラリアに訪ねた帰り道だった。両親は私のことをあれこれ心配していたが、いまは私がプロの医師としての生活を楽しみ、患者に感謝し、患者から感謝され――数カ月前にニューヨークを訪れた兄のデイヴィッドが両親に、私は患者に「崇拝されている」と報告していた――ニューヨークで診察している珍しい脳炎後遺症患者について書いていることを、自分たちの目で確認できた。数週間後、レニーは「あなたのお父さんとお母さんは、末っ子と長男それぞれの暮らしぶりを見て、晴れ晴れとした気分で帰国しました」と知らせてきて、オーストラリアのマーカスが生まれたばかりの娘について「感動と有頂天」の手紙をくれた、とつけ加えている。

一九六八年、大きな脅威が迫って来た――ベトナム戦争と徴兵強化だ。私は軍の面接に呼びだされたが、自分は軍隊に適した人材でないことを、なんとか国に納得させることができた。

「あなたが文民のままでいることに、私たちがみんなどれだけ安心したことか」とレニーは書いている。「このベトナム戦争は日に日に恐ろしいことになっていて、複雑な関係がどんどんこんがらかっています。……世界が陥っているこの恐ろしい混乱について(それとたまに起こるいい出来事について)、あなたはどう見ていますか? 手紙で近況を知らせてください」

(注1) 私は心の底では研究で成功すると期待していなかったのかもしれない。一九六〇年の両親への手紙に、UCLAで生理学の研究をすることについての疑問を書いている。「私はいい研究者になるには気まぐれすぎで、怠惰すぎで、不器用すぎで、いい加減すぎでしょう。私がほんとうに楽しいと思うのは、おしゃべりと、……読書と、書くことです」

そしてジョナサン・ミラーから受け取ったばかりの手紙を引用した。彼は自分のこと、エリックのこと、そして私のことについて書いていた。「僕はウェルズと同様、科学研究の展望に魅了され、その現実に身がすくんでいる。僕たちが機敏に優雅に動ける場所は、思考と言葉の世界だ。僕たちの科学への愛情は完全に書物の上でのものだ」

(注2) 気晴らしのためのエンジェル・ダストの使用は、一九六〇年代で終わったと思われているかもしれないが、手に入る最新の麻薬取締局の数字を見ると、つい最近の二〇一〇年にも五万人以上の若年成人と高校生が、PCP

をやって救急車で運ばれている。

(注3) しかし原稿に目を通したフェイバー社の人物は、妙なコメントをした。「この本は読みやすすぎる。そのせいでかえって疑念を抱かれるだろうから、専門書的にするべきだ」

(注4) 実際、私は一九九二年にこの本に加筆した。そのきっかけはひとつには片頭痛アートの展示を見たこと、ひとつには友人でとても優秀な数学者で神経科学者でもあるラルフ・シーゲルとの議論だった(それから二〇年後の二〇一二年、『見てしまう人びと』を書いたとき、片頭痛前兆というテーマをまた別の角度から取り上げた)。

(注5) 一九七二年、父は私のいとこのアル・キャップから相談を受けた。いろんなおかしな症状があって、かかりつけ医はお手上げだったのだ。父は彼と握手をしながらひと目見て言った。「きみはアプレゾリンを使っているのか?」(これは当時高血圧を抑えるのに使われていた薬だ)

「ええ」とアルは驚いて答えた。

「きみはアプレゾリンのせいでSLE、全身性エリテマトーデスになっている」と父は説明した。「さいわい、この薬物性のタイプは完治できるが、アプレゾリンをやめないと命にかかわる」

　アルは、自分の命があるのは父の電光石火の洞察のおかげだ、と思ったそうだ。

(注6) これはお互いさまで、私のいとこのアバ・エバンは『ジューイッシュ・クロニクル』紙に寄せた父の追悼記事にこう書いている。

　一九六七年、第三次中東戦争のあと、国連からもどる途中でロンドンに立ち寄ったとき、私の乗っていたタクシーが赤信号で別のタクシーと並んだ。そしてドライバーが同僚に呼びかけた。「誰を乗せているかわかるか？　サックス先生のおいっ子だよ！」

私はそれを純粋に褒め言葉として受け取り、サムおじさんをほんとうに誇らしく思った。おじはその話を何カ月もあちこちで、例によってうれしそうに語っていた。

（注7）いちばん上のアニー・ランダウは一八九九年に住みなれたロンドンを離れてパレスチナに移った。この新しい土地に誰ひとり知り合いがいないにもかかわらず、エルサレムのイギリス系ユダヤ人女子に幅広い教育を受けさせる手助けをしようと決意していた。当時そうした女性の大部分は貧しく、読み書きができず、教育を受けられず、一〇代での結婚か売春に追い込まれていたのである。彼女たちにとって、アニーおばさんほどの擁護者はいなかった。女性の教育に対するアニーおばの情熱はあらゆる文化的、政治的障害を克服した。著名なユダヤ人、アラブ人、キリスト教徒、そしてイギリス委任統治領のメンバーを呼び集めたアニーのパーティーは語り草で、彼女が四五年にわたって運営した学校は、近代エルサレムの発展という永遠の財産を残した（アニー・ランダウと彼女の学校、エヴェリーナ・ド・ロスチャイルド学校（訳注：イギリスロスチャイルド家のライオネル・ド・ロスチャイルドが娘のエヴェリーナを記念して創立）の歴史は、ローラ・S・ショアの著書『エルサレムで一番の学校――アニー・ランダウの女子校一九〇〇～六〇年（*The Best School in Jerusalem: Annie Landau's School for Girls, 1900-1960*）』で語られている）。

目覚め

嗜眠《しみん》性脳炎――神経学と精神医学の統合

一九六六年秋、私はアルベルト・アインシュタイン医科大学と提携している慢性疾患の病院、ベス・エイブラハム病院で患者を診るようになった。五〇〇人の入院患者のうち、一九二〇年代初めに世界的に流行した嗜眠性脳炎（別名眠り病）による死をまぬかれた人が、いろいろな病棟に八〇人あまりいた。眠り病は何万人もの命を即座に奪い、回復したように見える人たちでも、場合によっては数十年後に、奇妙な脳炎後遺症候群を発症する人が大勢いる。深刻なパーキンソン病の状態で凍りつく人が多く、硬直した姿勢で動かない人もいる。意識不明ではないのだが、病気のせいで脳の特定部位が閉鎖された時点で意識が停止するのだ。三〇年も四〇年もそんな状態の患者がいると聞いて驚いた。じつはこの病院はもともと、このような嗜眠性脳炎の最初の犠牲者のために、一九二〇年に開業したものだった。

一九二〇年代から三〇年代にかけて、脳炎後遺症患者を収容するために、世界中で病院が建てられたり改装されたりした。その一例だったロンドン北部のハイランズ病院は、もともと熱病のための病院で、広大な土地に何十もの病棟が散らばっていたが、当時は二万人近い脳炎後遺症患者を入院させるのに使われた。しかし一九三〇年代末には患者の大部分は亡くなり、かつてトップニュースになった病気そのものも、ほとんど忘れられていった。数十年たたないと明らかにならない奇妙な脳炎後遺症候群については、医学文献にもほとんど報告されていなかった。

患者をよく知る看護師たちは、動かない体のなかに閉じ込められた彫像のような外見の陰に、もとのままの心と人格があるのだと確信していた。さらに、ときどきごく短時間、凍りついた状態から解き放たれることがあるとも言っている。たとえば、患者はたとえ歩くことや歌うことはできなくても、たとえ話すことはできなくても、音楽を聞くと動いて踊ることができる場合もある。さらには、ごくまれに自発的にいきなり電光石火のスピードで動くことがある人もいる。いわゆる「矛盾性運動《キネジア・パラドクサ》」だ。

私の興味をそそったのは、同じ症状の患者が二人といない、どんなかたちもありえる病気の光景であり、一九二〇年代から三〇年代にかけて研究した人たちが「ファンタスマゴリア（走馬灯）」とうまい呼び方をしたとおり、めまぐるしく移り変わる光景だった。それは神経系のあらゆるレベルで起こるじつに幅広い障害を含む症候群であり、神経系はどう体系化されているのか、脳と行動は原初的なレベルでどう作用しているのかを、どんな疾患よりもはるかにみごとに示しているのではないだろうか。

脳炎後遺症患者のあいだを歩き回っていると、熱帯のジャングル、それどころか場合によっては古代のジャングルで、有史以前か人類出現以前の行動を見ている博物学者のような気持になることがあった。身づくろいする、爪でひっかく、ぺろぺろなめる、すする、あえぐ、さらにはありとあらゆる奇妙な呼吸と発声の行動が見られる。これは「化石行動」だ。原始的な脳幹系がまず脳炎によって傷ついて敏感になり、今度はLドーパによって「目覚め」させられ、そして刺激されることによって、ダーウィン説で言う大昔に退化した行動が、生理学的な忘却の彼方から引きもどされたのだ。(1)

一年半にわたって観察し、メモを取り、ときに患者を撮影したり録音したりしたが、そのあいだに、彼らを患者としてだけでなく人としても知るようになった。彼らの多くは家族から見捨てられ、看護スタッフ以外とはまったく接触していない。一九二〇年代、三〇年代のカルテを掘り出してようやく彼らの診断を確認できたので、その時点で病院の院長に、何人かを一緒にひとつの病棟に移せないかと頼んだ。それでコミュニティができると期待したわけである。

私は最初から、自分が診ているのは前例のない状態と状況にある人たちであり、記述されたことがない人たちだと感じていて、一九六六年に出会って数週間後には、彼らについての本を書くことを考えていた。ジャック・ロンドンの『どん底の人々』という題名を借用することを考えた。このような病気と人生の力学という観念、わけのわからない真っ暗闇の状況で生き延びるために奮闘する有機体や主体という観念は、私が医学生や研修医だったときに重視されていた視点ではなかったし、最新の医学文献にも見られなかった。しかし私が脳炎後遺症患者を目にしたとき、それは明確で否定しようのない真実だった。同僚の大半が一笑に付してかえりみなかったもの(「慢性疾患の病院か、そんなところに興味をそそるものなどないよ」)が、彼らが考えるのとは真逆《まぎゃく》の場所であることがわかった。人々の一生がどう展開するかを理解するのに理想的な環境だったのだ。

一九五〇年代末には、パーキンソン症候群患者の脳は伝達物質のドーパミンが不足しているのであり、したがってドーパミン濃度を上げることによって「正常化」できることが明らかになっていた。しかしＬドーパ（ドーパミンの前駆物質）をミリグラム単位で与えることによって濃度を上げようとする試みは効果があいまいで、ジョージ・コチアスがパーキンソン病患者グループに大胆にも一〇〇〇倍の量を与えてはじめて、目覚ましい治療効果が現われた。一九六七年二月に彼の報告書が発表されて、パーキンソン病患者の展望が一気に変わった。これまで、ひどい障害がさらにひどくなる将来しか見えなかった患者が、新しい薬で変われるかもしれないのだ。周囲は色めき立ち、私はＬドーパが私自身の、これはこれでかなり異なる患者たちに役立つだろうかと考えた。

ベス・エイブラハムの患者たちにＬドーパを投与するべきなのか？　私はためらった。彼らがわずらっているのはふつうのパーキンソン病ではなく、もっとはるかに複雑で深刻で奇妙な脳炎後遺症の障害だ。それほどちがう病気のこの患者たちは、どう反応するだろう？　慎重にならなくてはいけない――大げさなくらいに。病気の初期に患者を苦しめ、いまはパーキンソン症候群という形で閉じ込められている神経学的問題を、Ｌドーパが活性化するおそれはないだろうか？

一九六七年、多少の不安を抱えながら、当時まだ治験薬だったＬドーパを使うための特別治験医師の免許を、麻薬取締局に申請した。免許が下りるまでに数カ月かかり、いろいろとほかにも理由があって、一九六九年三月にようやく、六人の患者に九〇日の二重盲検試験を始めた。被験者の半分は偽薬を与えられるのだが、彼らも私も、だれが本物の薬を与えられているのか知らなかった。

しかし三週間とたたないうちに、Lドーパははっきりした目を見張るような効果を上げた。きっかり五〇パーセントの失敗率から、有意な偽薬効果はまったくないと推察できた。道義上、偽薬を続けることはできず、すぐに試せる患者全員にLドーパを使わせることに決めた。(2)

当初、患者の反応はほとんどすべて喜ばしいものだった。その夏、びっくりするような楽しい「目覚め」があった。何十年もほとんど動けなかった患者たちが、いきなり爆発的に生きはじめたのだ。

しかしそのあと、ほぼ全員に問題が起こった。Lドーパの特殊な「副作用」だけでなく、一般的なパターンの問題もあって、突然、予測不能な反応の変化が起き、Lドーパに対して極端に過敏になる。この薬を試すたびに異なる反応を示す患者もいる。私は用量を慎重に量《はか》って変えようとしたが、それも効果がない。「システム」には独自の力学があるようで、過剰なLドーパと過少なLドーパの中間がないように思える患者が多かった。

患者のために薬の用量を決めようとしているとき、兄のマイケルと精神安定剤（Lドーパが活性化するドーパミン系を抑制する薬）の問題を思い出した。通常の回復力やゆとりをなくしたように思える脳システムに対処するとき、純粋な医学的アプローチや薬物療法ではどうしようもない限界がわかるのだ。(3)

私がUCLAのレジデントだったとき、神経学と精神医学はほとんど無関係の分野とされていたが、レジデント期間を終えて、患者のまるごとの現実に直面したとき、自分は神経科医であるのと同じくらい精神科医でなくてはならないと悟った。そのことは片頭痛の患者にも強く感じていたが、脳炎後遺症患者については抜きさしならない問題として突きつけられた。なぜなら彼らは、パーキンソン症候群、ミオクローヌス、舞踏病、チック、不可解な衝動強迫、衝動、妄想、突然の「叫び」、激情の噴出など、「神経学」と「精神医学」双方にまたがるさまざまな障害をもっているからだ。そのような患者に対し、純粋に神経学的にアプローチしても、純粋に精神医学的にアプローチしても、なんの成果もないだろう。神経学と精神医学が結合しなくてはならないのだ。

脳炎後遺症患者は何十年にもわたり、記憶、知覚、意識の停止状態にあった。そんな彼らが生き返り、完全な意識と動きを取りもどしていた。彼らは移り変わった世の中で自分を時代遅れと思うだろうか?

私が患者たちにLドーパを与えたとき、彼らの「目覚め」は身体的なものにとどまらず、知性、知覚、そして感情にもおよんだ。そのような全面的な目覚め、あるいは復活は、一九六〇年代の神経解剖学上の考え方と矛盾していた。神経解剖学では、運動、知性、感情を、脳のまったく別々で連絡することのない機能と見ていたのだ。私のなかの解剖学者はこの見方に追従《ついじゅう》し、「こんなことはありえない。そんな『目覚め』が起こるはずはない」とあくまで言い張る。

しかし明らかにそれは起こっていた。

麻薬取締局から、症状と薬物に対する反応の標準的なリストを作成するよう求められたが、神経学的にも人間的にも状況があまりに複雑で、そのようなリストの形などでは、私が目にしている現実を記録することはできない。私は一部の患者がやっていたように、詳細なメモと日記をつける必要性を感じた。そこでテープレコーダーとカメラを持ち歩くようになり、のちに小さいスーパー8のムービーカメラを加えた。自分が見ているものは、二度と見られないかもしれないとわかっていたからだ。目に見える記録をとることが不可欠だった。

日中ほとんど眠っているのに、夜になるとぱっちり目を覚ます患者もいて、そのために私も二四時間対応しなくてはならなかった。そのせいで睡眠不足になったが、彼らとの親近感が生まれただけでなく、ベス・エイブラハム病院の患者五〇〇人全員について夜間当直をすることができた。急性心不全の患者を治療したり、別の患者を緊急救命室に送ったり、患者が死亡した場合に剖検を要求したりすることもある仕事だ。ふつうは毎晩別の医師が当直するのだが、私は常駐の夜間当直も同然だと思ったので、その役を買って出た。

ベス・エイブラハム病院の理事たちはこの考えを気に入り、病院の隣家の一室を格安の家賃で提供してくれた。通常、当直医のために確保されている部屋だ。これはみんなにとっていい話だった。ほかの医師の大部分は当直をいやがっていたし、私はつねに患者に開かれている部屋を持ててうれしかった。心理療法士、ソーシャルワーカー、理学療法士、言語療法士、音楽療法士をはじめとするスタッフがよく立ち寄って、患者について話しあった。ほぼ毎日、私たちの目の前で展開される前例のない出来事について、充実した刺激的な議論が行なわれた。私たちは前例のないアプローチを求められていたのだ。

ロンドンの著名な神経学者、ジェイムズ・パードン・マーティンは、退職後はハイランズ病院で脳炎後遺症患者の観察と研究をすることに決めていて、彼らのバランスと姿勢の異常についてのすばらしい本を、一九六七年に出版していた。彼は一九六九年九月、私の患者に会うためにわざわざニューヨークまでやって来た。そのころには七〇代になっていたので、けっして楽なことではなかっただろう。彼はLドーパを投与されている患者と面会してたいへん興味をそそられ、五〇年前の大流行期以来、このような状況は見たことがなかったと言った。そして断固とした調子で、「きみはすべてを詳細に書かなくてはいけない」と言った。

一九七〇年、私は脳炎後遺症患者たちについて書きはじめた。いつものお気に入りのスタイル、つまり雑誌への投書というかたちをとった。一週間後、『ランセット』の編集者に四通の書簡を送ると、すぐに掲載を認めてもらえた。しかし私の上司であるベス・エイブラハム病院の院長は喜ばなかった。「なぜきみはイギリスで発表するんだ？　君はここアメリカにいるのだから、『アメリカ医学会ジャーナル（JAMA）』に掲載するものを書かなくてはいけない。こんな個々の患者についての投書ではなくて、全患者の統計的研究と彼らの状態について書きなさい」

そこで一九七〇年の夏、『JAMA』への投書で自分の研究結果を報告し、一年間、Lドーパを投与してきた六〇人の患者について、薬の総合的効果を記述した。そのほぼ全員が当初は順調だったが、早晩ほとんど全員、抑制がきかなくなり、複雑で、異様で、予測不能な状態に陥った。これを「副作用」と見なすことはできず、進行する全体の不可分の要素と考えるべきだ、と書いた。

『JAMA』は私の投書を掲載したが、『ランセット』の場合は同僚から肯定的な反応がたくさんあったのに対し、『JAMA』の投書に対しては、不思議なことに、と言うより不気味なことに、何も聞こえてこなかった。

沈黙が破られたのは数カ月後のことである。『JAMA』一〇月号の投書欄すべてが、さまざまな同僚からのかなり批判的な反応に充《あ》てられたのだ。なかには憤慨しているものもあった。彼らが言うには、基本的に「サックスは頭がおかしい。私たちは大勢の患者を診てきたが、こんな例は見たことがない」。ニューヨークにいる同僚のひとりは、Lドーパを使っているパーキンソン病患者を一〇〇人以上診ているが、私が記述したような複雑な反応は見たことがない、と書いていた。私は「M先生、あなたの患者のうち一五人をいまベス・エイブラハム病院で私がケアしています。彼らを訪ねて、具合はどうかごらんになりませんか?」と彼に手紙を書いた。返事はなかった。

当時、Lドーパの弊害を軽視している同僚もいるようだった。たとえ私の記述が現実でも、「Lドーパの治療効果を引き出すために必要な楽観的ムードを壊す」から発表するべきではない、という手紙もあった。

『JAMA』が同じ号で彼らに回答する機会を私に与えずに、そのような攻撃を公表するのはまちがっていると私は思った。私が明確にしたかったのは、脳炎後遺症患者が極端に過敏であること、ふつうのパーキンソン病患者よりもはるかに速く強く反応することだった。だからこそ、ふつうのパーキンソン病を何年も治療している同僚たちが目にしたことのない効果を、私は自分の患者たちに数日から数週間以内に見ていたのだ。

しかしもっと深い問題もあった。私は『JAMA』への書簡のなかで、薬を投与してその効果をコントロールするという、一見ごく単純な問題に思えることに対して疑問を投げかけただけでなく、予測可能性そのものにも疑問を投げかけていた。不確実な状態を、Lドーパの継続的投与によって生じる根本的な、避けられない現象と位置づけたのだ。

自分は非常にまれな機会を与えられたのだとわかっていた。自分には話すべき重要なことがあるのだとわかっていた。しかし、どうすれば医学界における「発表可能性」や同僚たちの支持を失わずに話せるのか、自分の経験をありのままに伝えられるのか、私にはわからなかった。このことをとくに痛切に感じたのは、脳炎後遺症患者とLドーパへの反応についての長い論文を、最も古く最も評価の高い神経学専門誌『ブレーン』に却下されたときだ。

ルリヤに導かれて

一九五八年、私が医学生だったとき、ソ連の偉大な神経心理学者、A・R・ルリヤがロンドンに来て、一卵性双生児の発話の発達に関する講演をした。観察力、理論的深さ、そして人間的温かみを併せもったルリヤの話に耳を傾けていると、それが天啓に思えてきたほどだった。

一九六六年、ニューヨークに移ったあと、ルリヤの書いた『人間における高度な大脳皮質機能（*Higher Cortical Functions in Man*）』と『人の脳と心理過程』（松野豊訳、金子書房）を読んだ。後者には前頭葉を損傷した患者の症例がふんだんに盛り込まれていて、私はおおいに感心した。[4]

一九六八年、ルリヤの『偉大な記憶力の物語』（天野清訳、岩波現代文庫）を読んだとき、最初は小説だと思っていたが、三〇ページほど進んだところで症例であることに気づいた。それまで読んだことのないような深い詳細な症例であり、人を感動させる力、情緒、そして小説の構成をもった症例だったのだ。

ルリヤは神経心理学の創始者として国際的な名声を博していた。しかし、人間味あふれる症例が、神経心理学の長大な論文と同じくらい重要だと考えていた。古典主義とロマン主義、科学と物語を融合させようとするルリヤの試みは私自身の試みになり、彼がいつも「小さい本」と呼んでいたもの（『偉大な記憶力の物語』はわずか一六〇ページの小型本だった）は、『レナードの朝』（訳注：原題はAwakenings《アウェイクニングズ》〔目覚め〕）だけでなく私が書くすべての本の手本となり、私の人生の中心と方向性を変えた。

一九六九年夏、脳炎後遺症患者と一日一八時間つき合う生活を続けたあと、私は疲労と興奮に包まれてロンドンに向かった。ルリヤの「小さい本」に着想を得て、実家に滞在中の六週間で『レナードの朝』の最初の九件の症例を書いた。そして出版社のフェイバー・アンド・フェイバーに出版企画として持ち込んだが、興味がないと言われた。

私は脳炎後遺症患者のチックと行動について四万語の原稿も書き、さらにその論文のタイトルを、ルリヤの『人間における高度な大脳皮質機能』を補足するものとして「人間における皮質下機能」とすることも考えた。しかしこれもまたフェイバーに却下されている。

学生を、患者をまるごと知ること

私が一九六六年に初めてベス・エイブラハム病院に来たとき、八〇人ほどの脳炎後遺症患者に加えて、ほかの神経疾患の患者も数百人が入院していた。比較的若い患者は運動ニューロン疾患、脊髄空洞症、シャルコー・マリー・トゥース病など、比較的高齢の患者はパーキンソン病、脳卒中、脳腫瘍、老年性認知症（当時、「アルツハイマー病」という用語はまれな若年性認知症の患者に使われていた）をわずらっていた。

アインシュタイン医科大学の神経学科長から、この珍しい患者集団を使って、医学生に神経学の手ほどきをしてほしいという依頼があった。そこで、神経学に特別な関心を抱き、二カ月にわたって金曜の午後に来られる学生八人か九人だけを相手に教えた（金曜に来られない正統派ユダヤ教徒の学生のために、ほかの日にも授業はあった）。学生たちは神経障害についてだけでなく、施設に入れられるとはどういうことか、慢性障害を抱えて生きるのはどういうことかについても学ぶ。週を追うごとにレベルが上がり、末梢神経系や脊髄の障害から、脳幹や小脳の障害、そして運動障害、最終的に知覚、言語、思考、判断の障害に到達する。

いつも臨床の授業から始めた。患者のベッドの周囲に集まって、病歴を聞き出し、質問をして診察する。私はほとんど口をはさまず、患者のそばに立っているだけだったが、学生たちがつねに患者には敬意と礼儀と細心の注意をもって接するように気を配っていた。

私が学生に紹介した患者は、私がよく知っていて、学生に質問されて診察されることに同意した人だけだ。なかには、生まれながらの教師とも思える患者もいた。たとえばゴールディー・カプランは、脊髄を侵すまれな先天性疾患にかかっていて、学生たちにこう言っていた。「『脊髄空洞症』を教科書から覚えようとしないで――私のことを考えなさい。私の左腕のこの大きなやけどをよく見て。熱も痛みも感じずに放熱器によりかかったせいでできたの。私が体をねじっていすにすわる様子や、うまく話ができない様子を覚えておきなさい。空洞が脳幹に届きはじめているからよ。私は脊髄空洞症の生きた見本なの」。彼女はよく言っていた。「私を覚えておきなさい」。学生は全員そのとおりにした。何年もたってから私への手紙に、ゴールディーのことがいまだに目に浮かぶと書いてくる者もいた。

患者の診察を三時間行なったあと、私の狭いオフィスで身を寄せ合うようにして、お茶を飲みながら休憩する。そこの壁一面に記事、メモ、アイデア、ポスター大の図表など、書き直したり書き加えたりされた紙が留めてある。そのあと天気が許せば、道を渡ってニューヨーク植物園に行き、木の下にすわって、哲学や人生についていろいろと語りあう。九週にわたって金曜の午後を一緒に過ごすあいだに、私たちは互いをよく知るようになった。

あるとき、神経学科が学生をテストして成績をつけてほしいと言ってきた。私は必要な書式を提出したが、全員にAをつけた。すると講座主任は腹を立てて言った。「全員Aのわけがないだろう！これは冗談のつもりか？」

「いいえ、冗談ではありません。学生一人ひとりを知れば知るほど、私には十人十色に思えます」。私のAは、みんな対等だとするもっともらしいおためごかしなどではなく、むしろ、学生それぞれの個性を認めた結果だった。学生も患者と同様、数値やテストに単純化することはできないと感じたのだ。さまざまな状況での彼らを見ずに、共感、気づかい、責任感、判断力のような点数化できない資質がどうであるかを見ずに、どうして学生たちを評価できよう？

最終的に、学生の成績をつけろとは言われなくなった。

長い期間、医学生がひとりだけということもあった。そのひとりのジョナサン・カーティスが最近訪ねてきて、あれから四〇年以上たったいま、医学生時代のことで覚えているのは、私と過ごした三カ月のことだけだと言ってくれた。私はときどき彼に、たとえば多発性硬化症の患者を調べるように

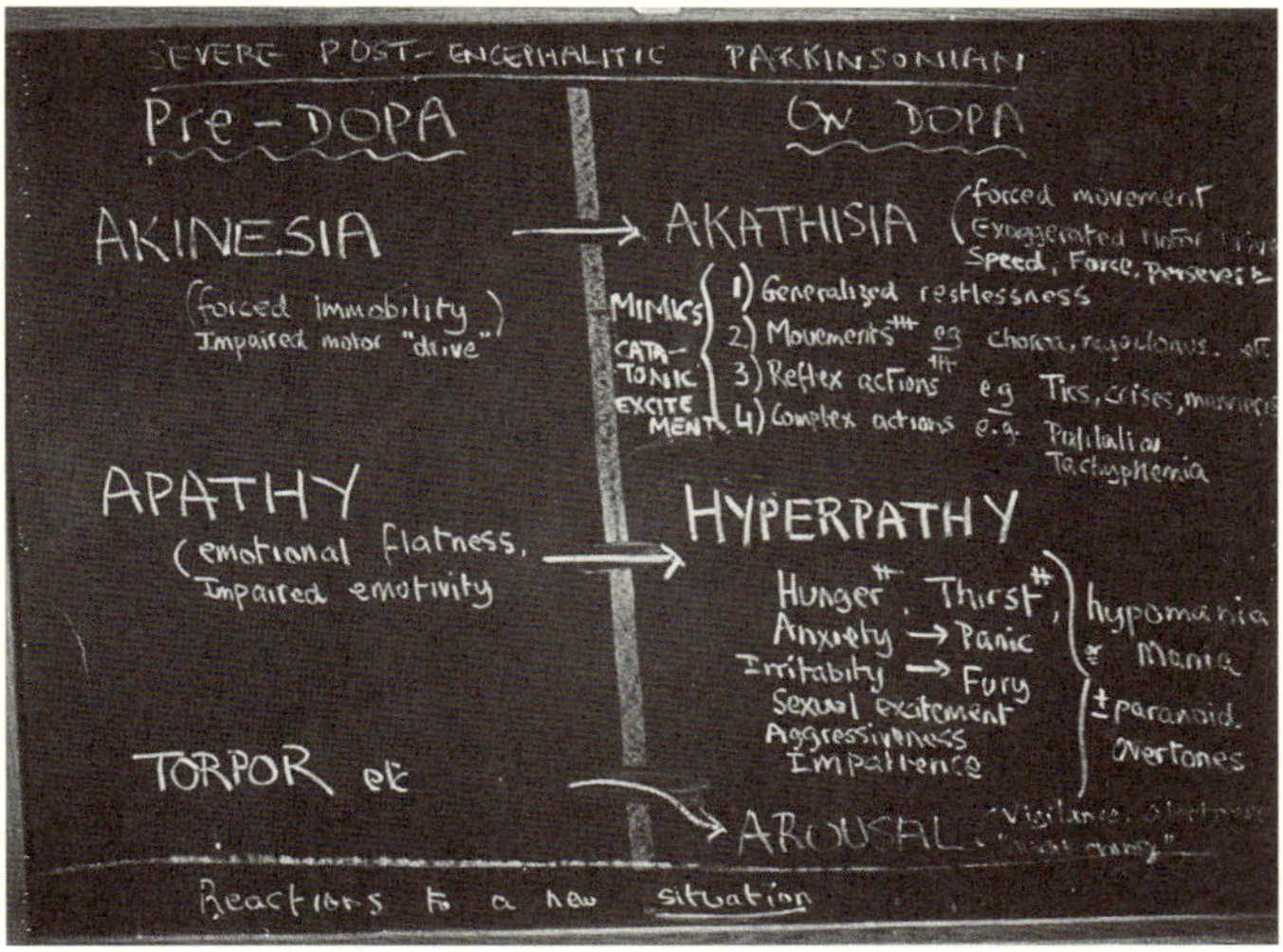

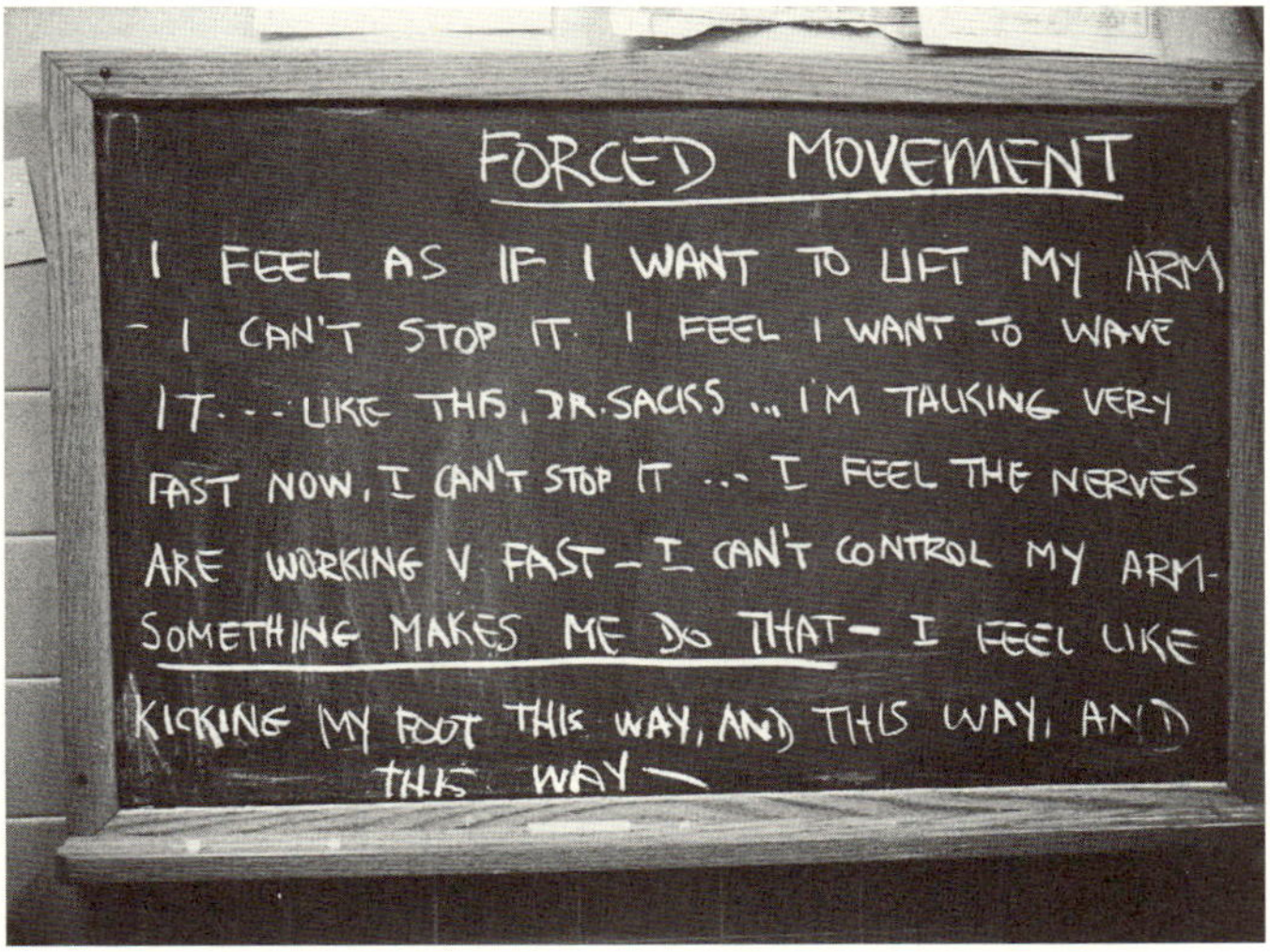

「目覚め」の時期にたくさん書いた「思考ボード」より。

言った——その人の病室に行き、二時間ほど一緒に過ごすように、と。そのあと、彼女の神経学的問題とそれを抱えての生き方だけでなく、彼女の性格、関心事、家族、人生遍歴すべてを織り込んだ、可能なかぎり詳しい報告書を提出するよう求めたのだ。(5)

彼とは患者やその「症状」について一般的な言葉で話しあい、そのあともっと本を読むように勧めたものだ。ジョナサンは、私がよく一次文献（たいてい一九世紀の症例記述になる）を推奨することに感銘を受けたそうだ。彼が言うには、そんな記述を読むように勧める人は医学校にはほかにいなかった。話に出るとしても、時代遅れで、見当はずれで、歴史家以外の人にとっては役に立たないし面白くもない「昔のもの」として片づけられていた。

ベス・エイブラハムの看護補助や付添人、用務係、それに看護師も、（どこの病院でもそうだが）長時間勤務なのに給料は安く、一九七二年に地元の組合がストライキを呼びかけた。スタッフのなかにはこの病院で長年働いていて、患者とのきずながとても強くなっている人もいた。私がピケラインに立つ彼らに話しかけると、彼らは自分の患者を放り出すことにどれだけ葛藤しているかを訴え、涙を流す人もいた。

私は一部の患者のことが心配だった。とくに動くことができず、床ずれを防ぐためにしょっちゅう寝返りを打たせてあげる必要がある人、誰かに関節をある程度動かしてもらわないと硬直してしまう人。たった一日でも寝返りや運動をさせてもらえないと、そういう患者は坂をころげ落ちるように悪くなるおそれがあるのに、ストライキは一週間以上続きそうだった。

私は数人の教え子に電話をかけ、状況を説明して、助けてもらえないかと頼んだ。彼らはその問題を話しあうために、学生自治会のミーティングを開くことに同意した。二時間後に折り返し電話があり、彼らは申しわけなさそうに、学生自治会が集団でスト破りをすることはできないと言った。しかし、学生個人ということであれば、自分の良心にしたがうことができる、とも口にした。私が電話をした二人の学生は、すぐにそちらに行くと言ってくれた。

私は彼らとともにピケラインを抜け――ストをしていた労働者たちが通してくれた――それから三人で患者に寝返りを打たせたり、関節を動かしたり、トイレの世話をして過ごし、四時間たったところで、二人の学生は別の二人組と交代した。それは骨の折れる休みなしの仕事で、看護師や助手や用務係が通常業務でどれだけハードな仕事をしているか思い知らされたが、五〇〇人を超える患者に皮膚損傷などの問題が生じるのを、なんとか防ぐことができた。

労働と賃金の問題がようやく解決し、一〇日後にスタッフは仕事にもどった。しかし、私がその前の晩に車まで歩いて行くと、フロントガラスが割られていることに気づいた。大きな手書きの警告文が貼られている。「サックス先生、われわれは先生が好きだ。でもあなたはスト破りをした」。それでも彼らはストライキが終わるまで待って、私と学生たちが患者の世話をするのを許してくれたのだ。(6)

生みの苦しみ

年をとるにつれ、何年に何があったかごっちゃになってくるが、一九七二年はいまだに私の記憶にはっきり刻まれている。その前の三年間は、患者の目覚めと苦難に翻弄される激動の年だった。あのような経験は生涯で二度とないし、ふつうは一度もないものだ。その重要性と奥深さ、その激しさと幅広さに、私はどうにかしてそれを明確な言葉にしなくてはならないと感じたが、科学の客観性と、患者に対して抱いた強い仲間意識や親近感と、そのすべての純粋な感動（そしてときに悲劇）を、融合するのにふさわしい形式が思い浮かばない。経験したことを結びつけて有機的にまとめ上げる方法が見つかるのかどうか自信がもてず、もどかしい思いのまま一九七二年を迎えたのだった。

当時はまだ、私にとっての本拠地《ホーム》はやはりイギリスであって、アメリカでの一二年は長期滞在くらいにしか思っていなかった。そのため、執筆のためにもどらなくては、本拠地に帰らなくてはならないように思えた。「本拠地」はいろいろなものを意味する。ロンドン。私が生まれ、七〇代になった両親がいまだにマイケルと一緒に住んでいるメイプスベリー・ロードの大きなだだっ広い家。子どものころによく遊んだハムステッドヒース。

私は夏休みをとり、ハムステッドヒースのはずれにアパートを借りることにした。楽に歩ける範囲にキノコの生えている森と大好きな泳げる池があり、同じくらいメイプスベリー・ロードにも近い。両親は六月に金婚式を祝う予定で、家族が集まる――三人の兄と私だけでなく、両親のきょうだい、めい、おい、さらには遠縁のいとこたちまでも。

しかし母の近くに住むことにはもっと具体的な理由があった。母は生まれながらのストーリーテラーなのだ。同僚、教え子、患者、友人に医学の話をする。そして私たち、つまり三人の兄と私にも幼いころから医学の話をしていた。その話は残酷で恐ろしい場合もあったが、患者の個性、その特別な大切さと勇敢さを、つねにイメージできた。父も医学の話を語るのがうまくて、予測不能な人生の変

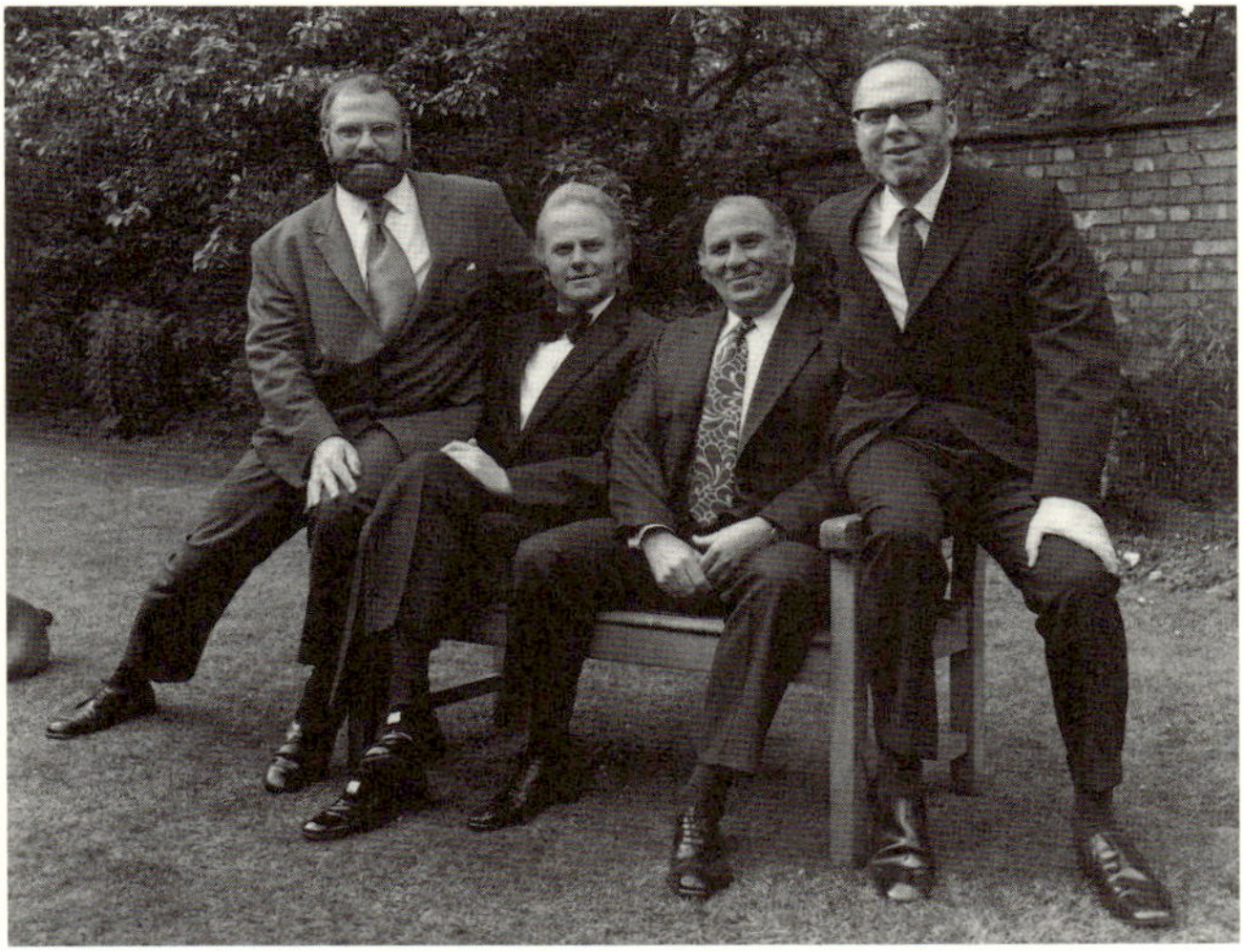

1972年、3人の兄、デイヴィッド、マーカス、マイケルとともに、両親の金婚式で。

化に対する両親の感嘆の念、臨床が好きで語りがうまい二人の気質は、私たち全員に強く伝わったのだ。私自身の書きたいという衝動、フィクションや詩を書くのではなく、事実を記録し説明することへの衝動は、両親から直接受け継いだようである。

以前から母は、脳炎後遺症患者のことや、Lドーパを投与したときの彼らの目覚めと苦難を私から聞いて、興味津々だった。そして彼らの話を書けと私に強く勧めていて、一九七二年の夏、こう言った。「いまよ！　いまがそのときよ」

毎日、朝はヒースで散歩と水泳をして、午後に『レナードの朝』の話を書くか口述する。晩にはフログナル通りをミルレーンまで散歩し、それからメイプスベリー・ロード三七番地まで歩いて行き、最新の原稿を母に読んで聞かせる。私が子どもだったとき、母は何時間も続けて私に読み聞かせをしてくれて、私は彼女の読み聞かせで初めてディケンズ、トロロープ、D・H・ロレンスを体験した。それがいまは、彼女が私に読み聞かせをしてほしがっている。すでに事こまかに聞いている話を、完全な物語形式にしてほしいと思っている。彼女はいつも感動しながら、同時に、臨床の場での現実性に対する彼女独自の感覚に磨かれた鋭い批評力で評価しながら、熱心に耳を傾けた。私がいろいろ感情が入り乱れながらも、だらだら書いたり、くよくよ考えたりするのを母は大目に見たが、「真実味」をいちばん大事にした。ときどき「それは真実味がないわ」と言うのだが、そのあと「そう、それよ。こんどは真実味がある」と言うことが増えていった。

そういうわけで、その夏私たちは『レナードの朝』の症例を一緒に書いたようなものだった。時間が止まったような、魔法にかけられたような感覚があり、それは日常生活の忙しさからの貴重な小休止であり、ものを「生み出す」ことに集中する特別な時間だった。

ハムステッドヒースのアパートは、グロスタークレセントにあるコリン・ヘイクラフトのオフィスにも歩いて行ける距離だった。一九五一年、クイーンズ・カレッジの一年生だったとき、コリンを見かけたことを覚えている。彼は最終学年だった。式服のガウンを着た背の低いエネルギッシュな姿で、すでに自信たっぷりでもったいぶっていたが、動きは敏捷ですばやく、古典学者であるだけでなく、優秀なラケットボール選手でもあると言われていた。しかし私が彼ときちんと顔を合わせたのは二〇年後のことである。

一九六九年の夏、私は『レナードの朝』の最初の九件の症例を書いたが、フェイバー・アンド・フェイバーに出版を断わられた。その反応にめんくらい、この先二度と本を書きあげて出版することなどできないのではないかと思った。[7] そして原稿をしまい込み、そのあと失くしてしまった。
そのころコリン・ヘイクラフトは、私の旧友ジョナサン・ミラーの家の向かいで、ダックワースという評判の高い出版社を経営していた。一九七一年末、私の苦境を見たジョナサンが、最初の九件の症例のカーボンコピーをコリンのもとに持ち込んだ。私は彼がコピーを持っていたことなどすっかり忘れていた。

　コリンはその症例を気に入り、もっと書くよう私に勧めた。これには胸が躍ったが、恐ろしくもあった。コリンは軽くアプローチしてきたが、私が躊躇すると引き下がり、待ち、再び声をかけてくれた。彼は私の気おくれと不安をとても気づかい、細心の注意をはらっていたのだ。それでも私は半年間、言葉をにごした。

　私にはもうひと押しが必要だと察知したコリンは、彼には珍しくない衝動的かつ直感的な手段に出て、ジョナサンから渡されたタイプ原稿を校正刷りにした。七月に突然、私に相談もせずにやったのだ。これは無駄使いとまでは言わないにしても、かなり太っ腹な行為だ。私が続きを書くという保証がどこにある？　しかし自信を表わす決定的な行為でもあった。デジタル植字が出現する前のことで、この長いゲラ刷り《プルーフ》を作成するのに、彼はかなりのコストをかけていた。そしてそれは私にとって、彼がほんとうにこの本はいいと思っている証《プルーフ》しだった。

　私は速記のタイピストを確保した。当時、地下室の階段を駆け上がって頭を低い梁《はり》にぶつけ、むち打ちになっていたせいで、ペンが握れないほど右手が弱っていたのだ。私は自分を追い込み、毎日取り組んで口述した。その仕事にどんどんのめり込むうちに、義務はすぐに喜びになっていった。口述という言葉は厳密には正しくない。私は首を固定する頸椎カラーを着けて、ソファに身を落ち着け、自分のメモに目を通し、タイピストが速記に転記するときの彼女の表情をじっくり見ながら話をしたのだ。機械にではなく、彼女に語りかける。その光景は、男女が逆だが、毎夜王に物語を聞かせる『千夜一夜物語』のシェヘラザード姫のようだ。毎朝、タイピストが前日の原稿をきれいにタイプして持ってきて、私は晩にそれを母に読み聞かせる。

そしてほぼ毎日、でき上がったタイプ原稿の束をコリンに送り、二人で詳細にチェックする。その夏、私たちは何時間もともに引きこもって過ごした。それでも、二人がやり取りした手紙から、私たちは相かわらずかなり他人行儀だったことがわかる。彼のことはつねに「ヘイクラフト様」、私のことはつねに「サックス先生」だ。一九七二年八月三〇日、私は次のように書いている。

拝啓　ヘイクラフト様

さらに五件の症例を同封します。ここまで一六件で合わせて約二四〇ページ、五～六万語でしょう。……さらに四件追加することを考えています……ですが、もちろん、あなたの判断にお任せします。……

大量の診療記録の寄せ集めから物語に展開しようとしましたが、完全に成功していないことは明らかです。芸術は形式、人生は無形式というあなたの意見はもっともです。構想やテーマをもっと鋭く簡潔にするべきだったかもしれませんが、とにかくタペストリーのように複雑です。ある意味、これは加工されていない原石であり、あとで（私自身も含めた）だれかが掘り出して磨けばいいのです。

敬具

オリヴァー・サックス

一週間後にはこう書いている。

拝啓　ヘイクラフト様

数日を費やした……序文を同封します。私はありえる大失敗をすべてやって、最後にまちがったやり方が尽きてしまってからようやく、正しいやり方を見つけるみたいです。……いつものことですが、すぐにまたあなたと話をする必要があります。私が混乱から抜け出すのを助けてください。

一九七二年の夏、グロスタークレセントにあったコリンの家の近所に住む『リスナー』紙の編集者、メアリー＝ケイ・ウィルマーズから、患者とその「目覚め」について記事を書いてほしいと頼まれた。『リスナー』はBBCが発行する週刊誌だ。それまで記事の執筆を依頼されたことはなかったし、『リスナー』はとても評判が高かったので、私は光栄に思い、心を躍らせた。私の不可思議な経験を一般の人々に伝える初めてのチャンスである。神経学専門誌からは手厳しく拒まれてきたが、今回は実際に書いてほしいと頼まれているのだ。長いあいだにたまり、積み重なり、せき止められてきたものを、すべて自由に発表するチャンスを与えられた。

翌朝、一気に記事を書き上げ、メアリー＝ケイにメッセンジャーを使って送った。しかし午後には気が変わり、彼女に電話をかけて、もっといいものが書けると思うと話した。私が送った記事で問題ないが、もし追加や訂正をしたいのなら喜んで読む、と彼女は言った。「でも、修正は必要ありませんよ」と彼女は力説する。「とても明確で、流れもよくて——喜んでこのまま掲載しますよ」

しかし私としては、自分の言いたいことをすべて言えていない気がした。そして最初の記事をいじるのではなく、最初のものとはアプローチがまったくちがう別の記事を書いた。メアリー＝ケイは同じくらい気に入ってくれて、どちらもそのままで、掲載するに足るクオリティーのものですと言った。

翌朝、私はまた不満を感じ、第三稿を書き、その午後には第四稿を書いた。一週間で合わせて九つの草稿をメアリー＝ケイに送ったのだ。そのあと彼女は、どうにかしてひとつにまとめる努力をすると言って、スコットランドに旅立った。そして数日後にもどってきて言った。合体させるのは無理だとわかりました。それぞれ様式がちがって、ちがう観点から書かれています。同じ方向性の似たバージョンではなく「直交」しあっているのです。あなたがひとつ選ばなくてはならないけど、もしできないのなら私が選びましょう。最終的に彼女は第七稿（あるいは第六稿か？）を選び、それが『リスナー』の一九七二年一〇月二六日号に掲載されたものだ。

私は書くという行為によって、というか書くという行為のなかで、自分の考えはこうだと悟るようだ。たまに作品が完璧なかたちで生まれることもあるが、いろいろと削ったり訂正したりする必要があることのほうが多い。というのも、同じ考えをさまざまに表現する場合があるからだ。話の途中で本題からそれた考えや連想に襲われ、それが挿入語句になり、従属節になり、ひと段落分の文章になる。六個の形容詞を使うほうが累積効果で痛烈になると思えば一個にはしない。現実の濃密さに取りつかれ、それを（クリフォード・ギアツの言う）「厚い記述」でとらえようとする。しかしこのやり方からはまとまりという点で問題が生じる。私はあふれ出る考えに夢中になり、心がはやってそれを正しい順番に並べられないことがある。旺盛な創作力だけでなく、冷静な頭というか、しらふになる期間も必要なのだ。

メアリー＝ケイと同じようにコリンも、たくさんのバージョンから選んで、ときに過剰な私の散文を整理し、きちんとつながるようにしなくてはならなかった。一節を「これはここには合わない」と指摘し、ページをめくって、「ここに入るべきだ」と言うこともあった。彼にそう言われるとすぐに、それが正しいとわかるのだが、不思議なことに自分ではそれがわからない。

当時、私がコリンに求めたのは、雑然としたものを整理することだけではなかった。最初のほとばしりが終わったあと、行き詰まったときや、くじけそうなほど落ち込んだときの、精神的支えも求めていた。

一九七二年九月一九日

拝啓　ヘイクラフト様

例によって、実りのない死んだようなふさぎ状態に入ってしまったようで、何もできないか、堂々めぐりをするしかありません。いまいましいことに、三日間きちんと仕事をすれば本ができ上がるのに、いまそれができるかどうかわかりません。

いまは不安で、罪の意識にさいなまれている気分なので、『レナードの朝』で自分の患者があからさまに笑いものにされたり、病院自体が人目にさらされたりするという考えに、耐えられないと思うのです。それもあって、この本を仕上げられないのかもしれません。

母の死、そして脚注の山

レイバーデー（九月の第一月曜の祝日）を過ぎて、アメリカでは夏休みが終わり、私もニューヨークでの日常の仕事にもどらなくてはならなかった。さらに一一件の症例を書き終えていたが、どうやってこの本を仕上げればいいのかわからなかった。

私は一九六九年以来住んでいるベス・エイブラハム病院の隣のなじみのアパートにもどったが、翌月、突然病院長から出て行くように命じられた。病気の年老いた母親のためにその部屋が必要なのだという。私は「お母さんに必要なのはよくわかりますが、私としては、このアパートは病院の当直医のために確保されているものであって、だから私がこの三年半ここに住んできたのだと理解しています」と応じた。この口答えに腹を立てた院長は、彼の権限に異議があるのなら、アパートだけでなく病院も去ればいいと言った。というわけで、私は仕事、収入、患者、そして住まいを一気に失った（それでも一九七五年に正式にベス・エイブラハムに復帰するまで、非公式に患者を訪問していた）。ピアノなど私のものでいっぱいだったアパートは、すべてを運び出すとわびしく見えた。一一月一三日、そんな空っぽになったアパートにいたとき、兄のデイヴィッドからの電話で、母が死んだことを知らされた。イスラエル旅行中、ネゲブの砂漠地帯を歩いているときに心臓発作に襲われて亡くなったのだという。

私は間に合ういちばん早い便でイギリスに飛び、葬儀で兄とともに彼女の棺を運んだ。シヴァ（ユダヤ教で近親者を埋葬したあと七日の服喪期間）を過ごすのはどんな感じなのだろう。残された家族とともに七日間、低いスツールにすわって、ひっきりなしに訪れる弔問客に応対し、故人のことを際限なく語りつづけることに、自分が耐えられるかどうかわからない。そう思ったが、独りでいると母の死に打ちひしがれそうなとき、気持や思い出をみんなと共有するのは、奥深く、けじめをつけるにもよい肯定的経験だと知った。

ほんの半年前、アパートの地下室の階段を駆け上がって、低い梁に頭をぶつけて首を痛めたとき、コロンビア大学の神経科医、マーガレット・セイデン医師に診てもらっていた。彼女は私を診察したあと、あなたの母親は「ミス・ランダウ」かと訊いた。私がそうだと答えると、自分はミス・ランダウの教え子だったのだと言う。当時彼女はとても貧しくて、母が医学校の授業料を払ったそうだ。葬儀で大勢の元教え子に会ってはじめて、母は多くの学生が医学校に通うのを助けていて、費用を全額払うこともあったと知った。母は困っている学生のためにどこまでしたかを、私に（というか、おそらく誰にも）話したことはなかった。私はずっと母のことを倹約家、もっと言えばケチと思っていて、どんなに物惜しみをしない人だったか、わかっていなかった。いまさらながら、母には私がまったく知らない面があったと気づいたのだ。

母の兄のデイヴおじさん（私たちがタングステンおじさんと呼び、子どもだった私に化学を手ほどきしてくれた人）が、母の若いころの話をたくさん聞かせてくれた。その話は私を魅了し、慰め、ときに笑わせた。シヴァの一週間が終わるころ、おじは言った。「イギリスに帰ってきたら、うちに来ておしゃべりをしよう。おまえのお母さんの子ども時代を覚えているのは、もう私しかいないから」(8)

私がとくに感動したのは、そんなに大勢の母の患者や教え子に会って、彼らが母のことを鮮明に、ユーモラスに、そして愛情深く覚えているとわかったことだ。彼らの目から見た、医師であり、教師であり、語り手だった母を知ることができた。彼らが母について話すのを聞くうち、私は自分自身の医師としての、教師としての、そして語り手としてのアイデンティティを思い出し、だからこそ、ここ何年間で母と私の距離が縮まり、二人の関係に新たな次元が加わったのだと気づいた。さらに、母への最後の贈り物として、『レナードの朝』を完成させなくてはならないとも思った。喪に服しているあいだ日を追うごとに、不思議と平穏で冷静な気持、何がほんとうに大事かの感覚、生と死を寓意する次元への意識が、私のなかでどんどん強くなっていった。

母の死は、私の人生のなかで最も衝撃的な喪失だった。人生で最も深く、ある意味で最もリアルな関係の喪失だ。そんなときに俗なものを読むのは無理とわかった。毎夜、ようやく床に就くとき、読むことができたのは聖書かジョン・ダンの『祈り』だけだった。

正式な喪が明けても私はロンドンにとどまり、考えることは母の生と死とダンの『祈り』ばかり、という状態で、執筆にもどった。そしてその雰囲気のなかで『レナードの朝』の後半、寓意的要素の強い部分を、これまで経験したことのない気持を感じ、聞いたことのない声を聞きながら書いた。

コリンが私の気持だけでなく、本のややこしくて入り組んでいて、ときに迷路のようになっていた細かい部分も解きほぐし、落ち着かせてくれたおかげで、本は一二月までにとうとう仕上がった。母のいないメイプスベリーの家には耐えられなかったので、執筆の最後の一カ月は、オールド・ピアノ・ファクトリーと呼ばれるビルにあった、ダックワース社のオフィスに事実上引っ越した。ただし、晩にはメイプスベリーに帰って、父とレニーおばと夕食をともにする（マイケルは母の死後、自分の精神が再び病んでいるのを感じて、自ら入院した）。コリンはダックワースに小さな部屋を用意してくれたが、当時、私は書いたばかりのものをバツ印で消したり、いじくり回したりしたい衝動に駆られていたため、一ページ書くたびにそれをドアの下から送り出すことで、コリンと合意した。彼は鋭い洞察力で助けてくれただけでなく、守られ支えられているという感覚、最終的には家庭に近いものまで与えてくれた。それは当時私が心から必要としていたものだった。

そうして一二月までに本は書きあげられた(9)。最後のページがコリンの手に渡り、私はニューヨークにもどる予定だった。本は完成したのだと思いながら、タクシーで空港に向かう。しかしそのときタクシーのなかで突然、絶対に欠かせないものが入っていないことに気づいた。それがなければ全体の構成が崩れてしまう。私は急いでそれを書き、これを皮切りに、熱に浮かされたように脚注を二カ月間書きつづけた。一九七三年の二月までに四〇〇を超える脚注が、ファックスはまだ普及していなかったので速達便でコリンに送られた。

レニーおばさんはコリンと連絡をとっていて、私が原稿を「いじくり回して」いてニューヨークから脚注を大量に送ってくると、コリンから聞いた。すると彼女は厳しい警告を私に送ってきた。「本をいじったり、これ以上脚注を加えたりするのはダメ、ダメ、絶対にダメ」

コリンは「脚注はすべてとても興味深いけれど、合わせるともとの三倍の長さになるので、本が台無しになってしまいます」と諭し、一二個だけ残していい、と言った。

「わかりました。あなたが選んでください」と私は答えた。

しかし彼は（賢明にも）言った。「いいえ、あなたが選んでください。さもないと私の選択にケチをつけるでしょうから」

そういうわけで、初版には脚注が一二個しかない。レニーとコリンが力を合わせて、『レナードの朝』を私のやりすぎから救ったのだ。

一九七三年の年初に『レナードの朝』のゲラ刷りを見て、私の胸は躍った。その二カ月後に朱の大半の修正を終えたゲラ刷りが出たが、コリンはそちらは送ってよこさなかった。私がこれはチャンスとばかりに、最初の著者校正のときと同じように修正と追補をどっさり加えて、出版スケジュールが遅れるのを恐れたからだ。

皮肉なことに、その数カ月後、出版延期を提案したのはコリンだった。一部を『サンデー・タイムズ』で先行発表できるというのだ。しかし私はこれに強く反対した。七月の自分の誕生日より前に、本が出版されるのを目にしたかったからだ。誕生日に四〇歳になるので、「私は四〇歳でもう若くないかもしれないが、なしとげたことが少なくともひとつある。この本を書いたのだ」と言いたかった。コリンは私の言うことはわけがわからないと思ったが、それでも私の心のうちをおもんばかってか、六月下旬という最初の出版日を守ることに同意した（彼はのちに、ギボンが『ローマ帝国衰亡史』の最終巻を自分の誕生日に刊行しようと骨折ったことを思い出した）。

W・H・オーデンの書評と手紙

以前、オックスフォードに学位をとったあとしばらくとどまり、一九五〇年代後半にもしばしば訪ねていた私は、ときどき町でウィスタン・H・オーデンを見かけた。彼はオックスフォードで詩学の客員教授を務めていて、毎朝カデナ・カフェに行き、立ち寄る誰とでもおしゃべりをし、とてもやさしかったが、私は気おくれして近づけなかった。しかし一九六七年、ニューヨークのカクテルパーティで顔を合わせた。

私は彼に招かれ、ときどきお茶をするためにセントマークス・プレースの彼のアパートに行った。そのくらいの時間が彼に会うのにはとてもいいタイミングだった。四時までにはその日の仕事を終えていたし、まだ酒を飲みはじめる夜にはなっていないからだ。彼は大酒のみだったが、自分はアルコール依存症ではなく、飲んだくれだと苦しい言いわけをしていた。いちど彼にどうちがうのかと訊くと、「アルコール依存症は一杯か二杯飲むと人格が変わるが、飲んだくれは好きなだけ飲める。私は飲んだくれだ」と言われた。彼は確かに大酒のみだ。夕食のときは自分の家でも人の家でも午後九時半に食事の場を離れ、テーブルの上のボトルをすべて持ち去る。しかしどんなに飲んでも、翌朝六時までには起きて仕事をしている（私たちを引き合わせた友人のオーラン・フォックスは彼のことを、自分が会ったなかでいちばん勤勉な男だと言っている）。

ウィスタンは私と同じように医者の家庭で育った。父親のジョージ・オーデンはバーミンガムの医師で、嗜眠性脳炎が大流行していたときには軍医だった（オーデン医師はこの病気が子どもの人格をどう変えるかにとくに関心を抱き、それに関する論文をいくつか発表している）。ウィスタンは医学の話が大好きで、医者に弱かった（彼の詩集『名づけ子への手紙』〔*Epistle to a Godson*〕には医者にささげる詩が四篇収められていて、そのうちの一篇は私にあてたものだ）。このことを知って、一九六九年、私はウィスタンにベス・エイブラハムに来て、私の脳炎後遺症患者に会わないかと誘った（彼はのちに「老人たちのホーム」という詩を書いたが、それがベス・エイブラハムのことなのか、どこかほかのホームのことなのか、確かめたことはない）。

彼は一九七一年に『片頭痛大全』についてすばらしい書評を書いてくれ、私はそれがとてもうれしかった。『レナードの朝』の執筆中も私にとって彼はとても重要だった。「きみは臨床治療の域を出る必要がある。……隠喩でも、神秘主義でも、必要であれば何でも使いなさい」と言われたのでなおさらだ。

一九七二年の初め、ウィスタンはアメリカを離れ、残りの日々をイギリスとオーストリアで過ごすことに決めていた。その冬の始まりはとくに暗くて、気分がすぐれないところに孤独感が入りまじり、さらに、長く暮らして深く愛していたアメリカを離れるという決心から生じた、複雑で矛盾する気持もあった。

彼がこの気持から初めてほんとうに抜け出すことができたのは、二月二一日の誕生日だった。ウィスタンは昔から誕生日をはじめありとあらゆるお祝いが大好きで、この年はとくに重要で感動的だった。彼は六五歳。アメリカでの最後の誕生日になるはずで、彼の本の出版社は特別なパーティーを準備し、新旧を問わず驚くほど幅広いさまざまな友人が彼を囲んだ（私の記憶では、ドイツ出身の哲学者ハンナ・アーレントが彼の隣にすわっていた）。この特別な集まりのときにはじめて、私はウィスタンの人としての豊かさ、あらゆるタイプの友情をはぐくむ天賦の才を、きちんと理解した。彼はにこにこ笑ってすわり、友人たちに囲まれてすっかりくつろいでいた。あるいは、私にはそう見えた。あんなに幸せそうな彼は見たことがなかった。それでもその場には、もう終わりだ、さようなら、という空気も混じっていた。

ウィスタンがとうとうアメリカを離れる直前、オーラン・フォックスと私は蔵書を分類して荷づくりするという、つらい仕事を手伝った。何時間も汗をかきながら作業をしたあと、私たちはひと休みしてビールを飲み、しばらく何も言わずにすわっていた。しばらくして、ウィスタンが立ち上がり、私に言った。「一冊取りなさい、いや、何冊でもいい、好きなものを持っていきなさい」。そこで言葉を切り、私が身動きせずにいるのを見て言った。「そうか、じゃあ私が決めよう。これが私のお気に入りだ。とにかく、お気に入りのうちの二冊だ」

彼は『魔笛』の歌詞台本と、かなりぼろぼろになったゲーテの書簡集を、いつも置いているサイドテーブルの上からつかんで、私に手渡した。古いゲーテの本には愛情のこもったメモ、注釈、コメントがあちこちに書き込まれている。(10)

その週末——一九七二年四月一五日土曜日——オーランと私はウィスタンを空港まで送った。三時間ほど前に着いたのは、ウィスタンが異常なほど時間にきちょうめんで、列車や飛行機に乗り遅れるのをひどく嫌がる人だったからだ（彼は繰り返し見る夢について話してくれたことがある。列車に乗り遅れまいと、ひどく動揺して急いでいる。しかし次から次へと障害が現われ、その列車に乗ることにかかっている気がする。しかし次から次へと障害が現われ、パニックに追い込まれて声の出ない叫びを上げる。そして突然、もう手遅れで自分は列車に乗り遅れたが、それはちっとも問題でないと気づく。この時点で急に解放感を覚え、それが至福となり、夢精して目覚めると笑みを浮かべている）。

私たちは早めに到着し、取りとめのない会話で時間をつぶした。あとになって彼が出発してからようやく、取りとめなくだらだらと話していたことはすべて、ある一点にもどっていたことに気づいた。話題の中心は告別だったのだ。私たちへのさよなら、アメリカで過ごした三三年間の半生へのさよなら（彼はよく冗談半分に、自分は大西洋を渡ったゲーテだと言っていた）。搭乗アナウンスの直前、見ず知らずの人が近づいてきて、口ごもりながら言った。「オーデンさんですよね。……わが国にいらしていただけて光栄です。またもどっていらしたら、いつでも賓客として、そして友としてお迎えします」。そして手を差し伸べて言った。「さようなら、オーデンさん。すべてに神のお恵みがありますように」。ウィスタンはその手を真心込めて握った。彼はいたく感動し、目に涙が浮かんでいる。私はウィスタンのほうを向いて、こういう出会いはよくあることなのかと尋ねた。「よくあるよ」と彼は言った。「でも、けっしてありふれてはいない。こういう偶然の出会いには心からの愛がある」。礼儀正しい行きずりの人が慎み深く立ち去ると、私はウィスタンに、世界をどう感じているか、とても狭いと思うか、それともとても広い場所と思うかを尋ねた。

「どちらでもないな」と彼は答えた。「広くも狭くもない。居心地がよくてくつろげる」。そして小声で言い足した。「わが家のように」

彼はそれ以上何も言わなかった。もう何も言うことはない。声高で機械的なアナウンスが鳴り響き、彼は搭乗ゲートへと急いだ。そしてゲートで振り返り、私たち二人にキスをした——おじいさんが孫を抱いてするキス、祝福と告別のキス。急に彼がひどく老けて弱々しく見えたが、それでもゴシック建築の大聖堂のように堂々と格調高かった。

一九七三年二月、私はイギリスにいて、オックスフォードまでウィスタンに会いに行った。そのころ彼はクライストチャーチに居を構えていたのだ。私は彼に『レナードの朝』のゲラ刷りを渡したかった（見せてほしいと言われていて、実際、コリンとレニーおばさん以外でゲラ刷りを見たのは彼だけだ）。気持のいい日で、駅からタクシーに乗る代わりに歩くことにした。少し遅れて着くと、ウィスタンが腕時計を振っていた。「一七分遅刻だ」

私たちはたっぷり時間をかけて『サイエンティフィック・アメリカン』のある記事について議論した。科学上の発見が時代に先んじすぎているとはどういうことか、そして科学上の創造は芸術上の創造にはユニークネスにおいて及ばないのかを論じたその記事、ガンサー・ステント（訳注：アメリカの生物学者）の「科学的発見が時期尚早であり特異であるとは」にオーデンは大興奮していた。そしてステントへの返答として、科学と芸術の思想史の対比を書いていた（オーデンの「返答」は一九七三年二月号に掲載されている）。

ニューヨークにもどった私のもとに、彼から手紙が来た。日付は二月二一日（「私の誕生日」）で、簡潔だが、やさしさにあふれている。

オリヴァーくん
すてきな手紙をどうもありがとう。『レナードの朝』を読んだが、これは傑作だと思う。ほんとうにおめでとう。唯一の不満は、もし素人に読んでもらいたいなら――読まれるべきだが――きみが使っている専門用語の用語集を追加したほうがいい。
愛をこめて
ウィスタン

私はオーデンの手紙を受け取って泣いた。軽薄な言葉やお世辞を口にすることのない偉大な詩人が、私の本を「傑作」と評しているのだ。しかしこれは純粋な「文字どおり」の評価だろうか？『レナードの朝』に科学的価値はあるのか？　そうであってほしい。

その春、ウィスタンからもう一度手紙が来て、心臓が「ちょっと故障を起こした」ので、チェスター・コールマン（訳注：オーデンの創作と私生活の双方でパートナーであった人物）と一緒に住んでいるオーストリアの家に来てほしいと書いてあった。しかし私はあれこれ理由をつけて行かなかったが、その夏、彼を訪ねなかったことを深く後悔している。彼は九月二九日に亡くなった。

ルリヤの手紙

一九七三年六月二八日（『レナードの朝』の出版日）、『リスナー』紙にリチャード・グレゴリー（訳注：イギリスの心理学者）による『レナードの朝』のすばらしい書評が掲載され、同じ号に私自身のルリヤに関する記事も発表された（『失われた世界――脳損傷者の手記』〔杉下守弘・堀口健治訳、海鳴社〕の書評を書き、ルリヤの全作品にまで批評を広げるよう依頼されていたのだ）。翌月、ルリヤ自身から手紙をもらって感激した。

彼はのちに、一九歳の若さでカザン精神分析協会という大仰な名称の組織を設立したときに、フロイトから手紙をもらったことを語っている（フロイトは自分が手紙を書いている相手がティーンエージャーとは気づいていなかった）。ルリヤはフロイトからの手紙に大興奮し、私はルリヤからの手紙に同じように興奮したわけだ。

彼は私が記事を書いたことに感謝し、そのなかで私が提起したポイントすべてについて詳細に説明し、丁重だがきっぱりと、私はいろいろな意味で大きく誤解していると思うと述べていた[11]。

数日後、再びルリヤから手紙が届き、リチャードから『レナードの朝』が送られてきたと書いてあった。

親愛なるサックス先生

『レナードの朝』を受け取り、さっそくとても楽しく読みました。私はずっと、症例の優れた臨床記述は、医学、とくに神経学と精神医学において、主要な役割を果たすと認識し、確信していました。残念ながら、一九世紀の偉大な神経科医と精神科医に共通していた記述能力が、いまでは失われています。その理由はおそらく、機械や電気の装置が個々人の研究の代わりになりえるという基本的誤りにあるでしょう。あなたのすばらしい本は、重要な臨床例研究の伝統が復活し、大きな成功をおさめる可能性を示唆しています。楽しい本をどうもありがとう！

A・R・ルリヤ

私はルリヤを神経心理学と「ロマン主義科学」の創始者として尊敬していて、彼からの手紙に大きな喜びを感じ、それまでなかった知性への自信のようなものを得られた。

愛にあふれる一週間

一九七三年七月九日は四〇歳の誕生日だった。私はロンドンにいて、『レナードの朝』を出版したばかりで、ハムステッドヒースにある池のひとつで誕生日水泳をした。生後数カ月だったとき、父に溺れさせられた池だ。

池に浮かぶブイまで泳ぎ、つかまって目の前の光景に見とれていると――これほど美しい泳ぎ場はあまりない――水中で体を探られた。びっくりしてじたばたすると、探った人間が浮いてきた。ハンサムな若者がいたずらっぽく笑っている。

私は笑い返し、二人で話しはじめた。彼はハーバードの学生で、イギリスは初めてだという。とくにロンドンが気に入って、毎日町を「観光」し、毎晩芝居かコンサートに行っている。夜はかなりさびしい、と彼はつけ加えた。一週間後にアメリカに帰る予定だ。いま町を離れている友人が、アパートを貸してくれている。よかったら来ない？

私はいつものように自分を抑えたり不安を感じたりせずに、喜んでそうした。彼がとてもハンサムであることや、彼のほうから誘ってきたことや、彼が単刀直入で率直であることがうれしかったし、その日が私の誕生日であることも、彼や彼との出会いを理想的な誕生日プレセントと思えることもうれしかった。

私たちは彼のアパートに行き、愛しあい、昼食をとり、午後にはテートギャラリーに行き、晩にはウィグモア・ホールに行き、そのあとベッドにもどった。

私たちはともに楽しい一週間を、充実した昼と親密な夜の幸せで陽気で愛にあふれる一週間を過ごし、そして彼がアメリカにもどるときが来た。深い感情も苦悩もない。私たちは互いが好きで、楽しい思いをして、一週間が終わったときに痛みも約束もなく別れた。

私に将来を予知する能力がなかったのは、かえって好都合だった。なにしろその甘美な誕生日の遊びのあと、私は三五年間セックスをすることがなかったのだ。[12]

ドキュメンタリー版『目覚め《アウェイクニングズ》』

一九七〇年の初め、『ランセット』は私が送った脳炎後遺症患者と彼らのLドーパに対する反応に関する四通の投書を掲載していた。専門誌に載ったこの投書を読むのは同業の医師だけだと思い込んでいたので、一カ月後、患者のひとりローズ・Rの妹が、ニューヨークの『デイリー・ニュース』のコピーを持ってきたときには驚いた。そこには私の投書のうちの一通が大見出しの下に転載されていて、しかも目玉記事になっていたのだ。

「これは先生の医学的自由裁量ですか？」彼女は私の目の前で新聞を振り回しながら言った。その記述から患者を特定できるのは親しい友人か親類だけだったが、私も彼女と同じくらいショックを受けた。『ランセット』がニュース通信社に自誌の掲載記事を流すとは思いもよらなかったのだ。専門的な文章は流通がごく限られていて、世間一般に出るとは考えていなかった。

一九六〇年代半ばには、もっと専門的な論文を『ニューロロジー』や『アクタ・ニューロパソロジカ』のような専門誌にたくさん書いていて、そのときは通信社に漏れることはなかった。しかし、私の患者たちが「目覚めた」いま、私はもっとはるかに広い舞台に上がったのであり、非常にデリケートで、ときにあいまいな領域に足を踏み入れたのだ。それは言っていいことと言ってはいけないことの境界線、あるいは境界地である。

もちろん、患者本人の励ましと許しがなければ、『レナードの朝』を書くことはできなかった。彼らは社会に片づけられ、捨てられ、忘れられたというどうしようもない気持を抱えていて、自分たちの話を語ってほしいと願っていた。それでも、『デイリー・ニュース』の一件のあと、私はアメリカで『レナードの朝』を出版することにためらいを感じた。しかし患者のひとりがどういうわけかイギリスでの出版のうわさをかぎつけ、彼女から手紙を受け取ったコリンが『レナードの朝』を一冊送った。こうして本は知られるところとなった。

『片頭痛大全』が一般の書評でも医学界の書評でも高く評価されたのとちがって、『レナードの朝』刊行への反応は不可解なものだった。一般にマスコミでは非常に好意的に批評された。それどころか、由緒ある「文学」賞のホーソーンデン賞を一九七四年に受賞している（私がこれに感激したのは、ロバート・グレイヴス、グレアム・グリーンなどと同じリストに名を連ねたからだ――少年時代に大好きだった『失われた地平線』〔安達昭雄訳、角川書店など〕のジェイムズ・ヒルトンは言うまでもない）。

しかし医学界の同業者からは何も聞こえてこなかった。書評を載せた医学雑誌はない。一九七四年一月にようやく、かなり短命だった『ブリティッシュ・クリニカル・ジャーナル』という雑誌の編集者が、前年にイギリスで起きた最も不思議な現象は、『レナードの朝』の出版と、それに対する医学界からの反応が皆無であることだと思う、と書いている。反応がないことを、彼は専門家の「奇妙な無言症」と呼んでいる[13]。

にもかかわらず、五人の著名な作家がこの本をブック・オブ・ザ・イヤーに投票し、一九七三年一二月、コリンは出版記念とクリスマスを兼ねたパーティーを開いた。そのパーティーには、話に聞いていて尊敬しているけれど会ったことはない、あるいは会うとは考えたこともなかった人が大勢出席していた。一年間続いた母の死への悲嘆から立ち直りつつあった父もパーティーに来た。私の本の出版についてとても心配していた父は、あらゆる分野の著名な人々が来ているのを見て、おおいに安心していた。自分はまったく無名だと思っていて、ひどく戸惑っていた私自身も、有名人あつかいされて敬意を表されていると感じた。ジョナサン・ミラーもパーティーに来ていて、こう言った。「これできみは有名人だ」

それがどういう意味なのか、ほんとうのところはわからなかった。それまでそんなことを私に言う人は誰もいなかったから。

ほとんどの面でとても好意的なのに、私を立腹させたイギリスの書評があった。私はもちろん本のなかで患者に仮名をつけた。ベス・エイブラハム病院のこともマウント・カーメル病院と呼び、ベックスレー・オン・ハドソンという架空の村にあることにした。この書評家はこんなことを書いていた。「これはすばらしい本だ。サックスが語っているのは存在しない病院の存在しない患者だから、なおさらすごい。しかも、一九二〇年代に眠り病の世界的流行などなかったのだから、存在しない病気の患者である」。私が一部の患者にこの書評を見せると、ほとんどの人たちが言った。「私たちを見せ、て、くださいよ。さもないと、この本は信じてもらえない」

そこで私は患者全員に、ドキュメンタリー映画についてどう思うかを尋ねた。彼らは以前、本の出版について私を後押ししてくれた。「どうぞやって。私たちの話をしてください——そうでないと知ってもらえない」。今回、彼らは言った。「どうぞやって。私たちを撮って。私たち自身に話をさせてください」

患者を映画で見せるのが妥当かどうかはよくわからなかった。医師と患者のあいだのやり取りは秘密であり、それを書くことでさえ、ある意味で守秘義務違反だが、書く場合なら名前や場所などの細部を変えることができる。ドキュメンタリー映画ではそのようなごまかしは不可能だ。顔、声、現実の生活、身元、すべてがさらされる。

そのため私は不安を感じていたが、数人のドキュメンタリー映画プロデューサーからアプローチがあり、そのなかのひとり、ヨークシャー・テレビのダンカン・ダラスがとくに印象に残った。科学的知識と人間的な情を併せもっていたのだ。ダンカンは一九七三年九月にベス・エイブラハムを訪れ、患者全員に会った。『レナードの朝』で患者の話を読んでいたので、見わけのつく患者も大勢いた。「あなたを知っていますよ」と彼は数人の患者に言った。「初めて会った気がしません」

彼はこうも尋ねた。「音楽療法士のかたはどちらですか？　彼女はここでいちばんの重要人物のようですね」。彼が言っているのはキティー・スタイルズのことで、非凡な才能をもった音楽療法士だ。当時、音楽の効果はあるとしても取るに足りないものだと考えられていて、音楽療法士がいること自体とても珍しかったが、一九五〇年代初めからベス・エイブラハムで働いているキティーは、あらゆる種類の患者が音楽に強く反応する可能性があること、そして脳炎後遺症患者でさえも、たとえ自発的に動きを始めることはほとんどできなくても、私たちの誰もがやるように、無意識に拍子に反応する場合があることを知っていた。[14]

患者のほぼ全員がダンカンに好意を持ち、彼なら客観的に、控えめな共感をもって、専門的になりすぎることも感傷的になりすぎることもなく、自分たちを見せてくれると実感した。みるみるうちに互いの理解と敬意が確立されるのを見て、私は映画撮影に同意し、翌月、ダンカンはクルーとともにもどってきた。もちろん、撮影されるのを望まない患者もいたが、大部分の患者は、とても奇妙な世界に住むことを余儀なくされた人間として、自分たちをさらけ出すことが重要だと感じていた。

ダンカンは私が一九六九年に撮ったスーパー8のフィルムを組み込んで、Lドーパを与えられたときの患者の目覚めと、そのあとあらゆる奇妙な苦痛を味わうところを見せ、さらに患者のインタビュー映像を加えた。そこで患者たちはその出来事を振り返り、そんなに長い年月、世界から切り離されていたあと、いまどんなふうに生活を送っているかを語っている。

ドキュメンタリー映画『目覚め』は、一九七四年初めにイギリスで放送された。忘れられた病気の流行の最後の生存者と、彼らの生活が新しい薬によって一時的にどんなふうに変わったか、そんな人生の苦難をすべてくぐり抜けるあいだ、彼らがどれだけ人間的であったかを語る、唯一のドキュメンタリーである。

（注1）マクドナルド・クリッチュリーは、ヴィクトリア朝時代の神経学者、ウィリアム・R・ガワーズの人物紹介に「彼にとって神経学的疾患は熱帯ジャングルの植物相のようなものだった」と書いている。ガワーズのように私も、珍しい障害のある患者をほかと異なる特別な生命体と考えることがある。

（注2）このころ、アインシュタイン医科大学の上司だったラベ・シャインバーグと議論した。「きみは何人の患者にLドーパを投与している？」と彼に訊かれた。

「三人です」と、私は力んで答えた。

「なんだよ、オリヴァー。私は三〇〇人だ」

「ええ、でも私は患者それぞれについて先生より一〇〇倍たくさんのことを知っています」と、彼の当てこすりに傷ついた私は応じた。

次々と連続して診ることは必要である――どんな一般化も複数の集団に取り組むことで可能になる――が、具体性、個別性、人間性も必要であり、どんな神経疾患も、患者一人ひとりの生活を理解して記述せずには、その本質と影響を伝えることはできない。

（注3）一九六九年八月、私の脳炎後遺症患者の「目覚め」が、ジャーナリストのイスラエル・シェンカーによる長いイラスト入り記事のかたちで『ニューヨーク・タイムズ』に載った。一部の患者に見られ、私が「ヨーヨー効果」――薬物効果の突然の変動――と呼んだ現象について、彼は記事で述べている。この現象については数年後まで、ほかの研究者が書くことも、ほかの患者について記述されることもなかった（記述されたときには「オンオフ効果」と呼ばれた）。Lドーパは「奇跡の薬」として紹介されたが、私はその記事のなかで、薬が脳におよぼす効果だけでなく、患者の生活と状況全体にも注意をはらうことがきわめて重要だとコメントした。

（注4）そして不安も感じた。この世界で私にどんなチャンスがあるというのか。私が見たり書いたり考えたりできることはすべて、ルリヤがすでに見たり、言ったり、書いたり、考えたりしている。私は動揺しすぎて、その本を引き裂いてしまった（図書館に返す本と自分の本として新しいものを二冊買わなくてはならなかった）。

（注5）こういうところは、ウィリアム・ジェイムズが自分の師である古生物学者ルイ・アガシについて書いていたことに影響されたのかもしれない。アガシは「よく学生を、カメの甲羅やロブスターの殻やカキの殻でいっぱいの部屋に閉じ込め、役に立つ本も道具も与えず、対象に含まれる真実をすべて見つけるまで外に出さなかったものだ」

（注6）一九八四年のストのときは事情がちがった。四七日間、誰もピケラインを越えることを許されなかったのだ。そのため多くの患者が苦しんだ。臨時の職員と病院の理事たちが世話をしたが、患者のうち三〇人がその期間

に放置されたせいで亡くなったことを、私は父への手紙に書いた。
（注7）（一九七一年に『片頭痛大全』が出版されたとき、好意的な書評を書いてくれた）ハイネマン社のレイモンド・グリーンから、パーキンソン症候群について『片頭痛大全』と「同じような」本を書いてほしいと依頼された。これは私をやる気にさせると同時に失望もさせた。同じことを繰り返したくなかったからだ。まったくちがう種類の本が必要だと思っていたが、どんな種類の本にするべきかがわからなかった。
（注8）しかし数カ月後に私がロンドンに帰ったとき、デイヴおじさん自身が瀕死の病にかかっていた。彼を病室に見舞ったが、衰弱していて長くは話せなくなっていた。悲しいことに、私にとってとても大切な子ども時代のよき師だったおじとは、それが永遠の別れになり、私は母が幼いころどんなだったかを知ることはできなかった。
（注9）母が亡くなり、『レナードの朝（*Awakenings*）』が（まだタイトルはきまっていなかったが）完成して、私はイプセンの劇を読んだり観たりしたいという、おかしな衝動を感じた。私に語りかけ、私の現状について言及したイプセンの声が唯一、私に耐えられるものだった。
ニューヨークにもどると、可能なかぎりあらゆるイプセンの劇に足を運んだが、いちばん見たかった『私たち死んだものが目覚めたら（*When We Dead Awaken*）』の公演を見つけられなかった。しかしようやく一月半ば、マサチューセッツ州北部の小さな劇場でかけられていることがわかり、それを見るために車をひたすら走らせた。ひどい天気で、おまけに細くて危なっかしい道路を行かなければならなかった。最高の演技ではなかったが、私は自分を罪の意識にさいなまれた芸術家のルーベックに重ねあわせた。そして自分の本は*Awakenings*（目覚め）というタイトルにするべきだと心に決めた。
（注10）彼はステレオとレコードすべて――膨大な数のＳＰレコードとＬＰレコード――をニューヨークに残し、

私に「面倒を見て」くれないかと言った。私は何年もそれを預かってかけていたが、だんだんアンプの真空管を取り換えるのが難しくなっていった。そして二〇〇〇年、ニューヨーク市立図書館のオーデン・コレクションに寄付した。

（注11）彼の手紙はそのあとちがうモードに入り、パヴロフと会ったときのびっくりするような話が綴られていた。モーセに似たその老人（パヴロフは当時八〇代）は、ルリヤの初めての著書を二つに引き裂き、足元に投げ出して叫んだ。「おまえは科学者を自称するのか！」この衝撃的なエピソードが、ルリヤによって生き生きと楽しげに語られていて、ある意味で、滑稽な面と非道な面が同じくらいよく表現されている。

（注12）二〇〇七年、コロンビア大学で神経学教授としての五年を始めようとしていたとき、病院で働く許可を得るため、問診を受けなくてはならなかった。友人で助手のケイト・エドガーが一緒だったのだが、途中、問診をしていた看護師が言った。「かなりプライベートなことをお聞きしなくてはなりません。エドガーさんに席をはずしてもらったほうがいいですか？」

「必要ないよ」と私は言った。「彼女は私の事情をすべて知っているから」。私は看護師が私の性生活について訊くつもりなのだと思い、彼女が質問するのを待たずに、うっかり口走った。「三五年間、まったくセックスをしていないんだ」

「あら、それはかわいそうに！」と彼女は言った。「なんとかしなくてはいけませんね」。三人とも声を立てて笑った。彼女はただ、私の社会保障番号を訊こうとしていただけだったのだ。

（注13）数年後にようやく、私が脳炎後遺症患者に確認した奇妙で不安定な状態が、Lドーパを投与されている「ふつうの」パーキンソン病患者に観察された。（脳炎後遺症患者は数週間か数カ月で発症したが）彼らのほうが

神経系が安定しているため、数年間は影響が出なかったのかもしれない。

（注14）一九七八年にはキティーは引退を決心していた。私たちは彼女がふつうの定年である六五歳に達したのだと思っていたが、驚くほど若くて活発だった彼女がじつは九〇歳を超えているとわかった（音楽が彼女の若さを保っていたのだろうか？）。キティーの後任のコニー・トメイノは、音楽療法の上級学位を取得している活動的な若い女性で、大量の幅広い音楽療法プログラムを体系化し、認知症の患者、記憶喪失の患者、失語症の患者、それぞれに最も適した音楽のアプローチを探り続けた。コニーと私は長年協力関係にあるが、彼女はいまだにベス・エイブラハム病院に勤めていて、いまでは音楽・神経機能研究所の所長である。

山上の牛

ブロンクス・ステート二三病棟でのつまずき

母の死後、冬のニューヨークにもどった。ベス・エイブラハムを解雇されていたので、住むところも、ちゃんとした仕事も、たいした収入もない。

しかし以前から、ブロンクス精神医療センター、通称ブロンクス・ステートでコンサルタントとして、週に一度の神経科クリニックを行なっていた。たいていは、統合失調症または躁鬱病と診断された患者を診て、神経学的な疾患もあるかどうかを確認するのだ。兄のマイケルと同じように、精神安定剤を服用している患者はよく運動障害（パーキンソン症候群、筋失調症、遅発性ジスキネジアなど）を発症し、薬をやめたあともずっと、その運動障害が続くことが多かった。私が話をした患者の多くは、精神障害を抱えて生きることはできても、薬による運動障害を抱えては生きられないと言っていた。

さらに、神経の異常によって精神病や統合失調症様の病気が生じた（または悪化した）患者も診察した。ブロンクス・ステートの裏手の病棟に、診断が下されていない、あるいは誤った診断が下されている脳炎後遺症患者もいるとわかり、ほかにも脳腫瘍や退行性脳障害の患者も見つかった。

しかしこの仕事は週に二、三時間だけで、給料もごくわずかだった。私の置かれている状況を知って、ブロンクス・ステートのレオン・サルズマン院長（とても気立てのいい人物で、強迫性人格障害についてすばらしい本を書いていた）が、病院に半日勤務しないかと誘ってくれた。私はとくに二三病棟に興味を示すだろうというのが、彼の考えだった。そこはさまざまな問題——自閉症、知的障害、胎児性アルコール症候群、結節硬化症、早発型統合失調症など——を抱える若者がひとまとめに収容されている病棟だった。

自閉症は当時あまり話題になっていなかったが、私は興味をもっていたので、その誘いを受けた。最初、この病棟で働くのが楽しかったが、かなり動揺もした。神経科医はおそらくほかのどんな専門医よりも、痛ましい症例をたくさん目にする——ひどい苦痛をもたらす不治の苛酷な病気の患者だ。仲間意識と同情と思いやりだけでなく、患者との一体感が強くなりすぎないように、ある種の無関心も必要である。

しかし二三病棟にはいわゆる行動修正方針があって、「治療的罰」をはじめとするアメとムチが使われていた。ときどき患者が隔離室に閉じ込められたり、食事を禁じられたり、拘束されたりするのを見るのがいやでたまらなかった。何より、自分が子どものころ寄宿学校に送られ、気まぐれでサディスティックな校長にしょっちゅう（ほかの子たちとともに）折檻《せっかん》されていたことを思い出してしまう。自分も患者と同じで、ほとんど無力だという感覚に陥ることもあった。

私はこの患者たちをつぶさに観察し、彼らに同情し、そして医師として前向きな潜在能力を引き出そうとした。道徳的に差しさわりのない遊びの世界にできるだけ引き入れようとしたのだ。自閉症で知的障害者の双子のジョンとマイケルの場合、暦と数字のサヴァンだったので、遊びは倍数や素数を探すかたちにした。図画の才能がある自閉症の少年、ホセの場合、スケッチと視覚芸術の世界で楽しむのが遊びだったが、口がきけず、自閉症で、おそらく知的障害のある若者、ナイジェルにとっては音楽が欠かせなかった。私は自分の古いピアノを二三病棟に運びこんでいて、私がそれを弾くと、ナイジェルと数人の若い患者が周りに集まってくる。ナイジェルはその音楽が気に入ると、変わった複雑な踊りを踊るのだ（私はある診察メモで彼のことを「知的障害のニジンスキー（ロシアのバレエダンサー）」と評している）。

やはり口のきけない自閉症のスティーヴは、私が病院の地下室で見つけて病棟に運んできたビリヤード台に引きつけられた。そして驚異的なスピードで技術を習得し、台のそばで何時間もひとりで過ごしていたが、明らかに私とビリヤードをするのを楽しんでいた。これは私が見るかぎり、彼の唯一の社会的、というか人間的な活動だ。ビリヤード台に熱中していないときの彼は過活動で、そわそわと落ち着きなく、つねに動いていて、何かを持ち上げてはじろじろ観察する。これは半ば強迫的、半ば遊び心からの一種の探索行動で、トゥレット症候群や一部の前頭葉障害に見られることがある。

私はこの患者たちにとても興味をそそられ、一九七四年初めに、彼らについて書きはじめた。四月までには二四件の症例を書きあげ、ちょっとした本には十分な数だと思った。

二三病棟は施錠病棟だったが、閉じ込められることはスティーヴにとってとくにつらかった。彼は外に出たそうに、窓のそばや網入りガラスがはめられたドアのそばにすわっていた。スタッフはけっして彼を外に連れ出さない。「彼は逃げてしまいます。脱走しますよ」と言うのだ。

私はスティーヴのことがとてもかわいそうで、彼は話ができなかったが、私を探す様子やビリヤード台で私に触る様子から、私からは逃げないと感じていた。同僚――私も週に一度診察を受けもっていたブロンクス・デベロップメンタル・サービスの臨床心理士――に話したところ、彼もスティーヴに会って、私たち二人で無事に彼を外に連れ出せるということで私と意見が一致した。私たちはその考えを、二三病棟の主任のタケトモ博士（竹友安彦）に提案した。彼は慎重に検討してから、承諾してこう言った。「彼を外に連れ出すのなら、きみの責任だ。彼が必ず無事に帰ってくるようにしてくれ」

私たちが彼を病棟の外に連れ出すと、スティーヴはひどく驚いたが、自分たちが外出するのだと理解したようだった。彼は車に乗り込み、私たちは病院から一〇分のニューヨーク植物園までドライブした。スティーヴは植物が大好きだ。五月なのでライラックの花が満開だった。彼は草深い渓谷や、周囲の広々した空間をとても気に入った。そしてふと一輪の花を摘《つ》み、それを見つめて、初めての言葉をつぶやいた。「タンポポ」

私たちはびっくり仰天した。スティーヴが花の名前を知っているどころか、花を見わけることができるとは思ってもいなかったのだ。三〇分ほど植物園で過ごしたあと、スティーヴがアラートン・アベニューの人通りや店――二三病棟にいてはまったく接することのない人生のにぎわい――をじっくり見られるようにと、ゆっくり車を走らせて帰った。病棟にもどるときに彼は少し抵抗したが、また外出できるかもしれないことを理解しているようだった。

病院のスタッフは口をそろえて外出に反対し、大失敗に終わると予想していたが、スティーヴのおとなしい振る舞い、植物園での幸せそうな様子、初めて発した言葉についての私たちの報告に、ひどく腹が立ったようだ。みんな険悪な表情だった。

私はいつも努めて水曜日のスタッフミーティングを避けていたが、スティーヴとの外出の翌日、タケトモ博士から出席するよう求められた。何を言われるか、さらには自分が何を言うことになるか、心配だった。そしてその心配は的中した。

主任精神科医の彼は、きちんと体系化されていて実績もある行動修正プログラムが整っているのに、私は外部からの賞罰を条件としない「遊び」という考えによって、そのプログラムを台なしにしている、と言った。私は遊びの重要性を擁護し、賞罰モデルを批判した。賞罰モデルは科学の名を借りた恐ろしい患者への虐待であり、ときにサディズムの気味があると思う、と言ったのだ。私の返答はあまり快く受けとられず、ミーティングは無言の怒りのうちに終わった。

二日後、タケトモが私のところに来て言った。「きみが若い患者に性的虐待をしているといううわさが流れている」

私はあっけにとられ、そんな考えは頭をよぎったことさえないと答えた。私は患者を預かりもの、自分が責任をもつべきものと考えていて、治療者としての力を利用して彼らを食いものにすることなど、絶対にない。

激しい怒りがわき起こるなか、私はこう言い足した。「ご存知かもしれませんが、フロイトの同僚で伝記作家のアーネスト・ジョーンズは、若い神経科医としてロンドンで知的障害と精神障害の子どもたちを診ていたのに、幼い患者を虐待しているといううわさが流れて、仕事を続けられなくなったんですよ。彼はしかたなくイギリスを出て、カナダに移りました」

タケトモは言った。「ああ、知っているよ。私はアーネスト・ジョーンズの伝記を書いた」

私は「この大バカ野郎、なぜおれをこんな目に合わせたんだ?」と食ってかかりたかった。しかし、そうはしなかった。彼は紳士的な論争をとりなしているだけだと思っているのだろう。

私はレオン・サルズマンのところに行き、状況を説明した。彼は私に同情し、憤慨してくれたが、私が二三病棟を去るのが最善と考えた。私は若い患者たちを見捨てることに、理不尽ではあるが、やり場のない後ろめたさを感じて、退職の日の夜、書きあげていた二四の症例を火のなかに投げ入れた。ジョナサン・スウィフトはやけになって、『ガリバー旅行記』の原稿を火に投げ入れたが、友人のアレクサンダー・ポープがそれを引き出したという話を読んだことがある。しかし私はひとりきりで、本を引き出してくれるポープはいなかった。

私が去った翌日、スティーヴは病院から逃げ出し、スロッグスネック橋の上に登った。さいわい飛び降りる前に救出された。この出来事から、私が突然患者を見捨てさせられることは、少なくとも私にとってと同じくらい患者たちにとっても、つらくて危険なことなのだと思い知った。

私は罪悪感と後悔、そして憤怒に駆られながら、二三病棟を去った。患者を置いていくことへの罪悪感、本にするべき原稿を破棄したことへの後悔、そして虐待を責められたことへの憤怒。そんな感情を抱くのは愚かなことだが、そのせいで私はやりきれない気持になり、あの水曜のミーティングで病棟の運営について述べずにいられなかったことを、今度は「二三病棟」という批判本を書いて、世間にさらけ出そうと考えた。

『左足』をあきらめる

二三病棟を去ってからすぐに、私はノルウェーに向かった。辛辣な批判を書くのにふさわしい平和な場所だと思ったからだ。しかし次から次へと事故に遭遇し、しかもその深刻さが増していった。まず、ノルウェー有数の大きなハダンゲル・フィヨルドをボートで遠くまで漕ぎ出して、不器用にもオールを一本ボートの外に落としてしまった。どうにかこうにか一本のオールで帰ったが、何時間もかかり、もうだめかもしれないと一度ならず思った。

翌日、ちょっと山歩きに出かけた。ひとりきりで、行き先を誰にも告げずに。山のふもとで、「牛に注意」とノルウェー語で書かれた看板を見かけた。人が牛に角で放り上げられている小さなイラストがついている。これはノルウェー人のユーモアのセンスにちがいないと思った。山の上でどうやって牛を飼うんだ?

その看板のことは忘れていたが、二、三時間後、なんの気なしに大きな岩をぐるりと回ったところで、気づくと目の前の小道に、巨大な雄牛が堂々とすわっていた。私が感じたものを表現するには「恐怖」では穏やかすぎる。恐ろしさのあまり、一種の幻覚が見えた。牛の顔が宇宙を埋めつくすほど膨れあがったように見えたのだ。私はまるで何げなくそこで散歩を終えようと決めたかのように、優雅にくるりと向きを変え、来た道を引き返しはじめた。しかしそこで度胸が崩壊し、パニックを起こして、ぬかるんで滑りやすい道を駆け下りはじめた。背後に重いドスドスいう足音と、あらい息遣いが聞こえる（牛が追いかけてきているのか？）。そして突然――どうしてかわからないが――私は崖の下にいて、左足が体の下でおかしな具合にねじれていた。

極限状態のとき、人は解離を起こすことがある。私は最初、誰かが、誰か知っている人が、事故に、ひどい事故に遭遇したのだと思い、しばらくしてようやく、その誰かとは自分だと気づいた。立ち上がろうとしても、左足がスパゲッティのようにグニャグニャで、まったく力が入らない。足を調べてみる――プロらしく、クラスの学生に負傷について説明する整形外科医になったところを想像しながら。「大腿四頭筋腱が完全に断裂していて、膝蓋骨がひっくり返り、膝関節が後方に脱臼している可能性があるのがわかるね。だから」と言って、私は泣きわめいた。「患者は泣きわめく」とつけ加え、そのあと再び、自分は負傷した患者について説明している教授ではなく、負傷した患者本人であることを実感した。傘をステッキ代わりに使っていたのだが、その柄をポキッと折り、アノラックを引き裂いた布きれを使って、傘の添え木を足に当て、両腕をてこにして山を下りはじめた。最初は音をたてないように静かに下りた。牛がまだ近くにいるかもしれないと思ったからだ。

自分の体と役に立たない足を引きずりながら下りて行くあいだ、いろんな気分を味わった。人生がフラッシュバックすることはなかったが、さまざまな記憶が繰り出された。ほとんどがいい思い出、ありがたい思い出、夏の午後の思い出、愛された思い出、いろいろなものをもらった思い出で、何かを贈り返したという感謝の気持だ。とくに、いい本を一冊と、すばらしい本を一冊書いたことを思った。気づけば過去形を使っている。オーデンの詩の一節「最期の思いは感謝だけに」が、心をめぐり続ける。

八時間が過ぎ、さいわいにも出血はなかったが、足がかなり腫れていて、ほぼショック状態だった。じきに暗くなる。気温はすでに下がりはじめている。誰も私を探していないし、私がどこにいるかさえ知らない。すると突然、声が聞こえた。見上げると、尾根に二つの人影がある——銃を持っている男性と、その隣にもう少し小さい人。彼らは下りてきて、私を救ってくれた。そのとき、ほぼ絶体絶命の危機から救出されることは、人生で最も甘美な経験にちがいないと思った。

私は飛行機でイギリスに運ばれ、四八時間後、裂けた四頭筋腱と筋肉を修復する手術を受けた。しかし手術後二週間以上、動くことも、傷ついた足を感じることもできなかった。左足が自分の一部ではない異質のものに感じられ、私はひどく困惑し、混乱した。最初、麻酔が効いているあいだに脳卒中を起こしたのだと考えた。次に、ヒステリー性麻痺なのだと考えた。自分の経験を話しても執刀医に伝わらない。彼は「サックス、きみはユニークだ。そんなことはこれまで聞いたことがないよ！」としか言えなかった。

やがて神経が回復するにつれ、四頭筋が生き返った。最初は、それまでぐったりしていた筋肉のなかで、個々の筋線維束がピクピク動く繊維束性攣縮《せんいそくせいれんしゅく》というかたちで現われ、そのあと四頭筋を小さく自発的に収縮できる能力が回復し、筋肉を緊張させられるようになった（それまでの一二日間はゼリーのようで、収縮させることができなかったのだ）。そして最後に、股関節を曲げられるようになった。ただしその動きは不安定で弱々しく、疲れやすかった。

この段階で、ギプスを取り替えて抜糸をするために、ギプス室に連れて行かれた。ギプスがはずされたとき、足は「私のもの」でないように思えた。どちらかというと、解剖学博物館から持ってきた美しいロウ製の模型のようで、抜糸されてもまったく何も感じない。

新しいギプスをはめられたあと、理学療法部門に連れて行かれ、立ち上がらせられて歩かされた。この妙な受動態――「立ち上がらせられて歩かされる」――を使っているのは、立って歩くにはどうしたらいいか、みずから積極的に行なう方法を忘れていたからだ。両足に体重をかけて立とうとして、左足のイメージが急に変動するのを感じた。すごく長くなったり短くなったり、細くなったり太くなったりするように思える。そのイメージは一分か二分すると比較的安定したので、想像するに、二週にわたって感じることも動くこともできなかった足に押し寄せる感覚入力と、久しぶりのぎごちない運動出力に合わせて、私の固有受容システムが再修正されたのだ。しかしその足を動かすのは、ロボットの足を操作するように感じられ、意識的に、試すように、一度に一歩ずつやるしかない。ふだんの流れるような歩きとはまったくちがう。そのとき突然、メンデルスゾーンのピアノ協奏曲の華麗でリズミカルな楽節が、幻聴のように「聞こえた」（私が入院したとき、ジョナサン・ミラーがこの曲のテープをくれて、私はそれをつねに再生していた）。それを頭のなかで再生しながら、気づくと突然歩けていた。（神経科医が言うところの）歩行の「運動メロディー」を取りもどせたのだ。数秒後に頭のなかの音楽が止まると、私も止まった。進み続けるにはメンデルスゾーンが必要なのだ。しかし一時間もすると、なめらかな自動歩行を取りもどしていて、想像上の伴奏は必要なくなっていた。

二日後、ハムステッドヒースにある立派な病後療養所、ケンウッド・ハウスに移された。そこでの一カ月は、いつになく社交的な日々だった。父とレニーおばだけでなく、（ノルウェーからの飛行機やロンドンでの緊急入院の手配をしてくれた）兄のデイヴィッド、さらにはマイケルも見舞いに来た。めい、おい、いとこ、近所の人、シナゴーグの人たち、そしてほぼ毎日、旧友のジョナサンとエリックも顔を見せた。それに加えて、死から救われて再び動けるようになり、自立して日常を送ることができるという意識もあって、病後療養所での数週間は特別にお祭り気分だった。

父は午前の診察を終えてから来ることもあった（八〇歳近かったのに、まだフルに働いていたのだ）。きまってケンウッドの高齢のパーキンソン病患者を見舞い、彼らと一緒に第一次世界大戦時代の歌を歌う。彼らはほとんど話せないのに、父がきっかけをつくると、一緒に歌える人が大勢いた。レニーは午後に来る。二人で外に出て、穏やかな一〇月の日差しを浴びて腰を下ろし、何時間もおしゃべりをする。私がもっと動けるようになって、松葉づえからステッキまで回復したときには、ハムステッドやハイゲート村の地元の喫茶店まで歩いた。

この足の一件で私は、人の体と周囲の空間は脳内にマッピングされていて、その重要なマッピングは手足が損傷することによって、とくにそのせいで体が動かなくなり固定されることになると、ひどく混乱する可能性があることを、おそらくほかではありえないくらいはっきりと教えられた。さらに、それまで現実には感じたことのなかった、自分の弱さと死すべき運命も思い知った。若いころバイクに乗っていたとき、私はあまりに大胆不敵だった。自分を不死身と思っているようだと、友人には思われていた。しかし転落して瀕死の目に遭ってから恐怖と警戒心が私の生活に入り込み、それ以来ずっと、よくも悪くもつきまとっている。気楽な人生が、ある程度慎重な人生になったのだ。これで若さは終わり、自分はもう中年なのだと感じた。

事故が起こってすぐに、レニーはそれについての本が書かれるべきだと気づき、私がペンを手にしてノートに書いているのを見て喜んだ（「ボールペンを使ってはダメ」と彼女は私を鋭くいましめたものだ。彼女自身のとても読みやすくて曲線的な筆跡は、つねに万年筆で書かれていた）。

コリン・ヘイクラフトは私の事故のことを聞いて心配したが、事故が起きた経緯と病院での私の状況を話すと、興味津々で「それはすごい！」と声を上げた。「そのことを書くべきです」。少し間を置いてからこうつけ加えた。「あなたは実際にまさにいま、その本を体験しているみたいですね」。数日後、彼は出版したばかりの分厚い本の束見本《つかみほん》を持ってきた（中のページに文字がなくて、白紙のページに表紙がついているだけのもの）。七〇〇ページのまっさらの乳白色の紙に、病院のベッドで寝ながら書くことができる。私はいままで手にしたことがないほど分厚いこのノートがうれしくて、私自身が経験した神経学的な地獄の辺土への不本意な往復の旅について、見たままをこと細かに記録した（ほかの患者たちは私がこの分厚い本を手にしているのを見て、こう言ったものだ。「きみはラッキーなやつだよ。私たちはただ耐えているだけだが、きみはそれで本を書いているんだから」）。コリンは私の進み具合——私のけがの回復だけでなく、「本」の進行状況——をチェックするためにしょっちゅう見舞いに来て、彼の妻のアンナも、果物やマスの燻製の手土産を持って、同じくらい頻繁に訪れた。

私が書きたかったのは、足の喪失と再生についての本だ。前の本のタイトルを *Awakenings*（目覚め）としたので、次の本は *Quickenings*（よみがえり）にしようと考えた。

しかしこの本には、それまで私が経験したことのないような問題が生じることになった。なぜならそれを書くには、私が事故を、患者としての服従と恐怖を、追体験することが必要だからだ。さらに、「医師としての」執筆ではけっして明かさないような、自分自身の心の奥の感情を、ある程度さらけ出す必要もある。

ほかにも問題はいろいろあった。『レナードの朝』に対する世間の反応に、私は大得意だったと同時に、少しおじけづいてもいた。オーデンなどは、望外の感想を述べてくれた――『レナードの朝』は傑作だ、と。しかしもしそうなら、それに匹敵するものを次に書けるとは思えない。それに、臨床例をふんだんに盛り込んだ『レナードの朝』が同業者に無視されたのであれば、たったひとりの患者――私自身――の奇妙な個人的経験だけを語った本など、いったいどうなるのだろう?

一九七五年五月までに、『よみがえり』の最初の草稿を書きあげた（タイトルはのちにジョナサン・ミラーの提案で *A Leg to Stand On*〔邦題『左足をとりもどすまで』金沢泰子訳、晶文社〕になった）。私もコリンと同様、すぐにも出版の準備が整うと思っていた。コリンは自信満々だったので、実際、一九七六～七七年の近刊カタログに載せていた。

しかし私がその本を仕上げようとがんばっていた一九七五年の夏、コリンと私のあいだがギクシャクしだした。八月にミラー一家がスコットランドに出かけて、ロンドンの家を私に使わせてくれた。その家はコリンの家の真向かいで、これ以上ないほどの近さだ。これからの仕事にとって、こんな理想的な環境はあるだろうか。しかし、『レナードの朝』のときにはあれほどありがたく、生産的だったその近さが、残念ながら今回は逆効果だった。私は毎日午前中に執筆し、午後は散歩と水泳をして過ごし、そして毎晩七時か八時ころにコリンがやって来る。彼はそれまでに食事をすませ、いつもかなり酒も飲んでいて、たいてい顔を赤くし、怒りっぽくて、議論を吹っかけてくる。八月の夜は暑くて風もなく、それに私の原稿か何かに彼の怒りを買うものがあったのかもしれない。その夏、私は不安でピリピリしていて、自分の書いているものに自信がなかった。彼は私がタイプしておいたページの一枚を取り、一文または一段落を読んで、その調子、スタイル、内容を非難する。文章や考えをいちいち取りあげては、うんざりするほどうるさく攻撃する——あるいは、私にはそう思えた。前に私を打ち解けさせてくれたユーモアも愛想もまったく見せず、あまりの口やかましさにこちらは身が縮む思いだった。そんな晩のミーティングを終えると、私はその日書いたものを引き裂きたい衝動に襲われ、この本を書くのは愚行であり、続けられないし、続けるべきではないという思いに駆られた。

一九七五年の夏はいやな雰囲気で終わり、（そんな状態のコリンと対決することは二度となかったが）その後の数年に暗い影を落とした。そういうわけで、『左足』は結局その年には完成しなかった。レニーは私のことを心配していた。『レナードの朝』は仕上がり、『左足』は壁にぶつかり、私を元気にする特別なプロジェクトはないようだ。彼女はこう書いている。「あなたにふさわしい種類の仕事が来ることを、それがずっと続くことを、……心から願っています。そういう気分かどうかにかかわらず、あなたは書かなくてはならないと強く思うのです」。二年後、彼女はこうつけ加えている。「足の本のことは頭から追い払って、次の本を書きなさい」

それから数年のあいだに『左足』のいくつものバージョンが書かれることになった。バージョンが上がるたびに長く、複雑で、込み入ったものになっていく。コリンあての手紙でさえ、とてつもない長さだ。一九七八年の一通は五〇〇〇語を超え、さらに二〇〇〇語の補足が添付された。

私はルリヤにも手紙を書いた。彼は私の長すぎる手紙にも辛抱強く、思慮深い返事をくれた。しかし私が出版予定の本について果てしなくくよくよ心配しているのを見て、とうとう、たった二語の電報を送ってきた。「やりなさい」

そのあとに送ってきた手紙でルリヤは、「末梢の損傷に対する中枢の共鳴」について書いている。そして「きみはまったく新しい分野を発見しつつある……どうかきみの観察記録を出版してほしい。末梢の障害に対する『獣医的』アプローチを変えて、もっと深い人間的な医療への道を開くための力になるかもしれない」とも。

それでも執筆——下書きを書いては引き裂くの繰り返し——は続いた。『左足』は私がそれまで書いた何よりも苦痛と困難に満ちていて、友人たちは（とくにエリックは）私がそんなにも取りつかれ、行き詰まっているのを見て、割に合わない仕事だからあきらめるよう強く勧めた。

リトル・シスターズ・オブ・ザ・プア

一九七七年、UCLAの神経科で指導を受けたチャーリー・マーカムがニューヨークに出張してきた。私はチャーリーが好きで、彼が運動障害について研究しているあいだ一緒に過ごした。昼食をとりながら、彼は私の仕事についてあれこれ訊き、驚いて声を上げた。「でも、きみには身分《ポジション》がない」

私にはたしかに居場所《ポジション》がある、と答えた。

「どんな？　どんな身分があるんだ？」（彼自身はUCLAで神経学科の学科長に昇進したばかりだった）

「医療のどまんなか。それが私のいる場所です」と私は答えた。

「フン」と言って、チャーリーはそっけなく、もういいよと言いたげな仕草を見せた。

私がそう思うようになったのは、患者たちの「目覚め」の期間で、当時私は病院の隣に住み、一日に一二〜一五時間も患者と一緒に過ごすこともあった。患者が訪ねてくるのを歓迎し、日曜の朝にココアを飲みに私のところに来る積極的な人もいたし、私が病院のすぐ向かいにあるニューヨーク植物園に連れて行くこともあった。私は彼らの薬物治療の様子や、よく不安定になる神経の状態を観察したが、彼らが充実した――身体的な限界を前提としてできるかぎり充実した――生活を送っていることを確認するのにも、最善を尽くした。長年動けず、病院に閉じ込められていた患者たちの生活を広げる努力は、医師としての私の役割の根幹だと思っていた。

ベス・エイブラハムは、もう勤務先でもなければ収入源でもなかったが、私は引き続き定期的に訪れていた。患者ととても親密だったので、連絡を絶つことができなかったのだ。ただし、ほかの施設――スタテン島からブルックリンやクイーンズまでニューヨーク市全域の老人ホーム――でも、患者を診るようになっていた(1)。私は巡回神経科医になったのだ。

一般に「館《マナー》」と呼ばれていたこれらの施設のなかには、人間が医学の傲慢と技術に完全に服従しているところもあった。意図的で犯罪行為になるネグレクトもあって、患者が何時間も放っておかれ、身体的・精神的虐待を受けることもあった。ある「館《マナー》」では、股関節を骨折してひどく痛がっている患者が、スタッフに無視されて尿の池のなかで寝ているのが見つかった。ネグレクトはなくても、基本的な治療以上のことは何も行なわれていないところもあった。そのような老人ホームの入居者には生きるための意義——生活、アイデンティティ、尊厳、自尊心、ある程度の自主性——が必要だという事実は、却下されるか無視されている。「ケア」は純粋に事務的で医療的なものなのだ。

このような老人ホームは二三病棟と同じ意味で恐ろしく、ひょっとすると問題はもっと大きいかもしれないと、私は感じた。なぜなら、将来の前触れか「モデル」を表わしているのではないかと思ったからだ。

「館《マナー》」の対極にあるのが、リトル・シスターズ・オブ・ザ・プア（貧者救済修道女会）のホームだった。

私がリトル・シスターズのことを初めて聞いたのは子どものころで、両親が二人とも——父は一般医として、母は外科医として——ロンドンにあるホームの顧問をしていたからだ。レニーおばさんはいつも言っていた。「オリヴァー、もし私が脳卒中を起こすか、障害を負ったら、リトル・シスターズに入れてちょうだい。世界でいちばんのケアをしてくれるのよ」

リトル・シスターズのホームの目的は生活にある——入居者の弱さとニーズを前提として、できるだけ充実した有意義な生活を送ることだ。脳卒中を起こした入居者もいれば、認知症やパーキンソン症候群をわずらう入居者もいる。「内科的」疾患（癌、肺気腫、心臓病など）の患者もいれば、目の不自由な人、耳の不自由な人などもいる。健康そのものなのに、家族をなくして孤立し、コミュニティがもたらす人間の温かみと交流を切望している人もいる。

リトル・シスターズは医学的な治療のほか、理学療法、作業療法、言語療法、音楽療法、（必要に応じて）心理療法とカウンセリングなど、あらゆる種類の療法を提供する。そのような療法に加えて、（やはり治療になる）あらゆる種類の活動も行なわれる。つくりごとではなく、園芸や料理のような現実的な活動だ。多くの入居者はホームのなかで、洗濯室での手伝いからチャペルでのオルガン演奏まで、特別な役割やアイデンティティをもっていて、ペットを飼って世話をしている人もいる。美術館、競馬場、劇場、庭園への遠足もある。家族のいる入居者は、週末には外でランチをしてもいいし、休暇に親戚のところに滞在してもいい。そしてホームには近くの学校の子どもたちが定期的に訪れ、自分より七〇歳も八〇歳も年上の人たちと自然にさりげなく交流し、愛情のこもったきずなを築く場合もある。宗教は中心にあるが強制ではない。説教めいたことも、福音主義も、どんな宗教的圧力もない。入居者全員に信仰があるわけではない。ただし、シスターたちには強い信仰心があり、そのような深い信心がなければ、あれほど高いレベルのケアは想像しがたい(2)。

自分のわが家をあきらめてホームに入ることに適応するのは、つらい時期もあるかもしれない（おそらくあるにちがいない）が、リトル・シスターズのホームに入居する人たちの大半は、自分なりの有意義で楽しい――場合によっては、長年覚えがないほど有意義で楽しい――生活を確立することができて、しかも医学的な問題はすべてきめ細かく観察・治療され、そのときが来たら、穏やかに尊厳をもって死ねるのだと確信している。

これらすべてが昔ながらのケアを象徴している。リトル・シスターズが一八四〇年代から守ってきた伝統であり、さらには（ビクトリア・スウィートが『神さまのホテル』〔田内志文・大美賀馨訳、毎日新聞社〕のなかで感動的に描いているような）中世の教会の伝統にまでさかのぼる。そこに近代医学の枠がうまく結びついているのだ。

私は「館《マナー》」にがっかりして、すぐに通うのをやめたが、リトル・シスターズには元気づけられ、そのホームに通うのが大好きだ。もう四〇年以上通っている施設もある。

巡回神経科医による「選択課程」

一九七六年初め、ロンドンのミドルセックスの医学生、ジョナサン・コールから手紙をもらった。彼は『片頭痛』と『レナード』を楽しく読んだと言い、臨床の仕事に就く前にオックスフォードで感覚神経生理学の研究を一年行なっていたとつけ加えていた。約二カ月の選択履修期間を私のところで過ごせないか、と彼は思っていた。「あなたの科の手法を見学したいと思っていて、なんでもかまわないので、いまある研修コースに喜んで入ります」

私は自分が二〇年近く前に医学生だった病院の学生からのアプローチを受けて、心が温かくなり、光栄に感じた。しかし、ふつう医科大学で行なわれるような研修を指導するための自分の地位と能力に関して、彼のさまざまな誤解を捨てさせなくてはならなかった。

コールくん
二月二七日付の手紙をありがとう。返事が遅くなって申し訳ない。
返事が遅くなったのは、なんと返事をすればいいかわからなかったからだ。しかしここに、私の状況をおおまかに述べよう。

私の科はない。

私は科に属していない。

私は非常勤であり、あちこちの半端仕事で食いつないでいる――かろうじて、危なっかしく。ベス・エイブラハムで常勤として働いていたときには、学生たちと選択履修期間を過ごすことも多かった。そしてそれはつねに互いにとって、とても楽しく実りのある経験だった。

しかしいま私は、言うなれば、地位も基盤も本拠地もなく、あちこちをさまよっている。正式な研修を行なうことはできないし、きみが正式に認定されるうえで助けになることはまったくできない。

非公式には、さまざまな診療所やホームで診る多種多様な患者のおかげで、非常に多くのことを見たり、学んだり、やったりしている。そして見たり、学んだり、やったりする状況はすべて、それ自体が教育の機会だ（と思うことがある）。自分が診察する患者はみな、どこでもとても生き生きしていて、興味深く、有意義だと思う。患者を診察すると必ず、何か新しいものを教えられるか、新しい感情や新しい考えがわき上がる。そして、私と一緒にこのような場に居合わせる人は、この冒険心を分かちあい、さらに高めると思う（私は神経学のすべて、何もかもを、一種の冒険だと思っている）。

きみの状況をぜひ手紙に書いて知らせてください。もう一度言うが、私は非公式に、ざっくばらんに、あちこち回るかたちでなら、喜んできみに会うけれど、けっして正式な研修を「手配する」立場にはない。

ではまた——そして、ありがとう。

オリヴァー・サックス

準備と資金調達にほぼ一年かかったが、一九七七年初め、ジョナサンは私との選択課程のために到着した。

思うに、私たちは二人とも少し緊張していた。私はたとえ地位はなくても、やはり『レナードの朝』の著者であり、ジョナサンはオックスフォードで感覚神経生理学の研究を行なった経験があり、生理学の考えに関しては明らかに私よりはるかに学があり、最新の情報を知っている。これは二人にとって、これまでにない新しい経験になるだろう。

私たちはすぐに共通の大きな関心事をひとつ見つけた。二人とも「六番めの感覚」、固有受容感覚に興味をそそられていたのだ。意識にのぼらず目にも見えないが、五感のどれよりも、あるいは五感をすべて合わせたよりも、重要で不可欠であることはほぼまちがいない。ヘレン・ケラーのように、目と耳が不自由でもかなり充実した生活を送ることはできるが、固有受容感覚は自分自身の体を知覚するため、自分の手足が空間内のどこにあって、どう動いているかを知るために必須であり、もっと言えば、自分の体や手足が存在することを知覚するのに必須なのだ。もし固有受容感覚が消えたら、人間はどうやって生きていくのだろう？

そのような疑問は、ふつうに生活しているぶんにはほとんど思い浮かばない。固有受容感覚はつねにあって、けっして出しゃばらず、静かにすべての動きを導いている。『左足』の本に書こうと（ちょうどジョナサンがニューヨークに来たときに）四苦八苦していた、あの奇妙な混乱を経験していなかったら、私も固有受容感覚についてあまり考えなかったのではないかと思う。私の考えでは、あの混乱はおもに固有受容感覚の障害から生じたもので、その障害が、目で見ないと自分の左足がどこにあるのか、というか左足があることさえわからなかったし、「自分のもの」とも感じないほどひどいものだったのだ。

そしてたまたまジョナサンがニューヨークに来たころ、友人で同僚のイザベル・ラパンが私のところによこした若い女性患者は、突然すべての固有受容感覚を、「首から下の体がある」という感覚そのものを失っていた。(3) 一九七七年の時点でジョナサンは、将来的に自分の人生が同じ疾患をもつ別の患者の人生といかに深くからみあうか、知るよしもなかった。

私と一緒に、リトル・シスターズの施設をはじめニューヨーク中のホームを回ったジョナサンは、さまざまな患者を目にした。とくに私たち両方の心に残ったのはコルサコフ症候群の男性で、記憶力がないせいで、たえず作話をせざるをえなかった。「トンプソン氏」（のちに私がつけた呼び名）は、三分間のうちに（白衣を着た）私を、自分のデリカテッセンに来る客、一緒に競馬に行く旧友、ユダヤ教徒向けの肉屋、ガソリンスタンドの店員だと言った。そのあとようやく、ちょっとヒントをもらって、私は医者だと推測した。(4) 彼が次から次へとおかしな誤認や作話をするので、私は大笑いしたが、まじめなジョナサンはこれにショックを受けた（とのちに話してくれた）。私が患者を笑っているように見えて、ショックだったのだ。しかし威勢のいいアイルランド人のトンプソン氏も、自分のコルサコフ症候群にありがちな想像力によるばかげた話を笑いだしたとき、ジョナサンも気をゆるめて笑いはじめた。

私は患者の診察に行くときはいつもビデオカメラを持参していて、ジョナサンはビデオに記録してその場で再生するやり方に興味をもった。当時、ビデオ記録はかなり新しく、病院で使われることは珍しかった。たとえばパーキンソン症候群の患者が、加速したり片側に傾いたりする傾向に気づいていないとき、ビデオで自分の姿勢や歩き方を見ることによって、それに気づけるうえに、それを修正する方法も学べる。

ジョナサンをベス・エイブラハムにも何度か連れて行った。彼はとくに『レナード』で読んでいた患者に会いたがった。私が患者たちについて本に書き、さらにはドキュメンタリー映画までつくったのに、それでも彼らが相かわらず私のことを、自分たちを利用したり裏切ったりした者としてではなく、信頼できる医師として見ていることに、おおいに興味をそそられる、と彼は言った。このことは、八年後に彼の人生を変えることになる男、イアン・ウォーターマンに出会ったとき、ジョナサンの心に鮮明によみがえったにちがいない。

イアンは先に触れた若い女性患者「からだのないクリスチーナ」と同じように、ひどい感覚神経障害をわずらっていた。元気な一九歳だったとき、突然ウイルスによって頭から下の固有受容感覚をすべて奪われたのだ。このまれな状況にある人はたいがい、手足をコントロールすることがまったくできず、這うか、車いすにすわることしかできない。しかしイアンは自分の状況に対処する驚異的な方法をたくさん見つけて、深刻な神経障害にもかかわらず、かなり正常な生活を送ることができた。

ほかの人では意識の監督を必要とせずに自動的に起こることの多くが、イアンにとっては意識して慎重に監視しながらでなければできない。すわるときは、前に倒れないように、意識して体をまっすぐに立てておかなくてはならない。歩くためには、両膝をまっすぐにのばしたまま、歩くことから意識をそらさないようにしなくてはならない。固有受容感覚という「六番めの感覚」がないので、代わりに視覚を利用しなくてはならない。このような集中と専念が必要であることから当然、彼には一度に二つのことはできないことになる。立つことはできるし、話すこともできるが、立って話すためには、支えに寄りかからなくてはならない。見かけはまったく正常に見えるかもしれないが、なんの前触れもなくいきなり明かりが消えると、彼は力なく地面に倒れる。

ジョナサンとイアンは長年のあいだに深い関係を築いた——医者と患者、研究者と研究対象、そしてしだいに仲間や友人として（もう三〇年も協力しあっている）。この数十年の協力関係のなかで、ジョナサンはイアンについてたくさんの科学論文と、一冊のすばらしい本『誇りと毎日のマラソン（*Pride and a Daily Marathon*）』を書いた（そして現在追跡研究に取り組んでいる[5]）。

自分の教え子であるジョナサンが、医師、生理学者、そして作家として著名になっていくのを見ることほど感動的なことはめったにない。彼はこれまでにメジャーな本を四冊、生理学の論文を一〇〇本以上著している。

濡れた手書き原稿

一九六五年にニューヨークに移ったあと、ときどき週末に日常から逃れるのにぴったりの場所を求めて、バイクで田舎の道を探検した。ある土曜日、キャッツキル山地を走っていると、湖のほとりに美しい古い木造のホテルを見つけた。レイク・ジェファーソン・ホテルだ。オーナーは陽気なドイツ系アメリカ人のルーとバーサのグルップ夫妻で、私たちはすぐに知り合いになった。私がとくに感動したのは、私のバイクに対する彼らの心づかいだった。私がロビーに置くことを許してくれたのだ。すぐに地元の人たちにとって、なじみの週末の光景になり、バイクを見ては「先生がまた来ているよ」と言ったものだ。

私がとくに好きだったのは古いバーで過ごす土曜の夜で、そこにはあくびをしては酒を飲むいろんな人たちがいて、古い写真には一九二〇年代から三〇年代にかけての全盛期のホテルが写しだされている。私はよくカウンターのそばの小さなアルコーブで書きものをした。そこならひとりきりになれて人目につかず、邪魔されなかったが、それでいてバーの生き生きした空気に心が温まり、刺激を受けることができた。

三カ月ほど週末を過ごしたあと、私はグルップ夫妻の承諾を得て、ホテルの地下の一室を借りて、好きなときに出入りし、そこに私物――基本的にタイプライターと水泳道具――を置いておけることになった。月にたった二〇〇ドルで、部屋を借り、キッチンとバーとホテルのアメニティーをすべて使えるのだ。

ジェファーソン湖での生活は健康的で禁欲的だった。一九七〇年代初めにバイクはやめた――ニューヨーク市の交通はあまりに危険で、バイクに乗るのは楽しくないと感じはじめた――が、車にはつねに自転車用ラックを取りつけていて、夏の長い一日には何時間もサイクリングをした。たいていホテルの近くの古いリンゴ搾りの工場に立ち寄って、二リットル入りのリンゴ酒を二本買い、ハンドルの両側にぶら下げる。リンゴ酒は大好きで、二リットルボトルから少しずつ左右対称にすると、長いサイクリングの一日のあいだ、水分補給ができて、少しほろ酔い気分でいられる。

ホテルからそう遠くないところに馬小屋があり、ときどき土曜の朝にそこに行き、二時間ほど特大のペルシュロン馬に乗った。ゾウにまたがっている気がするほど、背が広い種の馬だ。当時、私の体重は一一〇キロ以上あったが、巨大な馬は私の重みにほとんど気づいていないようだった。完全武装した騎士や王を乗せたのはこんな馬だったのだろう。完全武装したヘンリー八世は、二三〇キロ近くあったと言われている。

しかし、いちばんの楽しみは穏やかな湖での水泳だった。たまに釣り人がぶらぶら舟をこいでいることもあったが、不用心に泳いでいる人を脅《おびや》かすモーターボートやジェットスキーはいない。レイク・ジェファーソン・ホテルは全盛期を過ぎていて、凝った飛び込み台や浮き台やテントは完全にさびれていて、静かに朽ち果てつつあった。時間の制限なく、不安も心配もなく泳ぐことでリラックスし、私の脳は活発に働いた。アイデアやイメージ、ときに段落がまるごと、泳いでいるときに頭をよぎってくるので、しょっちゅう陸に上がって、湖畔のピクニックテーブルに置いてあるメモ用紙に、一気に書き出さなくてはならない。体を拭いている時間などないという切迫感があって、濡れたまま大急ぎでメモ用紙に水滴をたらしながら書いていた。

レニーへの手紙

エリック・コーンと私は乳母車で出会ったと言われていて、ほぼ八〇年来の親友どうしだ。よく一緒に旅をして、一九七九年にはオランダまで船で行き、レンタサイクルで国中を回り、最終的にお気に入りのアムステルダムにもどった。イギリスに住んでいるエリックはしょっちゅう訪れていたが、私はオランダが久しぶりだったので、カフェで大麻を堂々と勧められたときには、びっくり仰天した。私たちがテーブルにすわっていると、若者がやって来て、慣れた手つきで折りたたみ式の札入れに入ったいろんな種類のマリファナとハシシを見せたのだ。一九七〇年代のオランダでは、ほどほどの量であれば所持も使用も完全に合法だった。

エリックと私は一包み買ったが、そのあと吸うのを忘れていた。実際、イギリスにもどる船に乗るためにハーグに着き、税関に来るまで、持っていることさえ忘れていた。税関で通常の質問をされた。

オランダで何か買いましたか？　酒とか？

「はい、ジュネバ（オランダ・ジン）を」

タバコは？　いいえ、タバコは吸いません。

マリファナは？　ああそうだ、すっかり忘れていた。「では、イギリスに着く前に捨ててください」と税関職員は言った。「あちらでは合法ではありませんから」。私たちは船上で少し吸おうと考えて持ち込んだ。

実際にちょっと吸ってから、残りを船外に捨てた。しかし、ちょっとではなかったのかもしれない。二人とも吸うのは久しぶりだったし、マリファナは私たちが思っていたよりはるかに強かったのかもしれない。

数分後に私はふらふらとさまよいだし、気づくと船長の操舵室の近くにいた。次第に暮れていく日の光に照らされて、まるでおとぎ話から出てきたように魅力的だった。船長が舵輪を握って舵を取り、一〇歳くらいの小さな男の子がそばに立っていて、船長の制服や、真鍮とガラスでできた目盛り盤や、船首の前で分かれていく海に興味津々の様子だ。ドアに鍵はかかっていなかったので、私も操舵室に入った。船長もかたわらの少年も、私が入ってきたことに動じず、私は静かに少年とは反対側の船長のそばに立った。船長は私たちに船の舵取りの方法を教え、目盛り盤をすべて見せてくれた。少年と私はあれこれと質問する。あまりに夢中になって時間の感覚をなくしていたので、船長にイギリスのハーウィッチが近づいていると言われて、びっくりした。私たち二人は操舵室を出た。少年は両親を探しに、私はエリックを探しに。

私がエリックを見つけたとき、彼は心配でげっそりした顔をしていて、私を見たとたん安心して泣きそうだった。「どこにいたんだ？　あちこち探したんだぞ。船から飛び降りたと思ったよ。ああ、よかった、おまえが生きていて！」私はエリックに、船長の船首楼にいて楽しんでいたと話した。彼の言葉と口調の強さに面食らったので、こう言った。「おまえはほんとうに、おれを心配してくれているんだな」

「当然だよ」とエリックは言った。「どうしてそれを疑うんだ？」

それでも、誰かが私を心配してくれるとは、容易には信じられなかった。私は両親がどれだけ自分を気にかけているかに、気づかないことがあったと思う。いま、五〇年前に私がアメリカに渡ったとき、彼らからもらった手紙を読んでようやく、彼らがどれだけ深く気にかけていたかがわかる。

ほかにも多くの人たちが、どれだけ深く私を気にかけてくれていたことか。人から愛されていないという思い込みは、自分のなかで欠けているものや抑制されているものの投影だったのだろうか？

かつて、私と同じように第二次世界大戦中に疎開し、幼少期に家族と引き離された経験のある人たちの思い出や考えを取り上げたラジオ番組を聴いたことがある。インタビュアーは、そういう人たちが子ども時代のつらい衝撃的な日々にとてもうまく適応してきたことについてコメントした。するとひとりの男性が言った。「そうですね。でも私はいまだに、三つのBで苦労しています。ボンディング（心のふれあい）、ビロンギング（帰属意識）、ビリービング（信じること）です」。私もある程度はそうだと思う。

一九七八年九月、また『左足』の原稿をレニーに送った。彼女は返事に、これは「ハッピーで躍動する本」かもしれないと思うと書いている。とうとう私がほかの関心事に進んでいるようなので、彼女はほっとしていた。手紙の最後のほうで、彼女は少し暗い話に触れている。

「とても親切で優秀な外科医が、私のいまいましい裂孔ヘルニアと食道の大手術をするべきときが来たと感じているので、入院を待っています。あなたのお父さんとデイヴィッドはあまり評価していないようだけど、私は彼を全面的に信頼しています」

これがレニーからの最後の手紙だった。彼女は入院し、状況が悪化した。簡単な手術だったはずのものが、内臓摘出に近い悲惨なものになったのだ。そのことを知ったレニーは、点滴で栄養を摂り、癌が広がっていくだけの人生は生きるに値しないと思った。そして水は飲むが、食べるのをやめようと決意した。父はレニーに精神科医の診察を受けるようすすめたが、その精神科医は言った。「彼女は私が診察した誰よりも正気です。彼女の決断を尊重するべきです」

私はこのことを聞いてすぐイギリスに飛び、次第に弱っていくレニーの枕元で、幸せだがとても悲しい日々を過ごした。体は弱っていたが、彼女はつねに完全にいつもの彼女だった。アメリカに帰らなくてはならない日の朝、ハムステッドヒースで見つけられるかぎり、いろんな木の葉を集めて、レニーのところに持っていった。彼女はそれをとても気に入り、すべて何の葉かを特定し、デラメア・フォレストで暮らした時代を思い出すと言った。

一九七八年の年末、彼女に最後の手紙を送った。彼女が読んだかどうかは知らない。

最愛のレニー

今月にはあなたが回復するのを、みんなが心から願っていましたが、ああ、悲しいことに、そうはなりませんでした。

あなたが弱っていて苦しんでいること、そしていま、死にたいと願っていることを聞くと、心が張り裂けそうです。いつも人生を愛し、大勢の人にとって力と生命の源《みなもと》だったあなただからこそ、静かに、勇敢に、そしてもちろん悲しみも入りまじった気持で、死と対面すること、死を選びさえすることができるのでしょう。私たちは、私は、あなたを失うという考えにとても耐えられません。あなたはこの世で誰よりも大切な人です。

あなたがこの苦しみを乗り越えて、充実した人生の喜びを取りもどせるという、はかない望みを抱き続けます。でも、それがかなわないなら、あなたがあなたでいてくれたことを感謝しなくてはなりません——もう一度、最後に、生きてくれてありがとう。

愛をこめて。

オリヴァー

引っ込み思案が引っ込むとき

私はふだんの人づきあいでは内気だ。気楽に「おしゃべり」ができない。人の顔をなかなか見わけられない（これは生まれたときからずっとだが、視力が悪くなってなおさらひどくなっている）（訳注：他の本で自分でも触れているとおり、著者は相貌失認症である）。政治にしろ、社会にしろ、性的なことにしろ、時事的なことがらをほとんど知らないし、ほとんど興味がない。それに加えて耳が遠い。難聴の悪化を表わす上品な言い方だ。そんなこんなで、私は隅っこに引っ込んで目立たないようにして、見落とされることを願う傾向がある。一九六〇年代、出会いを求めてゲイバーに行ったとき、これでは何もできなかった。隅っこにはまり込んで苦悩し、一時間後に悲しい気持で、しかしなんとなくほっとしながら、ひとりで出ていく。しかしパーティーか何かで、火山とかクラゲとか重力波とか、同じ（たいてい科学的な）ことに興味をもつ人を見つけると、たちまち活発な会話に引き込まれる（ただし、話をしていた人でもやはり一瞬で顔がわからなくなる）。

私が街で人に話しかけることはほとんどない。しかし数年前に月食があったとき、それを見に二〇倍の小型望遠鏡を持って外に出かけた。込みあう歩道にいる人はみな、頭上で起こっている特別な天体ショーのことを忘れているようだったので、私は人々を呼びとめ、「見て！　月で起こっていることを見て」と言っては望遠鏡を手に押しつけた。人々はそんなふうに近よられてびっくりするが、私の明らかに純粋な熱意にほだされて、望遠鏡を目に当て、「ワオ！」と叫び、「こんなものを見させてくれてありがとう」とか「うわー、教えてくれてありがとう」と言いながら、望遠鏡を返してくる。

自分のアパートの向かいにある駐車場を通ると、係員と激しく言い争っている女性がいた。私は彼らに近づいて言った。「ちょっとのあいだケンカをやめましょう。空を見上げて！」。びっくりした二人は言い争いをやめて、望遠鏡をかわるがわる使いながら月食を見上げた。そのあと望遠鏡を私に返し、ありがとうと言って、すぐさま再び激しいケンカを始めた。

同じようなことが数年後、『タングステンおじさん』に取りかかり、分光学についての章を書いているときにも起こった。私は小さなポケット分光器を持って街をぶらつき、それを通していろんな光をのぞき込んでは、さまざまなスペクトル線に感嘆していた。ナトリウム灯のきらきらした金色の線、ネオンの赤い線、ハロゲン水銀灯と希土類の蛍光物質がつくる複雑な線。近所のバーを通りかかったとき、色とりどりの照明に感動し、それをじっくり見ようと分光器を窓に押し当てた。しかし、なかにいた常連客たちは、この奇妙な行動に動揺していることがわかった。なにしろ私は妙な小さい道具で彼らを見つめていた（と彼らは思っていた）のだから。そこで私は大胆にも――そこはゲイバーだった――ずかずかと入っていき、「みなさん、セックスの話はやめましょう！　ほんとうにおもしろいものを見ようではありませんか」と言った。みんな唖然として静まりかえったが、やはり私の子どもっぽい純真な熱意が勝って、みんなが分光器を手から手へと渡しては、「うわー、すごいぞ」などと言っている。全員がひと通りのぞいたあと、分光器は感謝の言葉とともに返された。そして彼らはみな、再びセックスの話を始めたのだ。

『左足』をとりもどすまで

『左足』の本には数年にわたって悪戦苦闘し、始めてからほぼ九年後の一九八三年一月、完成原稿をコリンに送った。セクションごとにちがう色の紙にきちんとタイプしたが、原稿は全部で三〇万語を超えていた。コリンはとにかくその分量に激怒し、編集に一九八三年いっぱい、ほぼまる一年がかかった。最終版はオリジナルの五分の一以下、わずか五万八〇〇〇語まで縮められた。

それでも、私は本をすべてコリンの手にゆだねたことに、大きな安堵感を覚えた。一九七四年のあのノルウェーでの事故が再発しようと機をうかがっていて、私がすべてを本に書くことで追い払わなければ、実際に起こるのだという迷信にも似た思いから抜け出せないでいたのだ。しかし本ができ上がったいま、私が同じことを繰り返す危険はない。しかし無意識は私たちが思うより狡猾で、一〇日後、ブロンクスが寒さで凍りついた日に、私はひどく不器用に転んで、あれほど恐れていた事故を繰り返したのだ。

ロングアイランド湾にあるシティ島のガソリンスタンドに立ち寄ったときだった。クレジットカードを係員に渡してから、ドアを開け、立ち上がってストレッチをしようと思った。車を出た瞬間、黒い氷のかけらで滑り、係員がレシートを持ってもどってきたとき、私は地面に倒れて、半分車の下に入り込んでいた。

「何をしているんですか？」

「日光浴さ」と私は答えた。

「いやいや——何が起きたんです？」

「腕と脚が折れた」と私が言うと、「また冗談ですか」と彼が言う。

「いいや、これは冗談じゃない。救急車を呼んでくれないか」

病院に着くと、外科のレジデントに訊かれた。「手の甲に書いてあるのは何ですか？」（ＣＢＳの文字が書いてあった）

「ああ、それは幻覚のある患者なんだ。彼女はシャルル・ボネ症候群で、私は彼女の診察に行く途中だった[6]」

すると彼は言った。「サックス先生、いまはあなたが患者ですよ」

コリンは私が入院している——『左足』の校正刷りが届いたときにはまだ病院にいた——ことを聞いて言った。「オリヴァー、あなたは脚注のためならなんでもやるんですね」
一九七七年から八二年までかけて、『左足をとりもどすまで』はようやく完成したが、一部はジェファーソン湖で水泳中にでき上がった。アメリカで私の本の編集と出版を担当していたジム・シルバーマンは、湖で書いた部分が送られてきたときに困惑した。彼が言うには、ここ三〇年も手書きの原稿を受けとったことがなかったうえに、まるで風呂に落とされたかのように見えたのだ。ただタイプするのではなく解読する必要があったため、彼は元部下の編集者で、そのときはサンフランシスコでフリーになっていたケイト・エドガーに送った。にじんでいて判読しにくく、しかもぼろぼろで、不完全な文や矢印や優柔不断なバツ印だらけの原稿が、みごとにタイプされ、賢明な編集者コメントつきで返ってきた。私はエドガー嬢に、ひどく扱いにくい原稿なのに見事な仕事をしてくれたので、もし東海岸にもどることがあったら、ぜひ立ち寄ってほしいと手紙を書いた。

ケイトは翌年の一九八三年にもどってきて、それ以来ずっと、編集者兼協力者として私と一緒に仕事をしている。私はメアリー＝ケイとコリンを多くの草稿で激怒させたかもしれないが、この三〇年はさいわいなことにケイトがいて、彼らがやっていたように、私の果てしない草稿を解きほぐし、抽出し、ぴったり適合させて、まとまりのあるものにする仕事をしてくれている（さらに彼女は、『左足』以降の私の著書すべてについて、リサーチャー兼相棒として、患者に会い、私の話を聞き、手話の習得から化学実験室訪問まで、さまざまな冒険に同行してくれているのだ）。

（注1）一九七〇年代後半から八〇年代前半にかけては、アインシュタイン医科大学のアルツハイマー病診療所でも診察を行ない、そこの患者の数人をもとに五件の長い症例を作成した。その原稿をアインシュタインで上司だったボブ・カッツマン（カリフォルニア大学サンディエゴ校の神経学科の学科長になっていた）に送った。しかしどういうわけか郵送途中でなくなってしまった。「ミオクローヌス」と同じように、またもや日の目を見ない本になったわけだ。

（注2）しばしば独特のジレンマが生じるが、リトル・シスターズは道徳的寛大さと明確な考え方を示している。入居者のひとりのフローラ・Dはパーキンソン病の女性で、Lドーパにかなり助けられたが、極端に鮮明な夢を見るようになったことが心配された。Lドーパを服用してエロティックな夢や悪夢を見るのは珍しくないが、フローラは近親相姦の夢、父親とのセックスの夢を見たのだ。彼女は罪悪感を覚えて、このことをひどく心配し、とうとうシスターのひとりに夢のことを話した。するとシスターは言った。「夜見る夢はあなたの責任ではありません。白日夢なら話はちがうけれど」。これは明確な生理学的区別と一致する明確な道徳的区別だった。

（注3）数年後、『妻を帽子とまちがえた男』に「からだのないクリスチーナ」というタイトルで彼女の話を書いた。

（注4）トンプソン氏については『妻と帽子をまちがえた男』の「アイデンティティの問題」で詳しく説明している。

（注5）一九九〇年代初め、私はジョナサンを友人のマーシャ・アイヴァンスに紹介した。彼女はスペースシャトルのミッションで五回飛んだ宇宙飛行士だ（そして「からだのないクリスチーナ」を軌道上で読んだと教えてくれた）。

イアンは宇宙ではどうなるのだろう、と私たちは考えた。マーシャが言うには、重力という点でいちばん近いのは、ヴォミット・コメットとしてよく知られている宇宙飛行士の訓練飛行機に乗ることだという。急上昇したあと急降下することによって、乗客にかかる重力が一時的にほぼ二Gから〇Gになるのだ。ほとんどの人は〇Gで無重力を感じ、二Gでは同様の重さを感じるのだが、イアンはどちらも感じなかった。

（注6）私は『妻を帽子とまちがえた男』に彼女の話を書くつもりだったが、結果的にシャルル・ボネ症候群につ

いて書くのには、『見てしまう人びと』まで二五年以上かかった。

アイデンティティの問題

トゥレット症候群に魅せられて

『左足をとりもどすまで』を書くのに一〇年近くかかったが、その期間、ほかのテーマにも取り組んでいた。なかでも重要だったのがトゥレット症候群だ。

一九七一年、イスラエル・シェンカーから再度アプローチがあった。『ニューヨーク・タイムズ』の記者で、一九六九年の夏にベス・エイブラハムに来て、Lドーパの初期効果に関する長い記事を書いたことがある。

Lドーパによって「目覚め」を継続している人も多いが、Lドーパに対して奇妙で複雑な反応を起こしている人もいる、と私は返答した。とくにチックを起こす患者が多くて、突然、痙攣性の動きや音を発しはじめ、ときには罵り言葉が急に飛び出す。原因となる疾患によって損傷を受け、Lドーパの継続的な刺激で興奮している皮質下のメカニズムが、爆発的に活性化することによるものだろうと、私は考えていた。一部の脳炎後遺症患者が示しているこのような複数のチックと罵り言葉は、ジョルジュ・ジル・ド・ラ・トゥレット症候群と呼ばれるまれな病気に似た症状だと、シェンカーに話した。実際にその病気の患者を診たことはなかったが、文献で読んだことがあった。

そこでシェンカーは、患者を観察してインタビューするために再び病院に来た。記事が掲載される予定日の前夜、私は朝刊の早刷りを手に入れるために、アラートン・アベニューの売店に走った。シェンカーは慎重に、彼が「驚くべきチックのトポグラフィー」と呼んだもののニュアンスを説明していた。記事では、目をギュッとつぶるチックを起こし、それをこぶしをギュッと握るチックに変えられる女性患者のことや、タイプや編み物に集中することでチックを追い払える患者のことが触れられていた。

記事が出たあと、さまざまなチックのある人々から、医学的意見を求める手紙がたくさん届きはじめた。彼らと会うのは、ある意味で新聞記事から利益を得ることなので、よくない気がした（昔『タイムズ』に載った『片頭痛大全』の書評に対する父の反応に同調したのかもしれない）。しかしひとり、とてもしつこくて熱心な若者がいて、私は実際に彼に会っている。レイは痙攣性のチックに加えて、本人の言う「チック性のウィット」と「ウィットに富むチック」をたえず起こしていた（彼は「ウィッティー・チッキー・レイ」を自称していた）。彼の症状で私が非常に興味をそそられたのは、その矢継ぎ早のチックだけでなく、彼の頭の回転やウィットを利かせた反応を返すスピード、さらには彼が自力で見出した、トゥレットへの対処法だった。彼は仕事に恵まれ、幸せな結婚生活を送っていたが、通りを歩くと必ず人目を引いた。五歳のときから、戸惑いと非難の視線を受けてきたのだ。

レイはトゥレットである（彼がミスターTと呼ぶ）自分を、「ほんとうの」自分とは別だと考えることがある。ふつうは控えめで無口な脳炎後遺症患者のフランシス・Dが、自分には品のある「ほんとうの」自分とはまったくちがう「狂気じみたドーパの自分」がいると感じていたのと同じだ（訳注：『レナードの朝』参照）。

レイの中にいる「トゥレットの自分」は、レイを衝動的で抑制のきかない状態にして、しばしばウィットのきいたやり取りや反応を異常なスピードで起こす。彼はほとんどつねに卓球の試合に勝っていたが、それは技術のおかげというより、サーブとリターンが異常に速くて予測できないからだった（かつて、パーキンソン症候群と緊張病に封じ込められる前の脳炎後遺症患者が多動で衝動的になる傾向があり、その状態ではサッカーの試合でふつうの選手を負かすことができたのと似ている）。生理学的な迅速さと衝動性に音楽的才能が相まって、レイはすばらしい即興ドラマーになることができた。

一九六九年の夏から秋にかけて脳炎後遺症患者に見たものを、もう二度と見ることはないと思っていた。しかしレイに出会ってから、トゥレット症候群もやはり同じくらい珍しくて奥の深い（そしてある意味で同類の）研究対象であると気づいた。

レイに会った翌日、私はニューヨークの街角で同じ症候群の人を三人見つけ、翌日にはさらに二人見つけたと思った。これにはびっくりだ。なぜなら、トゥレット症候群は当時きわめてまれで、一〇〇万人に一人か二人と言われていたからだ。しかしそれより一〇〇〇倍以上は多く見られるにちがいないと、私は実感した。これまで見えていなかったのはうかつだったにちがいないが、レイとともに時間を過ごすことで、言ってみれば、私の神経科医としての目にトゥレット症候群が見えるように調整されたのだ。

ほかにもレイのような人が大勢いるにちがいないと思い、そういう人たちが集まって、自分たちの生理学的・心理学的な類似点を自覚し、友愛会のようなものをつくってくれたらと空想した。そして一九七四年の春、この空想は現実になった。二年前にトゥレット症候群をわずらう子どもたちの親の団体によって、ニューヨークでトゥレット症候群協会（ＴＳＡ）が結成されていたが、そこにトゥレット症候群の成人が二〇名加わったのだ。私は一九七三年にトゥレットの少女の診察をしていて、彼女の父でＴＳＡの創立メンバーだった精神科医が、私を会合に招いてくれた。

トゥレット症候群の患者は、たいてい異常なほど催眠や暗示にかかりやすく、無意識に反復や模倣をする傾向がある。私はそれを最初のＴＳＡの会合で目の当《ま》たりにした。会合の途中、ハトが飛んできて会議室の外の窓辺に止まった。ハトは翼を開いたり閉じたりし、バタバタと羽ばたきをして、それから落ち着いた。私の前にはトゥレット患者が七人か八人いたが、そのうちの数人が腕と肩甲骨で羽ばたくような動きをして、ハトや互いの真似をしたのだ。

一九七六年の年末ごろ、ＴＳＡの会合でジョン・Ｐという若者に話しかけられた。「私は世界一のトゥレット患者です。あなたが診たこともないほどの複雑なトゥレット症候群です。私は誰も知らないトゥレットについて教えられます。私を研究のサンプルにしたくありませんか？」私はこの仰々しさと自嘲が妙に入りまじった誘いにちょっと驚いたが、私の診察室で会って、さらなる研究が生産的かどうかを決めようと提案した。彼は自分を、助けや治療が必要な人間としてだけでなく、研究プロジェクトとしてプレゼンしたのだ。

彼のチックと言語表現のスピードと複雑さを見て、私は彼と会ったときにビデオレコーダーを携帯しておくのが役立つと考えたので、当時手に入るいちばんコンパクトなレコーダー、ソニーのポータパック（重さ約九キロ）を借りる手配をした。

二回予備調査の診察を行なったところ、ジョンは本人の言葉どおり興味深かった。確かに、ジョンが呈している苦しい症状のイメージほど複雑で深刻なものを私は見たことがなかったし、それに近いものさえ読んだり聞いたりしたこともなかった。私は心のなかで「スーパー・トゥレット」と名づけた。ビデオレコーダーを回しておいてほんとうによかったと感じた。というのも、彼のチックや奇妙な行動はほんの一瞬のうちに起こり、二種類以上が同時に起こることもあったのだ。肉眼ではとてもとらえきれなかったが、レコーダーを使ってすべてを記録すれば、スローモーションやコマ送りで再生できる。さらにジョンと一緒にビデオを見て、それぞれのチックを起こしているときに何を考えたり感じたりしていたかを話してもらうこともできる。こうして、夢分析と似たチック分析をすることができるかもしれないと、私は考えた。チックは無意識を知るための「王道」かもしれない。

この考えはのちに捨てた。なぜなら、チックやチック様の行動（飛び出す、飛び上がる、怒鳴るなど）の大部分は、脳幹や脳線条体（訳注：大脳の皮質下構造であり、大脳基底核の主な構成要素）の反作用あるいは不随意の発火として生じていて、その意味で、生物学的には究明されるが、精神医学的には究明されないように思えたのだ。しかし、とくに罵りや攻撃的な言葉をどうしても発作的に使ってしまう汚言症（およびそれに相当する運動性症状の汚行症、すなわちひわいな仕草）の分野においては、明らかな例外があった。ジョンは人の注意を引いたり、人を怒らせたりするのが好きだった。社会的境界や礼節の限界を試したいという衝動強迫は、トゥレット症候群の患者には珍しくない。

私がとくに衝撃を受けたのは、ジョンがしばしばチックとともに発する奇妙な音だった。それを録音し、スロー再生して音を引き延ばすと、実はそれはドイツ語の「フェアボーテン（禁止）」が、チックの速さによってひとつの聞き取れない音に縮められているものだとわかった。このことをジョンに話すと、子どものころ彼がチックを起こすと、ドイツ語を話す父親がその言葉で叱ったのだと彼は言った。私がこのテープのコピーをルリヤに送ると、彼は「父親の声をチックとして取り込む」ことに強い関心を抱いた。

多くのチックやチック様の行動は、無意識と故意の中間、痙攣と行為の中間のどこかに位置していて、本来は大脳皮質下の構造に由来するものだが、意識的にせよ無意識にせよ、意味と意図を与えられる場合もある。そう私は思うようになった。

ある夏の日、ジョンが私の診察室にいるとき、開いていた窓からチョウが舞い込んできた。ジョンはそのチョウがヒラヒラとジグザグに飛ぶのを、頭と目を急に不安定に動かしながら追いかけ、そのあいだに彼の口から愛情とののろいの言葉が次々と飛び出した。「キスしたい、殺したい」と繰り返し、それが短くなって「キス、殺す、キス、殺す」になる。これが二、三分続き、チョウがヒラヒラ飛びまわっているかぎり彼はやめられないようだったので、私は冗談で「ほんとうに集中しているなら、チョウがきみの鼻にとまっても無視できるね」と言った。

私がそう言った瞬間、彼は自分の鼻先をつかみ、そこにくっついている巨大なチョウを払い落とそうとするかのように、引きちぎろうとした。彼の過剰に鮮明なトゥレットの想像力が幻覚の領域にまで踏み込んで、知覚の上では実物と同じくらいリアルな幻のチョウをつくり出したのではないだろうか。私の目の前で、小さな悪夢が完全に意識のあるなかで上演されているかのようだった。

私は一九七七年の一月から三月にかけて、精力的にジョンとの研究を行ない、そのおかげで、脳炎後遺症患者が目覚めた一九六九年の夏以来、感じていなかったような驚きの念、発見の喜び、そして知的興奮を覚えた。レイと出会ったときに感じた、トゥレットについての本を書かなくてはならないという気持が、私のなかで強くよみがえった。ジョンを主人公にして――スーパー・トゥレット症候群患者の複合的あるいは現実的な「一日の生活」の――本を書くのはどうだろう。

そんな期待に満ちたスタートを切ったあと、本格的に研究すればとても多くのことを得られるだろうと思ったが、ジョンには、このような研究は本質的に詳しい診査であって、治療的な効果は約束されないと警告した。そういう意味で、この研究はルリヤの『偉大な記憶力の物語』やフロイトの『夢解釈』（高橋義孝訳、新潮文庫）に似ているかもしれない（「トゥレット分析」の数カ月間、この二冊の本をつねにそばに置いていた）。

私はジョンを毎週土曜に自分の診察室で診て、診察の様子を二台のビデオレコーダーで同時に記録した。一台はジョンの顔と手をアップにし、もう一台は広角で私たち二人をとらえる。

ジョンは土曜の朝に私のところに車で来る途中、よくイタリアン食料品店に寄って、サンドイッチとコーラを買っていた。人気の店でつねに混雑していたが、ジョンはそこにいた人たちのことを不気味なほど詳しく説明する、というかむしろ、その人たちになりきって生き生きとよみがえらせる。私はそのとき読んでいたバルザックの文章を引用して、ジョンに言った。「この私は、自分の頭の中に

社会をまるごと一つ擁するることになるのです」（訳注：バルザックが愛人のハンスカ伯爵夫人にあてた手紙より）

「ぼくもそうです」とジョンは言った。「でも、模倣のかたちで」。このようなとっさの無意識の模倣や物まねはたいてい、風刺や揶揄の気味があり、ジョンは周囲の人から驚きや憤怒の視線を受けることがあり、それをまた彼はまねしたり茶化したりする。診察室にすわって、彼がそのようなシーンを説明して演じるのを聞いていると、彼と一緒に外の世界に出て、そのような相互作用を自分の目で見る必要があると思うようになった。[1] それでも、実行する段になって、かなり躊躇した。彼が自意識過剰になって、つねに見られている（あるいは私がポータパックを持っている場合は文字どおり「撮影されている」）と感じるようになってほしくなかったし、土曜の朝の決まった活動以外に、彼の生活に介入しすぎたくなかった。それでも、彼のようなスーパー・トゥレット患者の生活を一日か一週間記録できたら、とても価値があるとも感じた。診察室で行なわれる臨床の現象論的な観察を補うための、人類学的、あるいは動物行動学的な視点を与えてくれる、と。

ニューギニアの部族の撮影からもどってきたばかりの人類学ドキュメンタリー映画の製作チームに連絡をとると、彼らは医療人類学とでも呼ぶべきこのアイデアに興味をそそられた。しかし一週間の記録に五万ドルが必要だと言われたが、私には五万ドルなどなかった。私の年収を超える金額だ。

私はこのことを（ヨークシャー・テレビが実地調査のドキュメンタリーに補助金を出すことがあると知っていたので）ダンカン・ダラスに話し、こう言われた。「私が彼に会いに行きましょう」。ダンカンは二週間後に来て、ジョンはこれまで会った誰とも似ていないこと、そして自己アピールがとてもはっきりしていて上手であることを認めた。ダンカンは彼についての本格的なドキュメンタリーを製作したいと考え、ドキュメンタリー映画『目覚め』を見たことがあったジョンは、その考えに胸躍らせた。しかしこのころまでに私の熱意は冷めていて、ジョンの側の過剰な熱意とおそらく期待とも思えるものに、少し不安を感じた。私は彼との静かな研究を続けたいのに、彼はドキュメンタリー番組の主人公になることを夢見ている。

彼は「演じる」ことや「シーン」をつくること、注目の的になることが好きだと言っていたが、あとでそのシーンをつくった場所にもどるのを避けていた。その「シーン」や「演技」は、強い自己顕示欲の表われだがチックから生じるものであり、それが消すことのできない恒久的なかたちでフィルムにとらえられたら、彼はどう反応するのだろう？　このようなことはすべて、ダンカンが下見に来たときに三人で慎重に議論し、ダンカンはいろいろ骨を折って、ジョンがイギリスに来て番組の編集にかかわることができるようにした。

撮影は一九七七年夏に行なわれ、ジョンは絶好調だった。衝動的だがふざけたチックや狂態をふんだんに見せる。観客がいるときには、おどけてみせ、アドリブで演じ、物まねをするが、自分のような人たちのために、人生についてじっくり、まじめに、しばしばとても感動的に話をする。私たちはみな、異例だがバランスの取れた、とても人間味のあるドキュメンタリーができたと思った。

撮影のあと、私はジョンと二人だけの静かな診療にもどったが、彼のなかにある種の緊張――それまで見たことのないためらい――があることに気づいた。そしてジョンは編集に積極的にかかわるようロンドンに招かれたとき、それを断わった。

番組は一九七八年の初めにイギリスのテレビで放送された。かなり注目を集め、反応はすべてが好意的で、ジョンに同情し、敬服する視聴者から、たくさんの手紙が送られてきた。彼は最初そのドキュメンタリーをとても誇りにして、友人や近所の人に見せていたが、そのあとひどく動揺し、とにかく腹を立て、私がメディアの手に自分を「売った」と食ってかかってきた（番組をいちばん望んだのは彼であって、警告したのは私だったことを忘れて）。彼はその番組の放送を差し止めて、二度と見せないでほしいと言い、私が撮ったビデオテープについても同じことを主張した（その数はもう一〇〇本を超えていた）。もし番組が再び放送されたら、もしテープが少しでも再生されたら、私をつけ回して殺すと言ったのだ。私はひどくショックを受け、困惑し――恐怖も感じ――たが、彼の望みどおり、ドキュメンタリーは二度と放送されなかった。

しかし悲しいかな、それでも彼は満足しなかった。彼は私に脅迫電話をかけるようになり、最初、「トゥレットを忘れるな」とだけ言った。ジル・ド・ラ・トゥレットが自分の患者のひとりに頭を撃たれたことを、私がよく知っているとわかってのことである。(2)

この状況ではジョンの映像を医学界の同僚にさえ見せることができず、それがとても悔しかった。なぜなら、その映像はトゥレット症候群のさまざまな側面だけでなく、神経科学と人間性全般のほとんど研究されていない側面にも光明を投じる可能性のある、非常に貴重な資料だと感じていたからだ。このビデオテープ五秒をもとに、本を一冊書けると思ったが、それが実現することはなかった。

ジョンについて『ニューヨーク・レビュー・オブ・ブックス』に書いていた記事も撤回した。すでに校正刷りになっていたが、公にすることが彼を刺激すると恐れたのだ。

一九七七年の秋にドキュメンタリー映画『目覚め』が精神科医の会合で上映されたのだが、何度も映写を邪魔する人がいて、それがジョンの姉だとわかったときのことが、よく理解できるようになった。彼女と話をすると、彼女はそのドキュメンタリーやあのような患者の公開は「ショッキング」だと思うと言った。自分の弟がテレビで公表されることに不安を感じていて、彼のような人たちは人目に触れないようにしておくべきだ、とつけ加えていた。あとのまつりだったが、私は映画撮影に関するジョンの矛盾する気持の深さが、よくわかるようになった。見られ見せられたい、自分自身を示したいという衝動と同時に、人目に触れたくないという衝動もあったのだ。

「いまやきみは有名人だ」

一九八〇年、『左足』の本との実りのない苦労から逃避するために、私はレイについての記事を書いた。この魅力的でウィットに富んだチックの男性を、私は一〇年近く診てフォローしてきた。彼について書くことに本人がどう反応するか心配だったので、記事が公表されることをどう思うか尋ね、私が読んで聞かせようと提案した。

彼は言った。「いいえ、問題ありません。必要ありませんよ」

私がなお言い張ると、彼は夕食に家に招待してくれたので、夕食後に彼と彼の妻に読み聞かせることができた。レイは私が読むあいだ、何度もチックと痙攣を起こし、途中で一度、突然大きな声を出した。「勝手に変えている！」

私は読むのをやめ、赤鉛筆を取り出して言った。「何を削除します？　あなた次第です」

しかし彼は言った。「続けて——続きを読んでください」最後まで来ると、彼は言った。「基本的には真実です。でも、記事を活字にするならこちらではなく、ロンドンでしてくださるよう願います」

私が記事をジョナサン・ミラーに送ると、彼はそれを気に入って、メアリー＝ケイ・ウィルマーズに渡した。彼女は（ジョナサンの義理の弟にあたるカール・ミラーとともに）『ロンドン・レビュー・オブ・ブックス』を立ち上げたばかりだったのだ。「機知あふれるチック症のレイ」（訳注：『妻を帽子とまちがえた男』所収）は、それまで私が書いたものとはまったく種類がちがっていて、複雑な神経疾患があっても充実した生活を送ることについて書いた、初めての本格的な症例記録である。それが受け入れられたことは、同じような症例をもっと書こうという励みになった。

一九八三年、モスクワのルリヤのもとで研究していた友人で同僚のエルコノン・ゴールドバーグが、ルリヤが開拓した新しい神経心理学の分野について、アルベルト・アインシュタイン医科大学でセミナーを一緒にやらないかと言ってきた。

このセミナーは失認症——意味を失った知覚または錯覚——をテーマにしていて、あるときゴールドバーグが私を頼り、視覚失認症の例を挙げられないかと言った。私はすぐに、自分の患者のひとりで、生徒を（というか誰のことも）見わけられなくなった音楽教師のことを思い浮かべた。そのP氏が、消火栓やパーキングメーターの「頭」を子どもとまちがえてポンとたたいたり、家具の取っ手に愛想よく話しかけて、返事がないことにびっくりしたりする様子を説明した。彼は自分の妻の頭を帽子とまちがえたこともある。学生たちは状況の深刻さを理解しながらも、その滑稽な事態を笑わずにはいられなかった。

私はこのときまで、P氏についての自分の詳細なメモのことを考えもしなかったが、彼のことを学生に話したことで、彼との出会いが脳裏によみがえり、その晩、彼の症例を書きあげた。そして「妻を帽子とまちがえた男」というタイトルをつけ、『ロンドン・レビュー・オブ・ブックス』に送った。それが一冊の症例集のタイトルになるとは思いもせずに。

一九八三年の夏、私はアーティストと作家の引きこもり場所であるブルーマウンテン・センターに一カ月滞在した。そこは湖のほとりで水泳にはもってこいだったし、私はマウンテンバイクも持ち込んだ。作家とアーティストに囲まれて過ごすのは初めての体験だ。日中はひとりで書いたり考えたりして、一日の終わりにはほかの滞在者と陽気に夕食をとる。その取りあわせが楽しかった。

しかしブルーマウンテンでの最初の二週間、気づけば完全に行き詰まり、しかもひどい痛みに襲われていた。自転車に乗りすぎて、腰がダメになっていたのだ。一六日め、私はたまたまルイス・ブニュエルの回想録を読もうと引っ張りだし、年老いて認知症になった母親と同じように、記憶とアイデンティティをなくす恐怖を表現する文を見つけた。これで突然、ジミーの記憶がよみがえった。一九七〇年代に診るようになった記憶喪失の船乗りだ。私はすぐさま仕事に取りかかり、一二時間かけてジミーについて書き、日暮れまでに彼の話「ただよう船乗り」を完成させた。そのあと一七日めから三〇日めまでは何も書かなかった。ブルーマウンテンの滞在は「生産的」だったかと訊かれると、どう答えればいいかわからない。ものすごく生産的な一日と、行き詰まって実りのない二九日だったのだ。

私はその記事を『ニューヨーク・レビュー・オブ・ブックス』のボブ（ロバート）・シルヴァーズに送り、彼は気に入ってくれたが、おもしろい要求をしてきた。「患者についてのメモを見せてもらえませんか？」彼は私がジミーを診察するたびに書いた診察メモに目を通して言った。「先生が書いたものより、もっと生々しくて直接的な表現がたくさんあります。このメモの一部を挿入して、患者に対する先生の現場での反応と、長い年月をかけて振り返って熟考した結果の両方を織り交ぜてはどうでしょう？(3)」私は彼の助言にしたがい、記事は一九八四年二月に掲載された。これが私にとってはとても励みになり、それから一年半のあいだに彼に送った五本の記事が、『妻を帽子とまちがえた男』の核になった。ボブのサポートと友情、果てしなく慎重で前向きな編集は語り草になっている。私がオーストラリアにいるときに電話をかけてきて、コンマをセミコロンに替えることをどう思うか訊いてきたこともある。そして彼は、本来なら私が書かないようなエッセイをたくさん書くようにしむけた。

私は個別の記事を発表し続け（『ニューヨーク・レビュー・オブ・ブックス』に掲載したものもあれば、『ザ・サイエンス』や『グランタ』など、別の雑誌に掲載したものもある）、当初はそれが一冊にまとめられるという考えはなかった。コリンとアメリカで私の本を出版するジム・シルバーマンは、基調と印象に一貫性のようなものがあると思っていたが、私には一冊の本としてまとまるという自信がなかった。

『妻を帽子とまちがえた男』の最後の四章になった記事については、これは一つの連作で、「純真」（訳注：原書ではThe World of the Simpleのタイトルのもと、第四部として収録）とでも題される小さな本になるかもしれないと思いながら、一九八四年の年末四日間で書きあげた。

翌月、サンフランシスコの復員軍人病院で神経科医として働いていた友人のジョナサン・ミュラーを訪ねた。病院のあるプレシディオ緑地を歩いているとき、彼は嗅覚に対する興味を話してくれた。そのとき私は二つの話をした。ひとつは、頭のけがで嗅覚を完全に恒久的に失ったにもかかわらず、コーヒーをいれているときの香りのような、状況的に正しいにおいを想像する（あるいはおそらく錯覚する）ようになった男性の話。もうひとつは、アンフェタミンでハイになっているときに、嗅覚が異常に高まった医学生の話だ（この話は実のところ私自身の経験だったが、『帽子』の本ではその医学生を「スティーヴン・D」と呼んだ）。翌朝、ベトナム料理のレストランに食事がてら長々と居座って、両方の話をひとつのタイトル（「皮をかぶった犬」）にまとめて書き、出版社に送った。『帽子』の本には何かが欠けていると感じていたが、「犬」がその欠けているピースだったのだ。

こうして私はことをやりとげて解放されたという、何物にも替えがたい爽快感を味わった。「臨床物語」の本を完成させ、自由の身になり、もう一〇年以上取っていない本物の休暇を取ることができる。衝動的にオーストラリアに行くと決めた。一度も行ったことがなかったが、兄のマーカスが妻子とシドニーに住んでいる。マーカスの家族には、一九七二年の両親の金婚式で彼らがイギリスに来たときに会っていたが、それ以来ご無沙汰だった。サンフランシスコのユニオンスクエアまで歩いて行き、そこにあるカンタス航空のオフィスでパスポートを見せ、なるべく早く乗れるシドニー行きの飛行機に乗りたいと言った。問題ありませんよ、席はたくさんあります、と言われ、私は急いでホテルにもどり、荷物をまとめ、ぎりぎりで空港に向かった。

それまで経験したことのない長いフライトだったが、わくわくしながら日記を書いていたので時間があっという間に過ぎ、一四時間後、シドニーに到着した。飛行機が町の上を旋回しているときに、有名な橋とオペラハウスが見えた。入国審査でパスポートを提示し、進もうとしかけたとき、職員が言った。「それでビザは?」

「ビザ?」私は応じた。「何のビザです? 誰もビザについて教えてくれませんでした」。それまで親切だったパスポート審査官が突然、とても厳しく真剣になった。なぜオーストラリアに来たのか? 保証人はいるのか? 兄が家族と一緒に空港で待っています、と私は言った。彼が見つかって私の身元が確認されるまで、すわっているように言われた。当局から一〇日間の暫定ビザが与えられ、こう警告された。「二度とこういうことをするな、今度やったら即刻アメリカへ送還だ」

オーストラリアでの一〇日間で、楽しい発見があった。何を発見したかというと、ほとんど知らなかった兄(マーカスは一〇歳年上で、一九五〇年にオーストラリアに渡っていた)、すぐにくつろがせてくれた義姉のゲイ(私と同じで鉱物と植物、水泳とダイビングが大好き)、さらに新しい(そして彼らの目には異国の)おじと仲よくなってくれた幼いおいとめい。

マーカスにはイギリスにいる兄たちとはなかった関係を求め、そして見つけた。こざっぱりしていて、魅力的で、社交的な、私とはまったく似ていないデイヴィッドとも、精神病の深みに迷い込んでいたマイケルとも築けなかった関係だ。物静かで、学者肌で、思慮深く、温かいマーカスとは、もっと深い関係を結べる気がした。

シドニーも、クイーンズランド州のデインツリー・レインフォレストとグレートバリアリーフも、とても気に入った。息をのむほど美しく、そして不可思議な場所だ。オーストラリア特有の動植物を見ると、ダーウィンがやはりオーストラリアの植物と動物に感嘆して、日記に「二人の異なる創造主が仕事をしたにちがいない」と書いていたことを思い出した。


コリンと私の関係は『レナード』と『左足』で頂点とどん底を通過したあと、もっと軽くて気楽なものになった。一年にわたる『左足』の編集作業に私たち両方ともが死にかけたとしたら、二人で『帽子』と呼んでいた本の仕事は単純だった。『帽子』に収めた症例の多くが既発表のもので、コリンは書きおろしの症例の編集作業をしたうえで、すべてを四つのグループに分け、それぞれに導入部をつけることを提案した。

コリンは一九八五年一一月、原稿が仕上がってからちょうど半年後に、本を刊行した。アメリカ版は一九八六年一月に出たが、初版部数は控えめに一万五〇〇〇部だった。

『左足』はそれほど売れなかったし、神経学に関する本が商業的に成功するとは、誰も期待していなかった。しかし数週間後、サミット社は増刷しなくてはならず、そのあとまた増刷を重ねた。本の人気は口コミで高まり、四月にはまったく思いがけず、『ニューヨーク・タイムズ』のベストセラーリスト入りを果たしたのだ。何かのまちがいか、一時的な波にちがいないと思ったが、それから二六週間、ベストセラーリストにとどまった。

「ベストセラー」になったこと以上に私が驚き、感動したのは、大量に届いた手紙だった。差出人の多くは、私が『帽子』に書いた相貌失認症や音楽幻聴などの問題を自分も経験したことがあるが、そのことを誰にも、というより場合によっては自分にさえも、認めたことがない人たちだった。私が本に書いた患者について質問してくる人もいた。

「ただよう船乗りのジミーはどうしていますか？　彼によろしくお伝えください」という具合だ。読者にとってジミーは現実であり、本に出てくるほかの多くの人物も同様だった。彼らの状況と苦しみの現実が、多くの読者の心だけでなく魂も揺さぶった。『レナード』の患者の極端で悲劇的な苦境は、どんなに想像をめぐらして共感しようとしても絶望的なのに対し、ジミーの立場にある自分は共感することができる。

私は「奇妙な」ものや「変わった」ものの専門家だと考える評論家も一人二人いたが、私は逆だと思っていた。本は例で構成されるべきだというウィトゲンシュタインの格言をとても気に入っていて、自分の症例を「典型」と考え、とくに深刻な例を描写することによって、神経疾患にかかることの影響と体験だけでなく、脳の組織と機能のきわめて重要でおそらく予想外の側面も、理解してもらえるかもしれないと願っていたのだ。

『レナード』の出版後、ジョナサン・ミラーは「きみはいまや有名人だ」と言っていたが、実際にはそんなことはなかった。『レナード』はイギリスで文学賞を獲得して高く評価されたが、アメリカではほとんど注目されなかった（『ニューズウィーク』にピーター・プレスコットの書評が載っただけだ）。しかし『帽子』の突然の人気で、自分が望もうと望むまいと、私は公の場に出ることになった。

確かにメリットはあった。突然、たくさんの人との交流が生まれた。そして人を助ける力を手にしたが、傷つける力も手にした。もはや匿名の陰に隠れてものを書くことはできない。『片頭痛』と『レナード』と『左足』を書いたときには、一般読者のことはあまり考えていなかった。しかしこれからは、ある程度人目を気にしなければならない。

それまでもたまに公開講演をすることはあったが、『帽子』が出たあと、講演の誘いやありとあらゆる依頼が押し寄せてきた。よかれ悪しかれ、『帽子』の出版で私は有名人、公的な人間になった。たとえ、気質としては孤独癖であり、自分のいちばんいいところ、少なくともいちばん独創的なところは孤独癖だとあえて信じているにしても、その孤独癖を、独創的な孤独癖を、貫くことは難しくなった。

ところが同業の神経科医たちは、相かわらずなんとなくよそよそしくて否定的だった。それにある疑惑が加わったと思う。私は自分を「大衆」作家と考えているように見えていて、大衆向けだということは、事実上、真剣には受けとられないということである。けっしてそうではなかったし、『帽子』は上質の古典的な物語風の形式をとった、まじめで詳細な神経学の書だと見る同僚もいた。しかしだいたいにおいて、医学界は沈黙を守っていた。

「心に声が聴こえるとき」

一九八五年七月、『帽子』が出版される二、三カ月前、私はトゥレット症候群への関心が復活するのを感じた。数日かけて、ノート一冊まるごとをアイデアで埋め尽くし、再び一冊の本が生まれる可能性を感じた。そのときはイギリスを訪問中で、このあふれるアイデアと興奮はニューヨークにもどる飛行機のなかで最高潮に達した。しかしもどった翌日か翌々日、郵便配達人がシティ島の私の小さな家に小包を届けたとき、事態が変わった。それは『ニューヨーク・レビュー・オブ・ブックス』からで、中身はハーラン・レインの聾《ろう》者と手話の歴史を綴った『心に声が聴こえるとき（*When the Mind Hears*）』だった。ボブ・シルヴァーズは、私がその書評を書くかどうか知りたがっていた。「先生は言語についてあまり考えたことがありませんね。この本を読んだら考えざるをえなくなりますよ」

書く予定のトゥレットの本から方向転換したいかどうか、よくわからなかった。もともと一九七一年にレイに会ったあと、トゥレットの本を始めたかったのだが、まず自分の足の事故のせいで、次にジョンとの仕事のせいで、棚上げになっていた。これでまた延期になるおそれがある。それでも、ハーラン・レインの本には興味をそそられると同時に腹も立った。その本には、聾者と視覚言語である手話にもとづく彼ら独自の豊かな文化について詳しく述べられ、聾者は彼ら自身の視覚言語で教育されるべきか、それとも「口話法」を強制するべきかについての、決着のつかない議論も語られていた。口話法の強制は、生まれつき耳が聞こえない人にとって不幸な決定であることが多い。

私がそれまで関心を抱いたものは例外なく臨床の経験と直接結びついていたが、そのときの私はほとんど自分の意思に反して、聾者の歴史と文化、そして手話の本質という、直接経験していないものの探究に夢中になっていった。そして地元の聾学校をいくつか訪ね、大勢の耳の不自由な子どもたちに会った。そしてエレン・グロースの『みんなが手話で話した島』（佐野正信訳、築地書館）に触発され、マーサズ・ヴィンヤード島の小さな町も訪れた。そこは一世紀前、人口の四分の一近くが生まれつき聾者だった町だ。この町の聾者は「聾」とは見なされず、ただ農民、学者、教師、姉妹、兄弟、おじ、おば、とされるだけだった。

一九八五年までに町に聾者はいなくなっていたが、年配の耳が聞こえる人たちは、耳の聞こえない親戚や隣人について鮮明に記憶していて、まだ内輪で手話を使うことがあった。長年にわたってそのコミュニティでは、みんなが使える言語を採用していたわけだ。耳の聞こえる人と聞こえない人は同じくらい手話が流暢《りゅうちょう》だったのである。私はほんとうのところ、文化というテーマについてあまり考えたことがなかったが、コミュニティ全体がこんなふうに適応するという考えに遭遇し、好奇心をそそられた。

ワシントンDCのガロデト大学（世界で唯一の聴覚障害の学生のための大学）を訪ねて、「聴覚障害」について話したとき、聾の学生のひとりから手話で「ご自分が手話障害だと思ったらどうですか？」と言われた[4]。それはとてもおもしろい形勢逆転だった。というのも、何百人という学生がみんな手話で会話をしていて、私は通訳をとおしてしか何も理解できず、何も意思を伝えられない、言葉の不自由な人だったのだ。私はしだいに聾者の文化に深く引き込まれ、短い書評だったはずのものが自分のエッセイに発展し、一九八六年の春に『ニューヨーク・レビュー・オブ・ブックス』に掲載された。

それでも、これで聾者の世界とのかかわりは——短いがとても魅力的な旅だった——終わりだと思っていた。

デモに参加する

一九八六年夏のある日、ローウェル・ハンドラーという若い写真家から電話をもらった。彼はチックを起こしているトゥレット症候群の患者をとらえるのに、特殊なストロボ技術を使っていた。「そちらに行くので、僕の写真集を見てもらえませんか?」自分がトゥレット患者なので、特別な共感を覚えているのだという。一週間後、私は彼と会った。そして彼の写真に感銘を受け、全国を回ってトゥレット患者と会い、その生活を文字と写真で記録する、共同研究の可能性を話しあいはじめた。

私も彼も、カナダのアルバータ州の小さい町に、トゥレット症候群の人が異常に集中しているメノナイト（訳注：キリスト教の教派のひとつ）のコミュニティがあるという、とても興味深い報告書について聞いたことがあった。ロチェスターの神経科医のロジャー・カーランとピーター・コモは、トゥレットの遺伝学的分布地図をつくるためにその町、ラクレテを数回訪れていて、トゥレットの多いそのコミュニティには、冗談で町をトゥレッツヴィル（トゥレットだらけの町の意）と呼びはじめる者もいた。しかしラクレテの個人に関する詳細な調査も、そのような結びつきの強い宗教コミュニティにトゥレット症候群が多いことにどういう意味があるかという研究も、行なわれていなかった。

ローウェルはラクレテに下見に行き、私たちは比較的長い調査旅行の計画を開始した。旅費と膨大なフィルムの現像費用への支援が必要だ。私はグッゲンハイム基金のフェローシップに応募し、トゥレット症候群の「神経人類学」研究を提案し、三万ドルの助成金を勝ちとった。一方のローウェルは、当時まだ勢いがあってフォトジャーナリズムで知られていた『ライフ』誌からの依頼を取りつけた。

一九八七年の夏までに、私たちがラクレテに行く手はずは整った。ローウェルはカメラと特殊なレンズを積んだ。私はいつものようにノートとペンだけ。ラクレテ行きはいろんな意味でふつうではなく、トゥレット症候群の幅広さとそれに対する人々の反応について、私がもっていた観念を押し広げた。さらに、たとえトゥレットの原因は神経学的なものでも、それが状況や文化——この場合、トゥレットを神の意思として受け入れることで成員の支えとなる宗教コミュニティ——によって、いかに大きく変化するかを理解することができた。もっとずっと寛容な環境でトゥレット患者と暮らすのはどんなふうだろう、と私たちは考えた。そして答えを見つけるためにアムステルダムに行くことにした。(5)

ローウェルと私はアムステルダムに向かう途中でロンドンに立ち寄った。ひとつには、私が父を(九二歳の)誕生日に訪ねたかったからであり、ひとつには『帽子』のペーパーバック版が出たばかりで、BBCに国際放送でトゥレットについて話してほしいと頼まれたからだ。インタビューのあと、ホテルにもどるためのタクシーが待っていたが、運転手がかなり変わっていた。急に動いたり、チックを起こしたり、怒鳴ったり、悪態をついたり、赤信号で車の外に出てボンネットに飛び乗り、信号が青に変わる前に運転席にもどったりする。私がトゥレットについて話すと知って、私を送るのにトゥレットのタクシー運転手を選ぶとは、BBCか出版社はなんと気が利いていることか！ しかし腑に落ちない。私がトゥレットにとくに興味を持っているから選ばれたと知っているはずなのに、運転

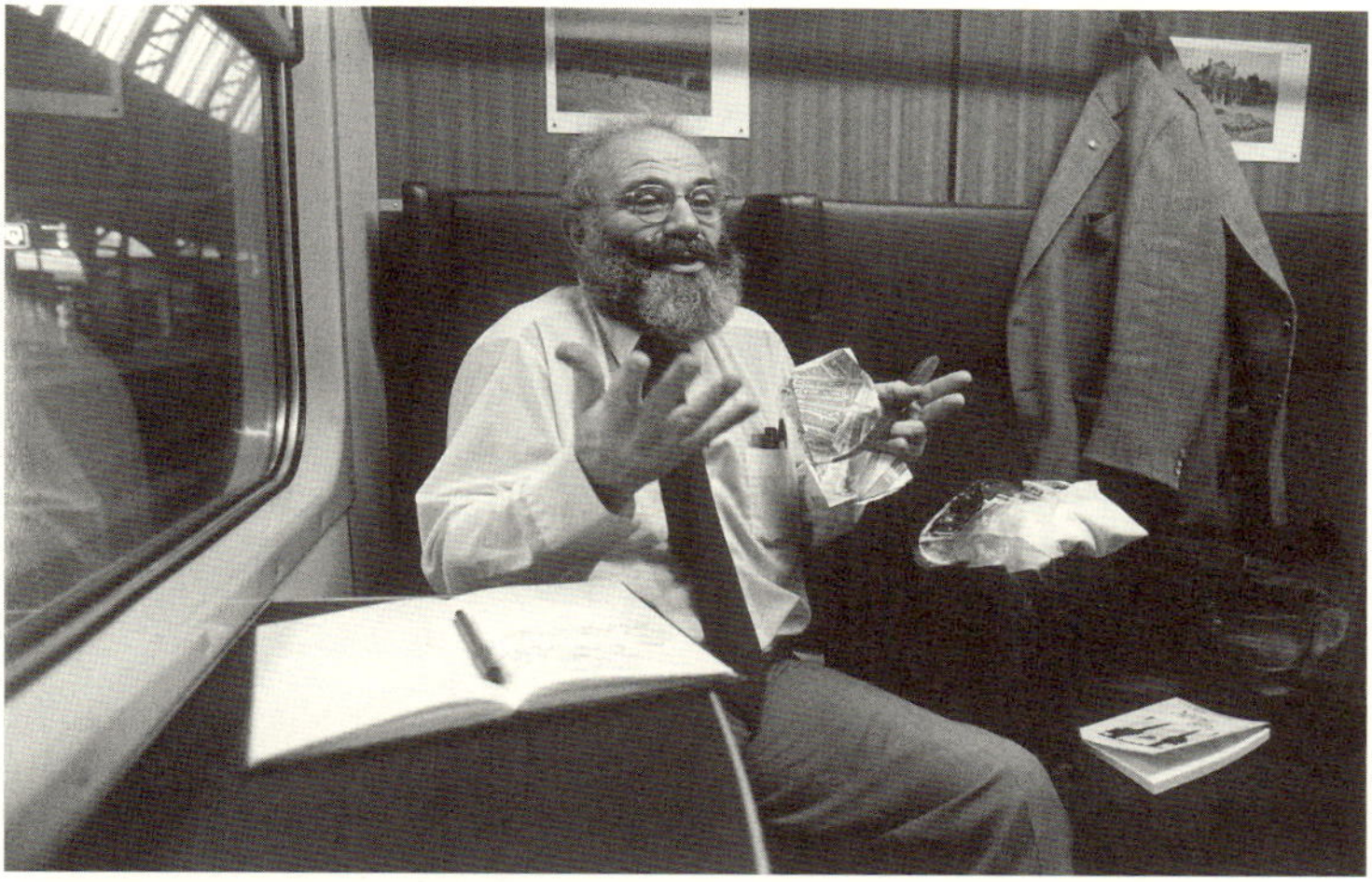

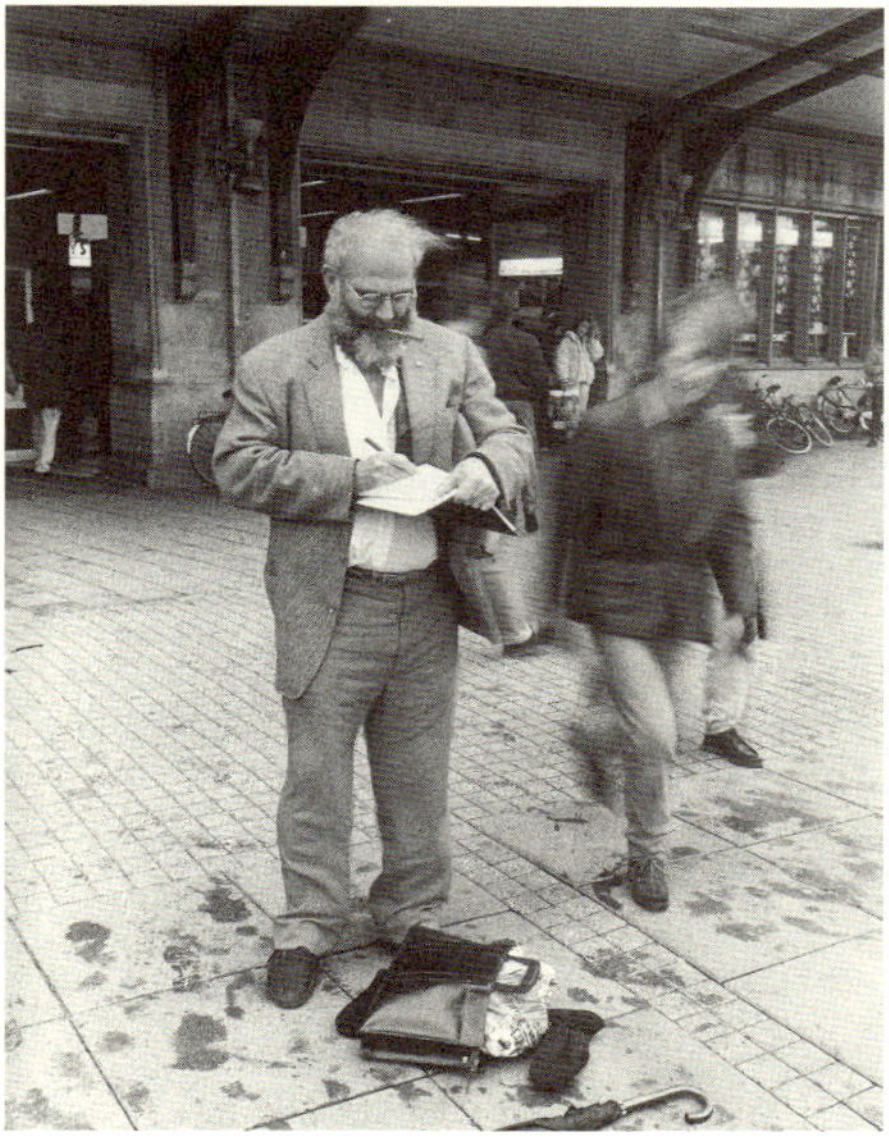

列車のなかでも、アムステルダムの駅でも執筆。

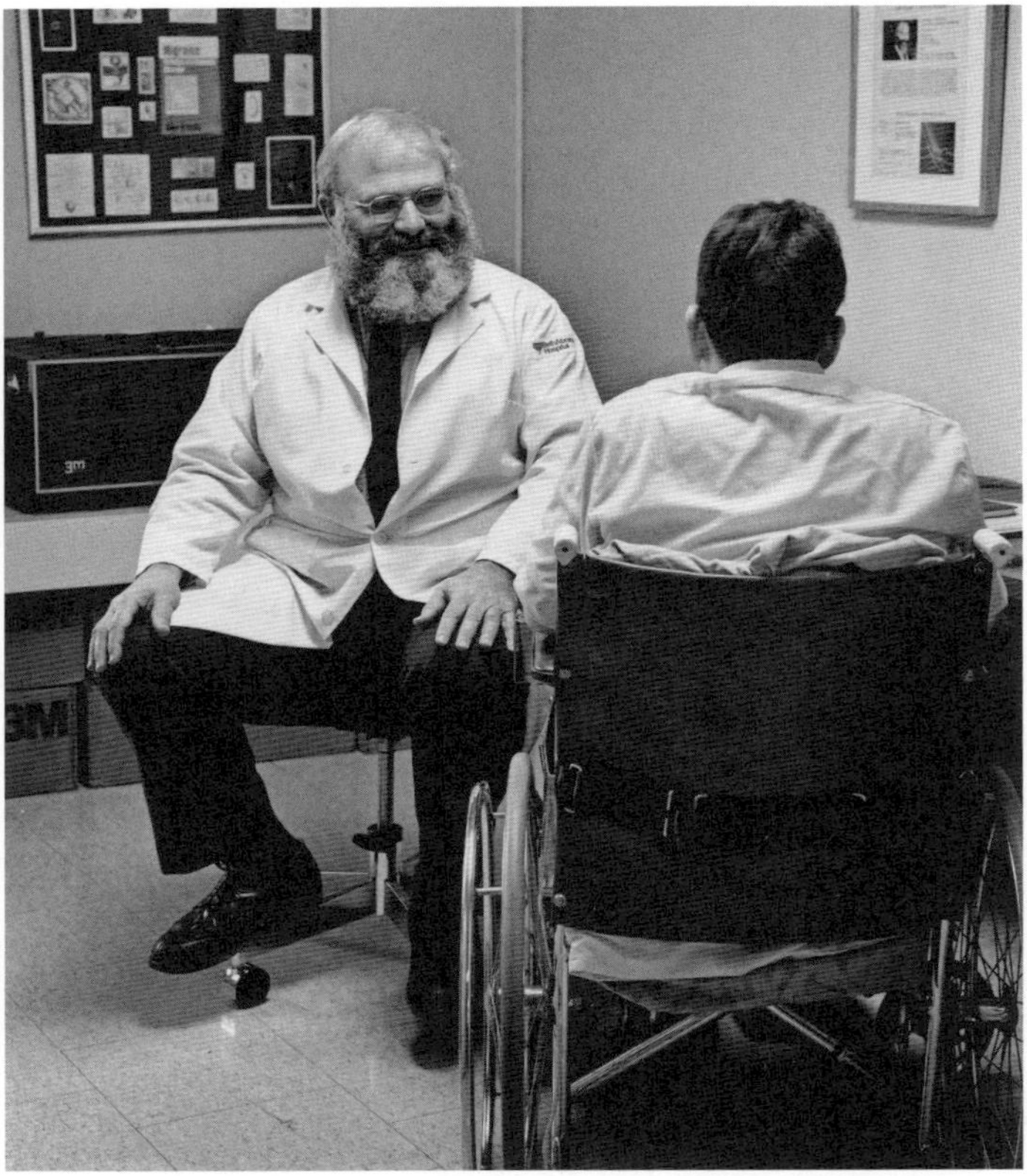

1988年ごろ、ベス・エイブラハムでの診察。

手は何も言わない。私は数分間黙っていたが、それからためらいがちに、どのくらい前から病気なのかと訊いた。

「どういう意味です――『病気』って?」と彼は怒ったように言った。「私は『病気』じゃないですよ!」

私はあやまり、怒らせるつもりはなかったのだが、自分は医者で、あなたがあまり異常な動きをするので、トゥレット症候群という病気ではないかと思ったのだ、と話した。彼は激しく首を振り、自分には「病気」などないし、神経質な動きが少しあるとしても、陸軍軍曹を務めたし、何もさしつかえない。私はそれ以上何も言わなかったが、ホテルに着いたとき、運転手が言った。「なに症候群でしたっけ?」

「トゥレット症候群」と私は答え、ロンドンにいる同僚の神経科医の名前を教え、彼女はトゥレットの患者について誰よりもよく知っているだけでなく、とても温かくて理解のある人だとつけ加えた。

トゥレット症候群協会(TSA)は一九七二年から着実に拡大し、アメリカ各地に(それどころか世界中に)支部ができつつあった。一九八八年、TSAは初めての全国総会を開催し、二〇〇人近いトゥレット患者がシンシナチのホテルに三日間集まった。集まった人々の多くはほかのトゥレット患者に会ったことがなくて、互いに相手のチックに「感染」するかもしれないと不安だった。この不安は根拠がないわけではない。トゥレット患者どうしが会うと、ほんとうにチックの共有が起こる可能性があるのだ。実際に数年前、唾を吐くチックを起こすトゥレットの男性患者にロンドンで会ったあ

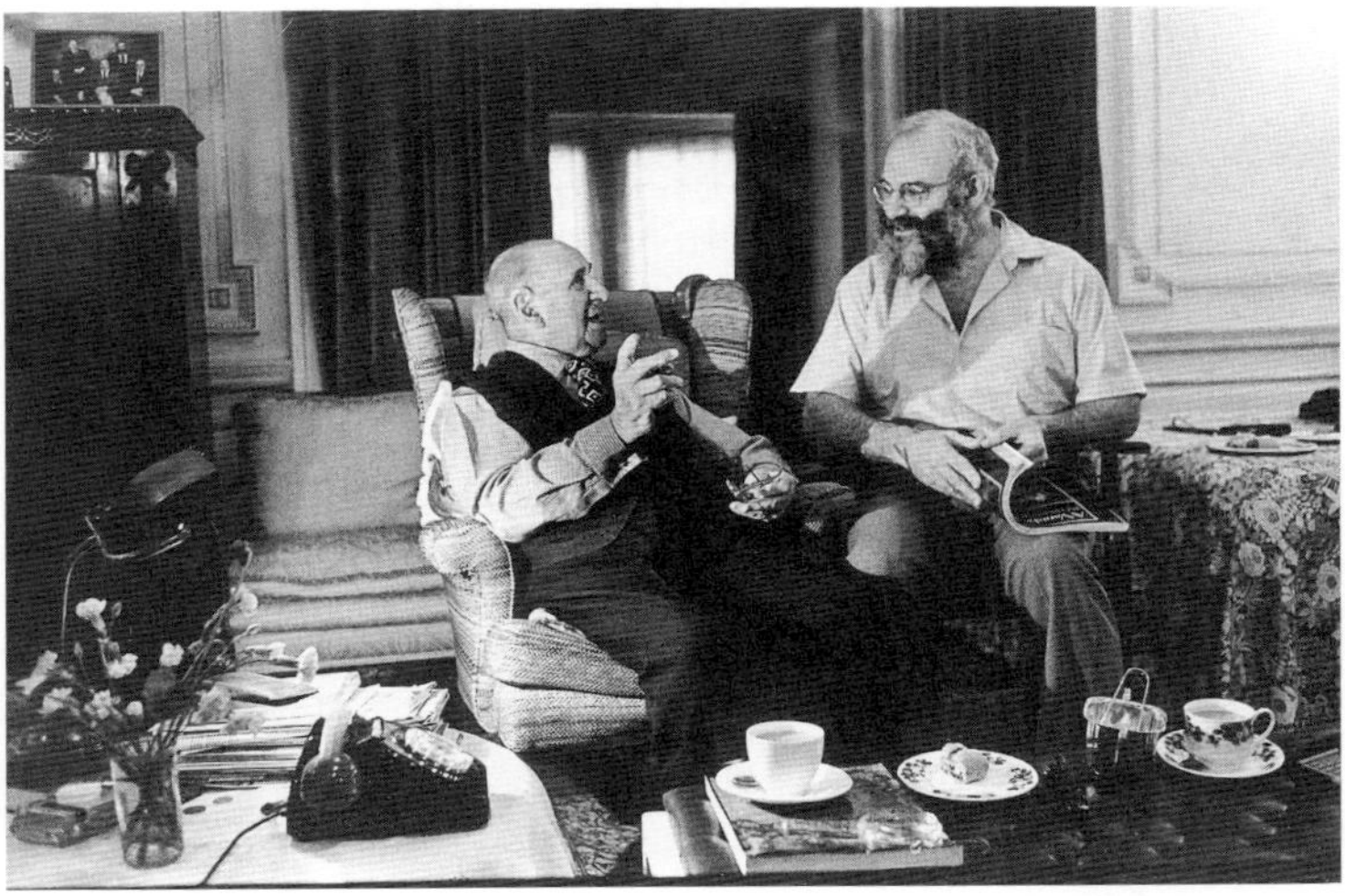

1987年、92歳の誕生日を迎えた父と、メイプスベリー37番地にて。

と、そのことをスコットランドで別のトゥレット患者に話したところ、彼はすぐに唾を吐いて言った。「それを私に話さないでほしかった!」。そして唾を吐くチックが、すでにいろいろあった彼のレパートリーに加わったのだった。

シンシナチでの会合を祝って、オハイオ州知事が州全域にトゥレット啓蒙週間を宣言していたのだが、どうやらみんながそれを知っていたわけではなかったようだ。患者のひとりで、著しいトゥレット症候群と汚言症のある若い男性、スティーヴ・Bは、ハンバーガーを買いにウェンディーズに入った。食べものが出てくるのを待つあいだ、スティーヴが痙動《けいどう》を起こし、一言二言わいせつなことを叫ぶと、レストランの店長が出ていくように言った。「ここでそんなことをしてはだめです」

スティーヴは言った。「しかたがないんです。ぼくはトゥレット症候群なんです」。彼は店長にTSAの会合の情報が書いてあるパンフレットを見せて、「今週はトゥレット症候群啓蒙週間です。聞いていませんか?」

店長は言った。「関係ありません。もう警察に通報しました。いますぐ出ていって。さもないと逮捕されますよ」

スティーヴは激怒してホテルにもどり、私たちにその話をすると、すぐに二〇〇人のトゥレット患者がウェンディーズまでチックを起こし叫びながら行進し、私もそのなかにいた。私たちがメディアに注意を喚起し、オハイオ新聞がその話を取りあげたので、ウェンディーズは二度と同じことをしないだろう。私が人生でデモや行進に参加したのは、このとき以外には、やはり一九八八年にもうひとつ別の出来事が起こったときだけである。

手話の世界へ

一九八八年三月、まったく思いがけず、ボブ・シルヴァーズから電話をもらった。「聾者の運動のことを聞きましたか?」ガロデト大学で、学長に健聴者が任命されることに抵抗している聴覚障害の学生たちが暴動を起こしていたのだ。彼らの望みは、流暢なアメリカ手話でコミュニケーションができる聾者の学長であり、キャンパスにバリケードを築いて、学校を封鎖していた。私が二回ほどガロデトを訪れていたので、ボブはワシントンにもう一度行って暴動を取材したいかと訊いてきた。私は行くことに同意し、ローウェルに同行して写真を撮ってほしいと言った。さらに、ガロデトの言語学教授で友人のボブ・ジョンソンに通訳を依頼した。

聾者の学長を求める抗議運動はもう一週間以上続いていて、国会議事堂への行進にまで発展していた(ガロデトは議会の認可によって設立され、運営されていたのだ)。公平なオブザーバーとしての私の役割はすぐに危うくなった。私が歩きながら第三者としてメモを取っていると、聾者の学生のひとりが私の腕をつかみ、「さあ早く、あなたはこちら側の人ですよ」と手話で示した。そういうわけで、私は二〇〇〇人以上の学生のデモ行進に加わることになった。このことについて『ニューヨーク・レビュー・オブ・ブックス』に書いたエッセイは、私にとって初の「報道記事」だった。

カリフォルニア大学出版局(『片頭痛』のアメリカでの出版社)のスタン・ホーウィッツは、聾者に関する私の二本のエッセイがいい本になるだろうと言いだし、私はその考えが気に入ったが、その二本をつなぐためにいくつか節を書く必要があると思った。言語と神経系の一般的な側面に関することだ。このいくつかの節が実際のところは、本の大部分を占めることになるとは、まったくわかっていなかった。その本は最終的に『手話の世界へ』(佐野正信訳、晶文社)というタイトルになる。

個性とはハンディキャップをプラスに変える鍵

『左足をとりもどすまで』が一九八四年五月にイギリスで出版されると、好意的な書評がたくさん寄せられたが、それらは私の心のなかで、たったひとつ、詩人のジェイムズ・フェントンによるひどく批判的なものによって覆い隠されてしまった。私は彼の批評にひどく動揺し、三カ月間、意気消沈して何も手につかなくなってしまった。

しかしその年の後半にアメリカ版が出ると、『ニューヨーク・レビュー・オブ・ブックス』に掲載されたすばらしい寛大な書評に元気づけられた。その書評のおかげで私は復活し、エネルギーをもらい、自信が出てきたので、突然書きまくることになった。二、三週のあいだに一二本を書いて、『妻を帽子とまちがえた男』が完成したのだ。

くだんの書評を書いたジェローム・ブルーナーは伝説的人物であり、一九五〇年代の心理学における認知革命の元祖である。当時、B・F・スキナーらの支持する行動主義が主流で、誰もが刺激と反応――目に見えて表に現われる行動――しか見ていなかった。内面のプロセス、刺激と反応のあいだに起こっているかもしれないものは、まったく取りあげられない。「心」の概念はスキナーにとってほとんど存在しなかったが、これこそまさに、ブルーナーらが復活させようとしたものだった。

ブルーナーはルリヤの親しい友人であり、知識人としての類似点がたくさんあった。ブルーナーは自伝『心を探して』（田中一彦訳、みすず書房）のなかで、一九五〇年代にロシアでルリヤと出会ったことを詳述している。「初期の発達における言語の役割に関するルリヤの見解は、すんなり受け入れられるものだった。ほかに彼が熱中していたものについても同じだ」

ルリヤと同様にブルーナーも、子どもが言語を習得するところは、実験室のなかではなく彼ら自身の環境で観察するべきだと主張した。『乳幼児の話しことば』（寺田晃訳、新曜社）のなかで、言語がどうやって習得されるかについての考え方を大幅に広げ、豊かにしたと言える。

一九六〇年代、ノーム・チョムスキーの革命的研究を受けて、言語学において統語論にかなり重点が置かれた。チョムスキーは、脳には「言語習得装置」が内蔵されていると主張した。脳には自力で言語を習得する回路が備わっているというこのチョムスキーの考えは、言語の社会的起源やコミュニケーションとしての基本機能を無視しているように思われた。ブルーナーは、文法は意味や伝達意図から切り離せないと主張している。言語の統語論、意味論、語用論はすべて関係があるというのが彼の見解だ。

とくにブルーナーの研究の影響を受けて、私は言語を言葉の観点からだけでなく、社会的な観点からも考えられるようになり、そのことは手話と聾者文化を理解するのにきわめて重要だった。

ジェリー（ジェローム・ブルーナー）はいい友人であり、さまざまなレベルにおいて私の手本であり暗黙の指導者である。彼の好奇心と知識は無限に思える。私がこれまで出会ったなかでもとりわけ広く思慮深い心の持ち主であり、あらゆる種類の知識による広大な基盤をもっているが、それはつねに疑問をもって詳しく調べることによって築かれた基盤である（彼が突然発言の途中で止まり、「自分が言おうとしていたことを信じられなくなった」と言うのを見たことがある）。九九歳になっても、彼の卓越したパワーは衰えていないようだ。

私は自分の患者で言語の喪失――さまざまなかたちの失語症――を目にしてきたが、子どもにおける言語の発達についてはまったく意識していなかった。ダーウィンは言語と知性の発達について、「幼児の伝記的スケッチ」（幼児とは彼の長男）というチャーミングな論文に描いているが、私には観察できる自分の子どもがいなかったし、生まれて二年めや三年めの、言語が習得されるきわめて重要な期間のことを覚えている人はいない。私はもっと調べる必要があった。

アインシュタイン医科大学でいちばん親しかった友人のひとりのイザベル・ラパンは、スイス出身の小児神経科医で、幼年期の神経変性疾患および神経発達障害に興味をもっていた。これは当時私が興味をもっていたことでもあり、一卵性双生児の「海綿状変性」（カナヴァン硬化症）について論文を書いたこともある。

神経病理学科は週に一度、脳を切断する授業を組んでいて、私はアインシュタイン医科大学に入ってすぐのその授業のとき、イザベルと出会った。(6) 私たちはでこぼこコンビだった——イザベルはきちんと綿密に考え、私はだらしなくていい加減で、妙な連想や思考の回り道ばかりする——が、最初から気が合って、いまだに親友である。

イザベルは不正確な意見、大げさな意見、あるいは裏づけのない意見を、自分自身にも許さないように私にも許さない。いつも「エビデンスを示して」と言う。その意味で彼女は私の科学的良心であり、何度も恥ずかしい失態から救ってくれている。しかし私に確固たる根拠があると思ったときは、私の気づいたことが正しく認められて議論されるように、簡潔かつ明瞭に発表するように主張する。そうやって彼女が背後で支えてくれた私の本や記事は少なくない。

私はよく、ハドソン川の川岸にあるイザベルの週末の家までバイクを走らせたものだ。そしてイザベルとハロルドと四人の子どもたちは、私を家族の一員として迎えてくれた。私は週末に行って、イザベルやハロルドとおしゃべりしたり、ときには子どもたちをバイクに乗せたり、川に泳ぎに連れて行ったりした。一九七七年の夏には、まる一カ月彼らの家の納屋に住んで、ルリヤの追悼記事に取り組んだ。(7)

二、三年後、聴覚障害と手話について考えたり読んだりするようになったとき、真剣な週末三日間をイザベルと過ごし、彼女は長年耳の聞こえない子どもたちを研究してきて目にした手話と聾者の特別な文化について、何時間もかけて私に教えてくれた。

彼女からはルリヤの指導者だったレフ・ヴィゴツキーが書いたことをたたき込まれた。

もし目の見えない、または耳の聞こえない子どもが、ふつうの子どもと同じレベルの発達をとげたとしたら、その欠損のある子どもは、別のやり方で、別の道を通って、別の手段を使って、それを達成したのだ。そして教育者にとっては、その子どもを導く道筋はその子だけのものであると知ることが重要である。唯一無二の存在になることで、ハンディキャップのマイナスは補償作用のプラスへと変わるのだ。

言語習得という重大な学習過程は、耳の聞こえる子どもにとっては比較的簡単でほとんど無意識に成されるが、耳の聞こえない子どもにとってはかなり難しいかもしれない。視覚的言語に触れていなかったらなおさらだ。

耳が聞こえずに手話を使う両親は、自分の赤ちゃんに手話で「片言を言う」。耳の聞こえる親が口を使ってやるのと同じだ。そうやって子どもは対話形式で言語を学ぶ。幼児の脳はとくに、最初の三年か四年のあいだ、口頭の言語であれ手話の言語であれ、言語の学習に順応している。しかしもし子どもがこの重要な期間にまったく言語を学習しないと、あとで言語を習得するのは極度に難しくなる。したがって、耳の聞こえない両親の耳の聞こえない子どもは、手話を「話し」ながら大きくなるが、耳の聞こえる両親の耳の聞こえない子どもは、早い時期に手話を使うコミュニティと触れあわないかぎり、本物の言語をまったく知らずに大きくなることが多い。

私がイザベルと一緒にブロンクスの聾学校で会った子どもたちにとって、読唇術と話し言葉を学習するには一生懸命に認知力を駆使して、何年も努力しなくてはならないが、そうやって学習しても、多くの場合彼らの言語の理解・運用能力は標準をはるかに下回る。使える流暢な言語を習得できないことが認知力と社会性にどれだけ大きな影響を与えるか、私は目《ま》の当たりにした（イザベルはこのことに関する詳細な研究を発表している）。

私は知覚系にとくに興味があったので、生まれつき耳の聞こえない人で、とくに母語が視覚言語の場合、その脳のなかで何が起こっているのだろうと疑問に思った。ごく最近の研究で、生まれつき耳が聞こえず手話を使う人の脳では、耳の聞こえる人ではふつう聴覚皮質になっているものが、視覚の仕事、とくに視覚言語の処理に「再配置」されることが明らかになった。耳の聞こえない人は聞こえる人にくらべて、視覚が異常に活発になる傾向がある（生後一年未満でもそれとわかる）が、手話を習得すると、さらにその度合いが高まる。

従来、大脳皮質の各部位は特定の感覚または機能にあらかじめ割り当てられていると考えられていた。皮質の部位がほかの機能に再配置されることがあるという考えからは、皮質は従来考えられていたよりもはるかに柔軟で、プログラム化されていない可能性があることが示唆される。脳の高次機能は、個人の経験が機能の根底にある神経構造を選択する（そして補強する）ことによって決まることが、聾者の特殊なケースから明らかになったのだ。

私にとってこのことはきわめて重要であり、脳に対する根本的に新しい見方を求めるもののように思われた。

（注1）私が初めてそうしたときのことは、『妻を帽子とまちがえた男』の「とり憑かれた女」の章に書いている。ただしジョン・Pの身元を隠すために、彼を高齢の女性として描いた。

（注2）ジル・ド・ラ・トゥレットの患者はじつはトゥレット症候群をわずらっていなかったが、彼に性的に執着していた。そのような病的執着は、ジョン・レノンの場合に見られたように、殺人につながるおそれがある。トゥレット自身は銃創のせいで片麻痺と失語症になった。

（注3）「ただよう船乗り」が掲載されたとき、アメリカでも屈指の独創的でクリエイティブな神経科医のノーマン・ゲシュウィンドから手紙が来た。私は彼からの手紙にすごくわくわくし、すぐに返事を書いたが、ゲシュウィンドは死にいたる脳卒中を起こしていたので、返事は来なかった。彼は五八歳の若さだったが、優れた業績を遺した。

（注4）私は聾者と彼らの言語でコミュニケーションができるようになりたいと願い、ケイトと一緒に何カ月もアメリカ手話の授業をとったが、悲しいかな、私は言語を学習するのがひどく苦手で、二つ三つの単語とフレーズくらいしかできるようにならなかった。

（注5）近刊予定の本で、私たちのカナダとヨーロッパ、そしてアメリカ横断の旅についてもっと詳しく説明する。

（注6）この脳を切る授業は人気があって、とくに、自分の診断が正しいかどうかをぜひ確認したい臨床医を引き

つけた。なかでも記憶に残っているのは、存命中に複数の硬化症があると診断された五人の患者の脳を調べたときのことだ。脳を切ったところ、全員が誤診されていたことが明らかになった。

（注7）一九七七年九月の手紙で、レニーおばさんは誕生日の電報をありがとうと書いている（「私の八五歳の心臓のしわを温めてくれました」）が、さらにこう続けている。「ルリヤ教授の死にショックを受けました。あなたにとっては大きな打撃にちがいありません。あなたが彼との友情をどんなに大切にしていたか、私は知っています。『タイムズ』に追悼記事を書きましたか？」（実際に私は書いた）

シティ島

止まらず歩く人

一九六五年に西海岸を離れてニューヨークに移ったが、トム・ガンとは密に連絡をとっていて、サンフランシスコに行くたびに訪ねていた。彼は古い家をマイク・キテイとともに、私が知るかぎりあと四人か五人とシェアしていた。その家には、もちろん何千冊も本があった――トムは真剣に、たえまなく、夢中になって読んでいた――が、ほかにも一八八〇年代までさかのぼるビールの広告のコレクションや、大量のレコード、そして魅惑的なスパイスと香りに満ちたキッチンがあった。トムとマイクは二人とも料理好きで、家そのものが甘い香りに包まれ、さまざまな性格や個性にあふれ、人々が行ったり来たりぶらついたりしている。私自身はいつも独りなので、このような共同生活をかいま見るのが楽しくて、トムの家は愛情ともてなしに満ちているように思えた（仲たがいもあったのは確かだが、私はほとんど気づかなかった）。

トムは昔からどんな距離でも歩いて行ってしまう人で、サンフランシスコのあちこちの山をずんずんと上り下りしていた。彼が車や自転車に乗っているのを見たことがない。基本的に歩く人で、ディケンズのように、すべてをよく観察し、把握し、いずれ執筆に活かすのだ。彼はニューヨークをぶらつくのも好きで、彼が訪ねてくると、二人でスタテン島フェリーに乗るか、どこか辺鄙《へんぴ》なところに列車で行くか、ただ街中を散歩したものだ。ふつうは最後にレストランに行くのだが、いちど私の家で食事をつくろうとしたことがある（当時トムは抗ヒスタミン剤を服用していて、薬による極度の鎮静状態により、とても外出できなかった）。私はふだん料理をしないので失敗ばかりしていて、カレー粉が吹き飛んで黄色い粉まみれになったりした。この出来事が彼の心に残ったにちがいない。一九八四年に「黄色い食虫植物（Yellow Pitcher Plant）」という詩を送ってきたとき、「サフラン色の手をしたサックスへ、うつらうつらのガンより」と献辞を記していた[1]。添えられた手紙に、彼はこう書いている。

> 会えてうれしかったよ、サフラン色の手の人！　私は抗ヒスタミン剤でうとうとしているように見えたかもしれないが、芯の部分は目覚めていておもしろがっていた。きみが逸話と物語について言ったことを考えた。人はみな逸話の渦のなかで生きているのだと思う。……（ほとんどの）人は自分の生活を物語にする。……自分を「創作する」ことへの衝動の起源は何なのだろう。

私たちの会話はいつもどちらに進むかわからなかった。その日、私はトムに未発表の作品の一部を読み聞かせた。一瞬ごとに自分のことも周囲の世界もつくり上げなくてはならない、健忘症患者のトンプソン氏の話だ。人はそれぞれ「物語」を組み立て、それを生きていて、その物語に規定されている、と私は書いていた。トムは患者についての話に興味を抱き、よくその話題を私に振ったものだった（ただし、私はそそのかされなくても話しただろう）。私たちがやり取りした手紙を見ていて、彼から最初のころに来た手紙に、「先週末きみに会えてよかった。マイクと私はあれ以来ずっと幻肢について考えている」と書いてあり、別の手紙には「きみが痛みについて話をしたのを覚えている。それもすばらしい本になるよ」（悲しいかな、その本が書かれることはなかった）

トムは一九六〇年代に自分の本をすべて（いつも魅力的な独特の献辞を添えて）送ってくれるようになったが、一九七一年代初めに『片頭痛』が出てようやく、私もお返しができるようになった。その後、双方向の本の流れができて、私たちは定期的に手紙を書いた（私の手紙はたいてい数ページにわたったが、彼の鋭く的を射た便りはたいてい葉書だった）。書くプロセスについて話すこともあった。ほとばしるように書いたと思うといきなり止まったり、明るかったり暗かったり、それが創作プロセスの本質のように思えた。

一九八二年に、『左足』の執筆の耐えられない遅れと中断と失敗が、ようやく八年ぶりに終わりつつあるようだ、と彼に話した。トムの返事はこうだった。

きみが『左足をとりもどすまで』を披露してくれないのでずっともどかしい思いでいたが、ひょっとすると修正されたバージョンが出るかもしれないと思っていた。……私はいま、少し怠けている。私のパターンはこんな感じのようだ。一冊の原稿を完成させたあと、しばらくのあいだ理路整然としたものを書くことをやめて、そのあと試験的に始め、それから数日間、どっといろんな別々の活動を起こし、結果として新しい本の全体としての感覚がつかめて、そのなかで予想しなかったテーマについての発見がある。不思議だが、それが作家であることの心理なのだ。でも、ただスラスラとやらないほうがいいと思う――中断、停滞感、言葉そのものが死んだように思える時間、そういうものはすべて最終的に役立つだろう。実際に「胎動初感」（quickenings）が来るとき、かえっていっそうエネルギッシュに感じるから。

トムにとって、自分の時間は自分のものであることがとても重要だった。彼の詩作は急がせることができず、マイペースでなくては生まれてこないのだ。そのため、教えることが大好きだった（そして学生からとても愛されていた）にもかかわらず、バークレーでの授業を一年一学期に限定していた。たまに書評や委託された執筆をする以外、この授業が基本的に彼の唯一の収入源だった。トムはこう書いている。「私の収入は平均すると、地元のバスの運転手や街の清掃員の約半分だが、それは私自身が選んだことだ。フルタイムの仕事をするよりは暇なほうがいい」。しかし、トムは少ない財力をあまり窮屈に感じていなかったと思う。ぜいたくはしなかったし（ただし他人には気前がよかった）、もともと質素なようだった（一九九三年にマッカーサー・フェロー賞〔訳注：いわゆる「天才賞」として著名〕を受賞して懐《ふところ》事情は楽になり、そのあとはもっと旅行をしたりして、少し楽しむくらいの経済的余裕ができた）。

私たちはよく、自分がわくわくした本や、相手が好きそうだと思う本について手紙を書いた（「今年見つけた最高の新しい詩人はロッド・テイラー……斬新な作家だ——きみはもう読んだかい？」私は読んでいなかったが、すぐに『フロリダ東海岸チャンピオン（*Florida East Coast Champion*）』を手に入れた）。私たちの好みは必ずしも一致せず、私が熱中した本に対し、彼があまりに激しく侮蔑し、怒り、批判したので、プライベートな手紙に書かれたものでよかったと思ったこともある（トムはオーデンとちがって、自分が気に入らないものの批評を書くことはまれで、彼の批評はもっぱら高く評価するかたちで書かれていた。(2) とくに『詩作のきっかけ（*The Occasions of Poetry*）』に見られる特質だが、評論文の寛容さとバランスが私はとても好きだった）。

互いの作品への意見という点では、トムのほうが私よりはるかに明確だった。私は彼の詩のほとんどすべてに敬服し、めったに分析しようとはしなかったが、トムは私が送ったものすべてについていつも、具体的な強みと弱みをはっきりさせようと腐心していた。とくに知りあって間もないころ、私は彼の率直さが怖いと思うこともあった。こんなにあいまいでいい加減なものを書くやつは——まあ実際そうだったわけだが——見込みがないとみなされるのがとくに恐ろしかった。そんなふうに最初は彼の批評が怖かったが、『片頭痛』を送った一九七一年からは、彼の反応を望み、その反応に頼り、ほかの誰の反応よりも重きを置くようになった。

一九八〇年代、『妻を帽子とまちがえた男』を完成させるために書いたエッセイの原稿を、いくつかトムに送った。彼がとても気に入ったものもあった（とくに「自閉症の芸術家」と「双子の兄弟」）が、「クリスマス」は最悪だと言われた（最終的に私は彼に同意して、それをゴミ箱に入れた）。

しかし、私の心にいちばん響いた反応は、一九七三年に『レナードの朝』を送ったあとの手紙に書かれていたことで、トムに初めて会ったときの私とそのあと私がどうなったかを対比したものである。

『レナードの朝』はとにかくすばらしい。六〇年代終わりごろに、きみがどんな本を書きたいか、説明していたことを覚えている。良質な科学書であると同時に、よく練られた読み物、ということだったね。きみがそれをこの本でなし遂げたのは確かだ。……私はきみが見せてくれた長大な日記のことも考えていた。きみはとても有能だけれど、ひとつの資質に欠けていると思った。いちばん大切な資質で、思いやりというか、共感というか、そういうものだ。そして率直に言って、そのような資質は教わることができないものだとわかっていたので、きみが優秀な作家になることはあきらめていた。……共感の欠如がきみの観察力の限界になっていたのだ。……私は知らなかったが、共感力の伸びは三〇代まで先延ばしになる場合も多い。以前の文章に欠けていたものが、この『レナードの朝』では最高のまとめ役になっていて、すばらしい仕事をしている。文字どおりきみのスタイルのまとめ役でもあって、そのおかげでこの本はいろんなものを包み込み、いろんなものを受け入れ、とても変化に富んでいる。……きみには何が起こったかわかっているのだろうか。患者たちに長い期間取り組んできただけなのか、あるいはＬＳＤの力を借りた心の開放なのか、それともじつは誰かに（のぼせ上がっているのではなく）恋しているのか。それとも三つすべてが……

私はこの手紙に舞い上がり、同時にちょっと考え込んだ。トムの疑問にどう答えればいいかわからない。私は恋に落ちて――そして恋に破れて――いたし、ある意味で患者に恋をしていた（人の目をはっきり見開かせるような、恋というか共感である）。LSDがトムにとってとても重要であることはわかっていたが、自分でかなりの量を試していたLSDが、心を開放させるのに実質的な役割を果たしたとは思わなかった[3]（しかし、自分自身がLSDその他の薬物で経験したのと似た効果を、Lドーパが脳炎後遺症患者におよぼすことがあるのを見て、とても興味をそそられた）。その一方、精神分析が自分の成長に重要な役割を果たしたと感じていた（一九六六年から徹底した分析を受けていた）。

トムが三〇代での共感力の伸びについて話したとき、自分自身も考え合わせてのことではないかと思わずにはいられなかった。とくに、（三二歳で出版した）『意気消沈した隊長たち』に見られる詩の変化について、彼はのちにこう書いている。「この詩集は二つに分かれている。前半は私の古いスタイルの集大成であり、韻律詩で理性的だが、少し人間味が出はじめているかもしれない。後半はその人間的な衝動をすくい上げていて……その新しい形式から、ほぼ必然的に新たな主題が招き入れられている」

初めて『動きの感覚』を読んだとき、私は二五歳で、そのとき引きつけられたのは、イメージの美しさと形式の完璧さに加えて、ニーチェ信奉者と言ってもいいくらいに、意志を強調していることだった。『レナードの朝』を書くようになった三〇代後半までに、私は大きく変わり、トムもまたしかりだった。じつに幅広い主題と感性をもつ彼の新しい詩に私は心ひかれ、私たちは二人とも喜んでニーチェ的なものに背を向けて前に進んだ。二人とも五〇歳を超えた一九八〇年代には、トムの詩は形式の完璧さはそのままに、もっと自由でもっとやさしくなっていた。友人を失ったことが関係していたことは確かだ。トムが「嘆き（Lament）」を送ってきたとき、彼がこれまで書いたなかで最も力強く、最も強烈な詩だと思った。

私は多くのトムの詩に感じられる歴史や先人たちの気配が好きだった。（一九七一年年頭のグリーティングカードとして送られてきた）「チョーサー後の詩（Poem After Chaucer）」のように明白な場合もあるが、言外ににおわせていることのほうが多い。そのおかげで、トムがチョーサーであり、ダンであり、ハーバート卿（訳注：エドワード・ハーバート、イギリス一七世紀の形而上詩人）であって、いつのまにか彼らが二〇世紀のアメリカに、サンフランシスコにいるように感じられる。この祖先の気配、先人たちの気配は、彼の作品の根幹であり、彼はよくほかの詩人や元ネタをほのめかしたり、まねたりしている。うんざりするような「オリジナリティ」へのこだわりはなく、それでいてもちろん、彼が用いるものはすべてプロセスのなかで変化する。トムはのちにこのことについて、自伝的エッセイで振り返っている。

書くことは私の生き方の根幹と見なさなくてはならない。それでも、私はどちらかと言えば模倣する詩人だ。学べる人からは学ぶ。読んだものから取り入れる。なぜなら、読むものを真剣に受けとめているからだ。読んだものは私の経験の一部であり、私はほとんどの詩を自分の経験にもとづいて書いている。模倣していることを悪いとは思わない。……詩人として独特の個性を伸ばすことにはあまり興味がなく、芸術は個性からの逃避であるというエリオットの名言がうれしい。

古い友人と会うと、過去の話ばかりになりがちだ。トムと私は二人ともロンドン北西部で育ち、第二次世界大戦で疎開させられ、ハムステッドヒースで遊び、パブ「ジャック・ストローの城」（訳注：ジャック・ストローは一四世紀イングランドの農民反乱の主導者で、「つまらない人物」の代名詞でもあり、「わら人形」の意味もある）で飲んだことがある。二人とも家族、学校、時代、そして文化の影響を受けている。そのおかげで、私たちのあいだにある種のきずなができて、たまに思い出を話すことができた。しかしもっとはるかに重要なのは、二人とも一九六〇年代に新しい土地へ、カリフォルニアへと引き寄せられ、過去の束縛から解き放たれたという事実だった。私たちは向上の旅にのり出し、進歩の途を踏み出したのだが、先のことはまったく予想できず、コントロールもきかない。私たちはつねに動いていた。トムが二〇代に書いた「止まらず進んで」のなかに、こんなくだりがある。

悪くすれば動きつづけ、よくても
休める絶対不変にはたどり着かない
じっとしないことでつねに近づいている

トムは七〇代になっても相かわらず止まらずに進んでいて、エネルギーにあふれていた。二〇〇三年一一月に最後に会ったときも、四〇年前の若かりし日に負けず劣らず熱情的に見えた。一九七〇年代には、「ついこのあいだ『ジャック・ストローの城（*Jack Straw's Castle*）』を出版した。次の本がどんなふうになるか想像できない」と手紙に書いていた。二〇〇〇年には『ボス・キューピッド（*Boss Cupid*）』が出版されたが、このときもトムは、別の本を準備しているが、どういうものになるかわからないと言っていた。私の見るかぎり、彼にはのんびりするとか止まるという考えはなかった。まさに死の瞬間まで、彼は止まらず前に進んでいたのだと思う。

島のコミュニティに溶け込む

一九七九年の夏、カナダのヒューロン湖に浮かぶ大きな島、マニトゥーリン島に行って、この島にほれ込んだ。相かわらずイライラの種だった『左足』の本に取り組もうとしていて、泳いだり、考えたり、書いたり、音楽を聴いたりできる場所で、長い休暇を過ごそうと決めていた（カセットテープは二本しか持っていなくて、一本はモーツァルトの『ミサ曲ハ短調』、もう一本は彼の『レクイエム』だ。私はときどき一曲か二曲に取りつかれる傾向があって、それを何度も何度も繰り返しかけるのだが、この二曲は五年前、使えなくなった足をひきずって山をゆっくり下りているとき、頭のなかでかかっていた曲だ）。

私はマニトゥーリンの主要な町であるゴア・ベイをさんざんぶらついた。ふだんはかなり内気なのだが、このときはいつのまにか見知らぬ人と会話をしていた。コミュニティの一員でいることが楽しかったので、日曜には教会にも行った。あまり生産的ではなかったが、すばらしい六週間が過ぎて、出発する準備をしていたとき、ゴア・ベイの長老が数人私のところに来て、驚くような提案をした。

「先生はここでの滞在を楽しんだようだし、この島を気に入ったようだ。じつは四〇年勤めたこの町の医者が、ついこのあいだ引退してね。彼の跡を継ぐ気はないかね？」私がためらっていると、彼らはオンタリオ州が家を支給するし、島での生活はすばらしいと――私が思っていたとおりのことを――言った。

私はこの提案におおいに心を動かされ、数日間考え、島の医者になる空想にふけった。しかしそのあと、残念ながらこの話はうまくいくはずがないと思った。私は総合診療医には向いていない。私には都会が必要だ。騒々しくても、大勢の多種多様な神経科の患者がいる都会が必要なのだ。マニトゥーリンの長老たちには「ありがとうございます、でもだめです」と言うしかなかった。

これはもう三〇年以上前のことだが、いまだに、あのときマニトゥーリンの長老たちの提案を受けていたら、どんな人生を送っていただろうと思うことがある。

一九七九年のうちに、私はまったくちがう島に家を見つけた。ニューヨーク市内のシティ島のことは、一九六五年秋にアインシュタイン医科大学で働きはじめてすぐに耳にしていた。全長二・四キロ、幅わずか八〇〇メートル、ニューイングランドの漁村のような感じで、アインシュタイン医科大学からわずか一〇分なのに、ブロンクスとはちがう世界にいるようで、同僚も数人そこに住んでいた。その島ではどちらを向いても美しい海をながめられ、数あるシーフードレストランの一軒にランチを食べに行くのは、難しい研究をしていると一八時間勤務になることもある一日の、楽しい休憩時間だった。

シティ島には独自のアイデンティティとルールと伝統があり、島で生まれた人たち、通称「クラム・ディッガー（貝を掘る人たち）」は、とりわけ独自性を重んじているように思われた。同僚の神経科のシャンバーグ医師は、子どものころポリオにかかっていて、大きな三輪車でシティ島大通りをゆっくり往来している。マッド・メアリーはときどき猟奇的になり、自分のピックアップトラックの荷台に立って地獄の業火について説教する女性だが、ただの隣人として受け入れられている。それどころか、精神病という火で鍛えられた頑丈な良識とユーモアをもつ賢い女性として、特別な役割を担《にな》っているようだった。

私はベス・エイブラハム病院のアパートから追い出されたとき、マウント・ヴァーノンの親切な夫婦から家の最上階を借りた。そしてよく車か自転車でシティ島やオーチャードビーチに出かけた。夏の朝には仕事の前に泳ぎにビーチまで自転車を走らせ、週末には遠泳に行って、ときには約六時間かけてシティ島を一周したものだった。

一九七九年、そんな水泳の最中、島の端っこのほうに魅力的な外観のあずまやを見つけた。海から上がってそれをながめ、そのあと通りを散策していると、小さな家の前に「売り家」の看板が立っている。私は水をしたたらせながら玄関の扉をたたき、オーナーに会ったところ、アインシュタイン医科大学の眼科医だった。専門医としての研修期間を終えたところで、家族とともに太平洋岸北西部に引っ越そうとしていたのだ。私は彼に（屋内に水をしたたらせないようにタオルを借りて）家中を案内してもらい、この家のとりこになった。まだ水泳パンツをはいたまま、はだしでシティ島大通りをずんずん歩き、不動産業者のオフィスに行って、その家を買いたいと切りだした。

UCLA時代にトパンガキャニオンで借りたような家を、持ち家にしたいとずっとあこがれていた。それに、水泳パンツとサンダルですぐに海まで歩いていけるように、海のそばの家がほしかった。だから、ホートン通りのその小さな赤い下見板張りの家は理想的だったのだ。

しかし家を持った経験がなかったので、すぐに大惨事に襲われた。最初の冬、一週間ロンドンで過ごすために家を空けたとき、パイプが凍らないようにヒーターをつけておかなくてはならないことに思い至らなかった。ロンドンからもどって玄関のドアを開けると、驚愕の光景に出迎えられた。階上のパイプが破裂して洪水が起こり、ダイニングルームの天井全体がズタズタになって、ダイニングテーブルの上に吊り下がっている。テーブルとイスは完全にだめになっていて、下に敷いてあったカーペットも同様だ。

ロンドンにいるあいだに、家を持ったのならピアノを持っていけと、父から勧められた。美しい古いベヒシュタインのグランドピアノで、つくられたのは父が生まれた一八九五年だ。父は手に入れてから五〇年以上、毎日弾いていたが、八〇代半ばになって、両手が関節炎のせいでうまく動かなくなってきている。帰ってすさまじい光景を見たとき、恐怖の波に襲われたが、もしその年もっと早く家を手に入れていたら、そこにあのピアノがあったのだと思うと、さらに背筋が凍った。

シティ島の近所の住人には船乗りが多かった。隣家の主人はスキップ・レーンと妻のドリス。スキップは人生の大半を大型商船の船長として過ごしていて、家は船の羅針儀や舵輪、羅針儀台、ランタンなどでいっぱいで、まるで船そのもののようだ。壁は彼が指揮した船の写真で埋めつくされている。スキップには海での冒険談が数えきれないほどあったが、引退したいま、大きな船はあきらめて、小さな一人用のヨットに乗っている。よくイーストチェスター湾を横断していて、マンハッタンまで航行するのも朝飯前だ。

スキップは体重一〇〇キロを超えていたはずだが、ものすごく強いうえに驚くほど敏捷だった。彼は高いところにいる感覚が好きだったのだろう。よく家の屋根の上でものを修理するところが見かけられたし、あるときは挑戦を受けて立ち、シティ島橋の九メートルある支柱《パイロン》をよじ登った。筋力だけで体を引き上げ、そのあと一本の桁の上でバランスをとったのだ。

スキップとドリスは理想的な隣人だった。けっして押しつけがましいところはないが、必要とされればとことん手伝ってくれる人たちで、とてもエネルギッシュで人生を心から楽しんでいた。ホートン通りには家が一二軒ほどしかなくて、住人は全部でおそらく三〇人、リーダーというか決定を下す人がいるとしたら、それはスキップだった。

一九九〇年代初めのあるとき、大型のハリケーンが近づいているという警報が出て、拡声器を持ってやって来た警官に避難するよう言われた。しかし嵐と海の気まぐれを知りつくしているうえ、警察の拡声器より大きな声を出すスキップは反対した。「待て！」と彼がほえる。「じっとしていよう！」彼は正午に彼の家のポーチでハリケーンパーティーをやるからと、私たちみんなを招いた。ハリケーンの目が通過するのを見ようというのだ。スキップが予測したとおり、正午直前に風がやみ、突然の平穏と静けさが訪れた。ハリケーンの目のなかでは、太陽が輝き、空は晴れわたっている——穏やかで不思議な静けさだ。スキップの話によると、嵐の目のなかでは、ときにはアフリカから何千キロも運ばれてきた鳥やチョウを見られることもあるという。

ホートン通りでは誰も玄関に鍵をかけない。互いの家と共有の小さなビーチにみんなが目を配る。幅わずか数メートルだが、そこは私たちのビーチであり、毎年レイバーデーにはその小さな砂浜で、豚をまるごと串に刺してゆっくり焼きながらパーティーをした。

私はよく、やはり近所に住んでいるデイヴィッドと、湾内を遠泳した。彼には私に欠けている用心深さと良識があって、だいたいにおいて私をトラブルから遠ざけてくれた。しかし私はやりすぎることがあった。いちど遠くスロッグスネック橋まで泳ぎ、あやうく船に真っ二つにされるところだった。私がこの話をするとデイヴィッドはショックを受け、もし私が（「ばかみたいに」）船の通るところを泳ぐと言い張るのなら、少なくともよく人目につくように、明るいオレンジの浮きをつけるべきだと言った。

シティ島沖の海のなかでは、小さいクラゲに遭遇することもあった。軽く触れたときのちょっとしたヒリヒリは気にしなかったが、一九九〇年代半ばに、もっとはるかに大きいクラゲが現われはじめた。キタユウレイクラゲ、またの名は「ライオンのたてがみクラゲ」だ（シャーロック・ホームズ譚の短篇「ライオンのたてがみ」に、不可解な死の原因として登場している）。あいつらに触れるのはよくない。皮膚にひどいみみずばれができるだけでなく、心拍と血圧にも恐ろしい影響をおよぼす。あるとき、近所の人の一〇歳の息子が刺されて、危険なアナフィラキシー反応を起こした。ほとんど息ができないほど顔と舌が腫れあがり、すぐにエピネフリン（アドレナリン）を注射してなんとか助かった。

クラゲの大発生がひどくなると、フェイスマスクも含めたスキューバのフル装備で泳いだ。無防備なのは唇だけで、そこにはワセリンを厚く塗る。それでも、ある日サッカーボールくらいの大きさのキタユウレイクラゲを脇の下に見つけて、恐怖に震えた。私が気楽に泳げる日々はそれで終わった。

毎年五月と六月の満月のとき、北東部全土のビーチと同じように私たちのビーチでも、古来の驚異的な儀式が繰りひろげられた。古生代からほとんど変化していない生物のカブトガニが、ゆっくり波打ち際まで這いあがってきて、一年に一度の交尾をするのだ。四億年以上ものあいだ毎年行なわれているこの儀式を見ていると、地質学的時間の悠久の流れが眼前に実体化しているのをまざまざと感じる。


シティ島はぶらつくのにいい場所、ゆっくり歩きまわるのにいい場所だ。シティ島大通りを行ったり来たりして、交差する通りに入ると、それぞれ一ブロックか二ブロックしかない。ヴィクトリア女王時代までさかのぼる、すてきな古い切り妻造りの家がたくさんあり、ヨット建造の中心地として栄えた当時の造船所も、いまだにいくつか残っている。シティ島大通りには老舗《しにせ》の上品な「スウェイツ・イン」から、「ジョニーズ・リーフ・レストラン」、さらには露天のフィッシュアンドチップス屋まで、じつにさまざまなシーフードレストランが軒を連ねる。私自身のお気に入りは、静かで気取らない「スパウターズ・イン」で、壁には捕鯨の絵が飾られ、毎週木曜には豆のスープがある。マッド・メアリーのお気に入りの店でもあった。

私の内気さは、この小さな町の空気のなかにほとんど消えてなくなった。スパウターズの店長とも、ガソリンスタンドを経営する男とも、郵便局の職員とも（彼らが言うには、思い出せるかぎり、これほど多くの手紙を送ったり受け取ったりする人はいなかったそうで、『帽子』が出版されたときには、その数がさらに一桁増えた)、ファーストネームで呼びあう気楽な仲だった。

家のがらんとした物音のしない雰囲気に息苦しさを感じて、ホートン通りの端にある不思議に空《す》いていて人気のないレストラン「ネプチューン」に行って、そこで何時間も書きものをすることもあった。店は静かな作家におおいに好感をもったと思う。自分のためにもレストランが赤字になってほしくなかったので、だいたい三〇分ごとにちがう料理を注文するのだから。

一九九四年の初夏、迷い猫が私のところにやって来た。ある晩、町から帰ってくると、彼女が私の家のポーチにゆったりとすわっていた。私は家に入り、ミルクを注いだ皿を持って出ると、彼女はのどの渇きをいやすようにぺろぺろとなめた。そして私を見たその顔がこう言いたげだ。「ありがとう、あなた、でもあたしおなかもすいているの」

私が皿にお代わりを注ぎ、魚をひと切れ持ってもどると、暗黙のうちながら明確な契約が成立した。一緒に暮らす方法を整えられれば、彼女はここにとどまる。私は彼女用のバスケットを見つけて、玄関ポーチのテーブルの上に置き、翌朝、彼女がまだそこにいるのを見てうれしかった。彼女にまた魚をあげて、ミルクの入ったボウルを置いて、仕事に出かけた。バイバイと手を振ったが、彼女は私がもどってくることをわかっていたと思う。

その晩、彼女はそこで私を待っていた。それどころか、のどを鳴らし、背中を丸め、私の足に体をこすりつけて、私を出迎えたのだ。彼女がそうしたとき、私は妙に感動した。猫が夕飯を食べたあと、私はお気に入りのポーチに面したソファに身を落ち着け、自分の夕食をとった。猫は外のテーブルに飛び乗り、私が食べるのを見守っていた。

翌日の晩に帰宅したとき、また彼女の魚を外の床の上に置いたが、今回はどういうわけか食べない。魚をテーブルの上に置くと、彼女は飛び乗ったが、私が窓のそばのソファに腰を下ろすとようやく、私と同じような体勢で、私が食べると同時に自分の夕飯を食べはじめた。そうやって私たちは一緒に同じタイミングで食べた。毎晩繰り返すことになったこの儀式は注目に値するだろう。互いに仲間意識を感じたのだと思うが、それは人が犬には期待しても猫にはめったに期待しないものだ。その猫は私といることを好んだ。数日後には、私と一緒にビーチまで歩き、そこのベンチで隣にすわった。

彼女が日中何をしているのかはわからなかったが、いちど彼女が小さい鳥をくわえて来たので、ふつう猫がやるように、狩りをしているにちがいないと気づいた。しかし私が家のなかにいるときはいつも、彼女はポーチにいた。一〇万年前、人間と犬はこんなふうに出会ったのだろうか？

九月末、涼しくなってきたとき、私はその猫――ただネコちゃんと呼ぶと、彼女はそれに反応していた――を友人にあげた。ネコちゃんはそれから七年間、彼らと幸せに暮らした。

ヘレン・ジョーンズに出会えたのはとても幸運だった。近くに住む料理がとても上手な家政婦で、週一回、私のところに来てくれた。毎週木曜の朝に彼女が来ると、一緒に買い物をしにブロンクスまで出かける。最初に立ち寄るのは、双子のようによく似たシチリア人の兄弟がやっているリディグ街の魚屋だ。

私が子どものころ、毎週金曜には魚屋が鯉などの魚が泳いでいるバケツを持って家まで来たものだった。母は魚をボイルし、味つけしてからまとめてすりつぶし、大きなボウル一杯のゲフィルテフィッシュ（訳注：魚のつくね団子のようなもの）をつくる。これとサラダ、果物、そしてカラ（訳注：ユダヤ人が食べるパンの一種）で、料理が許されない安息日を切り抜ける。リディグ街のシチリア人の魚屋は、鯉やホワイトフィッシュやカワカマスを喜んで提供してくれた。教会に通う敬虔なキリスト教徒だったヘレンが、どうしてこのようなユダヤ教徒用のごちそうをつくることができるのか、私にはわからなかったが、彼女の即興能力は圧倒的で、彼女のつくるすばらしいゲフィルテフィッシュ（彼女は「フィルターフィッシュ」と呼んでいた）は、母のものと同じくらいおいしいと認めざるをえなかった。ヘレンはフィルターフィッシュをつくるたびに工夫を凝らし、私の友人や隣人たちもその味を覚えた。ヘレンの教会の友だちも同じで、彼女の仲間のバプテスト派の人たちが、教会の親睦会でゲフィルテフィッシュをぱくぱく食べていると考えると楽しかった。

一九九〇年代の夏のある日、仕事から帰ってくると、ポーチで奇妙な人影に出くわした。ひげも髪も黒くてもじゃもじゃの男だ。おかしな浮浪者というのが私の第一印象だった。浮浪者が話をしてようやく、それが誰だかわかった――古い友人のラリーだ。もう何年も会っていなかったので、多くの人と同様、彼が死んだのだろうと考えるようになっていた。

ラリーに会ったのは一九六六年の初め、ニューヨークに来たばかりで、薬物漬けのひどい日々から抜け出そうとしていたときだった。きちんと食べて、運動をして、力を取りもどしつつあり、ウェストヴィレッジのジムに定期的に通っていた。ジムは土曜の朝八時に開き、私はよくそこに一番乗りしていた。ある土曜日、レッグプレスのマシンでトレーニングを始めた。カリフォルニアにいたころはスクワット選手として鳴らしていたが、どれくらい力がもどっただろう。重さ三六〇キロまで試した――簡単だ。四五〇キロ――きつい。五四〇キロ――愚行だ。自分には重すぎるとわかっていたが、失敗を認めるのがいやだった。三回繰り返し、四回め、そして五回めで力が尽きた。五四〇キロの下敷きになってどうすることもできずに横たわっていた。膝が胸にめり込む。ほとんど息もできず、ましてや助けを求めて叫ぶことなどかなわず、どれだけ辛抱できるだろうと考えはじめた。頭が鬱血するのを感じ、いまにも脳卒中が起こるのではないかと不安だった。そのとき、ドアがさっと開き、屈強そうな若者が入ってきて、私の窮状を見ると、バーを持ち上げて救い出してくれた。私は彼を抱きしめて言った。「きみは命の恩人だ」

動きはすばやかったが、ラリーはとても内気そうだった。人と近づきになることが苦手で、追い詰められたような不安そうな表情を浮かべ、目があちこちに泳ぐ。しかしいったん近づきになると、彼はとめどなく話をした。おそらく私は彼が数週間ぶりに話した相手だったのだろう。彼は一九歳で、前の年、精神的に不安定だったので陸軍を除隊になったという。政府からのわずかな恩給で生活している。私の知るかぎり、彼はパンとミルクで生命を維持していて、一日一六時間は町を歩いて（または田舎にいる場合は走って）過ごし、夜にはどこででも寝られる。

彼は両親を知らないそうだ。母親は彼が生まれるまでに多発性硬化症が進行して、彼の面倒を見ることができない体になっていた。父親はアルコール依存症で、ラリーが生まれてすぐ妻子を見捨て、ラリーは里親を転々としてきた。彼はほんとうに安定した生活を送ったことがないようだった。

当時、私は精神科の用語をかなり好き勝手に使っていたとはいえ、ラリーの「診断」をする気はなかった。彼がどれだけ愛情と気づかいと安定とは無縁だったことか、どれだけ軽んじられてきたかを思うことしかできず、それでもまったく精神を病んでいないことに驚いた。彼はとても賢く、時事については私よりはるかにいろいろ知っていた。古い新聞を見つけては、隅から隅まで読んでいたのだ。読んだことや聞いたことすべてについて、粘り強く、執拗に考える。何事もうのみにはしない。

彼は仕事に就くつもりはなく、私が思うに、それには独特の高潔さが必要である。彼は断固として意味のない忙しさを避ける。とてもつましく、わずかな恩給で生活し、しかも貯金までできていた。

ラリーは一日中歩いていて、彼にとってはイーストヴィレッジのアパートからシティ島の私の家まで三〇キロ歩くのは、特別なことではなかった。うちの居間のソファでひと晩寝ることもあって、ある日、私は冷蔵庫の最下段に、とても重い棒を何本か見つけた。ラリーが長年かけて買い集めた金の延べ棒だ。自分のアパートより安全だと感じて、私の家に隠したのだ。彼が言うには、何が起こるかわからない世の中で、金《きん》だけが信頼できる財産であり、株、債券、土地、美術品、どれも一夜にして価値がなくなるおそれがあるが、金（私を喜ばせるためによく「原子番号七九番元素」と呼んだ）はつねに価値を保っている。働かなくても生活できて、独立した自由な人間でいられるのに、なぜ働く必要がある？　そう言える彼の勇気、彼の率直さを私は気に入り、ある意味、彼は私が知っているなかで最も自由な人間だと思った。

ラリーは表裏のないやさしい性格で、彼を魅力的だと感じる女性も多かった。彼はかなりふくよかな女性とイーストヴィレッジで数年間結婚生活を送っていたが、恐ろしいことにその女性はある日、ドラッグを求めて彼らのアパートに押し入ったギャングに殺されてしまった。彼らはドラッグを見つけられなかったが、ラリーは彼女の死体を見つけた。

ラリーはいつもおもにパンとミルクで生活していたが、彼女の死に苦悩して、ミルクしか欲しがらなくなった。そして乳を出す大女と世界中を旅する幻想のとりこになった。彼女は彼を赤ん坊のように抱き、乳を吸わせてくれる。これほど原初的な幻想を私は聞いたことがなかった。

ラリーとは何週間も、あるいは何カ月も会わないこともあった――私から彼に連絡する方法はなかった――が、そのあとひょっこり姿を現わす。

彼は父親と同じようにアルコール中毒で、アルコールが彼の脳内に有害で自己破壊的なものを放出する。彼はそれを知っていて、ふだんは飲まないようにしていた。一九六〇年代の末、一緒にＬＳＤをやったことが二回ほどある。彼は喜んで私のバイクの後部座席に乗って、バックス郡に住む私のいとこのキャシー――漫画家アル・キャップの娘――を一緒に訪ねた。キャシーは統合失調症だったが、彼女とラリーは互いを本能的に理解し、不思議なきずなを結んだ。

ヘレンもラリーが大好きで、私の友人はみな彼が好きだった。彼は完全に独立した人間で、現代都会版のソローだったと言える。

キャップ家のいとこたち

ニューヨークでは、アメリカ人のいとこ、キャップ家の人たちと知り合いになった（本名はキャプリンで、実際はまたいとこ)。最年長が漫画家のアル・キャップだ。彼には弟が二人――やはり漫画家のベンスと、漫画家で脚本家のエリオット――と、妹のマデリンがいる。

一九六六年に初めて参加したキャップ家のセデル(訳注：ユダヤ教の過ぎ越しの祭りで行なわれる儀式)のことを鮮明に覚えている。私は三二歳、マデリンの夫のルイス・ガードナーは若々しくハンサムな四八歳で、とても厳格で軍人然としていた。彼は建築家であると同時に予備役大佐だったのだ。テーブルの上座にいたルイスがセデルを仕切り、テーブルの反対端にマデリンがいて、そのあいだに大勢の家族――ベンス、エリオット、そしてアルとそれぞれの妻――が着席した。ルイスとマデリンの子どもたちは、四つの質問(訳注：セデルで兄弟の末っ子に四つの質問をさせる儀式)をしているときと、アフィコーメン(訳注：食後まで隠されているデザートのパン)を探しているとき以外は、そこら中を走り回っていた。

当時、私たちはみな働き盛りだった。アルはまだ才気あふれる『リル・アブナー』の作者として愛され、その作品はアメリカ全土で読まれ、称賛されていた。兄弟のなかで最も思慮深いエリオットは、エッセイと脚本を高く評価されていた。ベンス(ジェローム)は創作エネルギーの火花をパチパチ散らせていて、兄弟たちのお気に入りのマデリンは一家の中心だ。みんな才気煥発に熱く語る人たちで、私はマデリンがいちばん賢いと思うこともあった。脳卒中で彼女が失語症になるのは、まだ何年も先のことだ。(4)

私はアルとたびたび顔を合わせたが、一九六〇年代半ばに出会ったときの彼は変わり者だった。兄弟全員が三〇年代には共産党員かその支持者だったが、アルは六〇年代になぜか政治信条を反転させ、ニクソンとアグニュー（訳注：ニクソンの副大統領）の友人になったのだ（ただし、完全に信頼されてはいなかったと私は思う。なぜなら彼のウィットと風刺は権力者の誰にでも向けられる可能性があったからだ）。

アルは九歳のときに交通事故で片足を失い、太い木製の義足をつけていた（それを見るとエイハブ船長の鯨の骨でできたアイボリー色の義足を思い出した）。彼の攻撃性、競争心、あからさまな性的関心は、足を失った自分は身体障害者ではなく一種の超人であることを示さずにはいられない気持と関係があったかもしれないが、私はアルのそういう面と出くわしたことはない。彼はいつも私にはやさしくて親切で、私はどんどん彼のことが好きになり、彼は創作する活力と魅力に満ちあふれていると思った。

一九七〇年代初め、アルは漫画制作のほかに大学での講演をかなり行なった。話がうまくて講演活動の人気者だったが、彼の周囲に暗いうわさが集まりはじめた――ひょっとすると、彼は一部の女子学生に対して少し積極的すぎるかもしれない、と。うわさはひどくなり、非難の声が上がった。スキャンダルになって、アルは生涯をかけて漫画を同時配信してきた何百という新聞をクビになった。ドッグパッチやシャムーを生み出し、アメリカのグラフィック界のディケンズとも言われ、みんなから愛されていた漫画家が、気づけば突然、罵倒されて職を失っていたのだ。

彼はしばらくロンドンに引きこもり、そこでホテル住まいをしながら、たまに記事や漫画を発表していた。しかし彼はよく言われる失意の人となり、やんちゃなところやバイタリティーが消えてしまった。彼は落ち込んだままで、だんだんに健康を害し、一九七九年にとうとう亡くなった。

もうひとりのいとこ、オーブリー・「アバ」・エバンは、一家の神童であり、父の姉アリダの優秀な長男だった。子どものころに非凡な才能を見せて、順調にケンブリッジでの輝かしい経歴へと進み、学生クラブの会長になり、三つの専攻課程で首席となり、そのままケンブリッジで東洋言語の専任講師となった。一九三〇年代のイギリスではユダヤ人差別が支配的だったにもかかわらず、財産にも家柄にもコネにも恵まれず、非凡な頭脳しかないユダヤ人の少年が、イギリスで最も伝統ある大学でトップになれることを証明したのだ。

彼の情熱的な雄弁さとすばらしいウィットは、二〇歳になるまでにすでに開花していたが、彼が政治家として人生を送ることになるのか——彼の母親で私のおばは、一九一七年にバルフォア宣言（訳注：イギリス政府がパレスチナにおけるユダヤ人の母国建設を支持するとした宣言）をフランス語とロシア語に翻訳していて、オーブリーは子どものころから熱心で理想主義のシオニストだった——それともケンブリッジの学者のままでいるのか、まだはっきりしていなかった。彼の進路を決めたのは中東戦争とそれに続くパレスチナ問題だった。

オーブリーは私より二〇歳近く年上で、一九七〇年代半ばまではあまり親交がなかった。彼の生活はイスラエルにあり、私はイギリスとそのあとアメリカで生活していた。彼は外交官と政治家として、私は医師と科学者として生きていた。ごくたまに、家族の結婚式などの行事でちょっと顔を合わせるだけだった。そしてオーブリーが外務大臣や副首相としてニューヨークに来るときは、いつも警護官に囲まれているようで、ちゃんと声をかけるチャンスはほとんどなかった。

しかし一九七六年のある日、二人ともマデリンにランチに招かれた。オーブリーと私が並ぶと、身ぶりや姿勢が驚くほどよく似ていることは、二人だけでなく居合わせた誰の目にも明らかだった。すわり方も、突然大きく動くところも、話し方や考え方もそっくりだ。途中、二人が突然テーブルの両端で立ち上がり、同時にビートルートのゼリーに手を伸ばした。二人は大好きだが、ほかの人は嫌いな料理だったのだ。この共通点と偶然に、テーブルにいた人みんなが声を上げて笑い、私はオーブリーに言った。「あなたにはほとんど会ったことがありませんし、お互いまったくちがう人生を歩んできたけれど、私たち二人のあいだのほうが、私と三人の兄のあいだよりも、遺伝的類似性が強い気がします」。彼も同じように、彼の三人のきょうだいより私のほうに近いものがあると感じていた、と言った。

どうしてこんなことがあるのかと私が訊くと、「隔世遺伝だ」と彼は即答した。

「隔世遺伝?」私は目をパチクリした。

「そう、祖父からの隔世遺伝」とオーブリーが答える。「きみは私たちのおじいさんのエリヴェルヴァを知らない(きみも同じヘブライ語とイディッシュ語の名前を持っているけれど)。きみが生まれる前に亡くなったからね。でも私はイギリスに来たとき、彼に育てられたんだ。彼が私にとって最初のほんとうの先生だった。私たちが一緒にいるのを見ると、人は笑ったものさ。老人と子どもなのに尋常でないくらい似ていると言われたよ。おじいさんの世代には、彼のように話したり動いたり考えたりする人はほかに誰もいなくて、親の世代にも彼に似ている人はいない。私の世代にも彼に似ている人はいないと思っていた。きみがあのドアから入ってくるまではね。おじいさんが生き返ったのかと思ったよ」

「イスラエルの声」として世界中が耳を傾けたオーブリーを、悲劇的というか逆説的な問題が待ちかまえていた。彼の情熱的で洗練された雄弁さ、そのケンブリッジ仕込みのアクセントは、新しい世代からは仰々しくて時代遅れと見られるようになり、次第に党派心があらわになっていく雰囲気のなか、アラビア語が流暢でアラビア文化に共感するような知識があった（彼の最初の本はタウフィーク・アルハキームの『田舎検事の日記』の翻訳〔訳注：英訳題は *Maze of Justice*〕だった）せいで、オーブリーは怪しまれるようになっていった。そのためやがて権力を失い、学者と歴史家としての生活にもどった（さらに本とテレビで解説者としての才能も発揮するようになった）。自分の気持は複雑だと、彼は話してくれた。何十年も政治と外交にどっぷり浸かっていたので「むなしさ」を感じるが、突然かつてない心の平和も感じているというのだ。自由人としての彼の最初の行動は、泳ぎに行くことだった。

オーブリーがプリンストン高等研究所の客員教授だったとき、学者の生活は合っているかどうか尋ねたことがある。彼は物思いに沈んだ顔になり、こう言った。「政界が恋しい」。しかし政界がどんどん荒れて狭量になり、党派心が強くなるにつれ、幅広い文化への共感と寛容な心をもつオーブリーは、恋しく思う気持が弱くなっていった。どういうふうに記憶されたいかと私が訊いたときには、「教師として」と答えていた。

オーブリーは話をするのが大好きで、私が物理科学に興味を持っているのを知って、アルベルト・アインシュタインとの交流について、いくつか話をしてくれた。一九五二年のハイム・ヴァイツマンの死後、オーブリーはアインシュタインに次のイスラエル大統領になるよう懇請する任務をまかされた（もちろんアインシュタインは断わった）。オーブリーが笑顔で話してくれたのは、別の機会に、彼とイスラエル領事館の同僚がプリンストンにあるアインシュタインの家を訪問したときのことだ。招き入れられ、アインシュタインからコーヒーはどうかと礼儀正しく尋ねられたので、オーブリーは（助手か家政婦がいれるものと思って）いただきますと言った。しかしアインシュタインがみずからキッチンに小走りで入っていくのを見て、オーブリーは「恐れおののいた」。カップやポットがカタカタ鳴り、ときどき陶器が落ちる音が聞こえてくる。偉大な男が気さくに、だが少し不器用に、彼らのためにコーヒーをいれていたのだ。このことは何よりも、世界一の天才の人間的で愛らしい一面を見せてくれた、とオーブリーは言っていた。

一九九〇年代、責任ある地位から生じる重荷も称賛もなくなったあと、オーブリーは前よりはるかに自由に、そして気楽にニューヨークに来るようになり、私は彼とたびたび会うようになった。妻のスージーが一緒のこともあったし、ニューヨークに住んでいる彼の妹のカーメルが一緒のことも多かった。オーブリーと私は友だちになり、歩んできた道の大きなちがいも二〇歳近い年の差も、次第にどうでもよくなっていった。

魔のカーメル

親愛なる魔のカーメル！　彼女には誰もが、少なくとも家族全員が激怒したが、私は彼女が大好きだった。

長年カーネルはケニアのどこかで女優をしていると、うわさに聞くだけの人物だったが、一九五〇年代にニューヨークに来て、デイヴィッド・ロスという監督と結婚し、彼の好きなイプセンとチェーホフの劇を上演するための小さな劇場を二人でつくった（ただし彼女自身はつねにシェイクスピアのほうが好きだった）。

一九六一年五月に彼女に会ったとき、私はサンフランシスコからのバイク旅行中で、乗っていた中古バイクがアラバマで自滅し、ニューヨークまでヒッチハイクしてきたところだった。上品な五番街のアパートに入れてもらったとき、私はかなり汚くてだらしなかった。彼女は私に風呂に入るよう命じ、私の衣類が洗濯されているあいだのために、清潔なものを用意してくれた。

デイヴィッドは当時、波に乗っていた。批評家からも一般大衆からも続けざまに高評価を受け、カーメルが言うには、ニューヨークの劇場界の重鎮になりつつあった。私が会ったとき、彼はきらびやかで派手な雰囲気だった。大声でライオンのようにほえ、私たちをレストラン「ロシアンティールーム」の法外に値段の高い六品も出てくるディナーに連れて行った。メニューにあるものすべてに、六種類のさまざまなウォッカが投入されている。これはたんなる贅沢を超えていて、彼には躁病の気があるのだろうかと私は思った。

カーメルもかなりうぬぼれていた。自分がノルウェー語とロシア語をマスターできないわけがない――それに言葉を聴く耳があるので、数週間しかかからないにちがいない――と考え、イプセンとチェーホフの独自の訳を提供した。彼女の訳は、デイヴィッドの『ヨーン・ガブリエル・ボルクマン』（毛利三彌訳、『イプセン戯曲選集』東海大学出版会所収など）のロンドン公演が失敗し、かなりの損を出した理由のひとつだったかもしれない。カーメルはそのお金のほとんどを、余裕のない家族からだまし取っていて、結局返済していない。数年後、深刻な抑鬱症の傾向があったデイヴィッドがニューヨークで入院しなくてはならなくなり、そのすぐあとに亡くなった。カーメルはひどく動揺し、家族と友人のいるロンドンに帰った。

カーメルと私が再会したのは一九六九年、私はロンドンで『レナードの朝』の最初の症例を書いていて、『片頭痛』はまだフェイバー・アンド・フェイバーで「近刊」扱いだったときだ。カーメルは私が書いたものを見たいと言い、『片頭痛』の校正刷りを読んだあとに言った。「まあ、あなたは作家なのね！」人からそんなことを言われたことはそれまでなかった。『片頭痛』は「文学作品」としてではなく医学書として、フェイバー・アンド・フェイバーの医学書部門が出版しようとしていて、片頭痛に関する変わった研究論文と見られていた。しかも『レナードの朝』の最初の症例を見てくれたのは、出版できないと拒否したフェイバー・アンド・フェイバーだけだ。そのため、カーメルの言葉と、『片頭痛』は医学のプロだけでなく一般読者や「文学」の読者にも受け入れられるだろうという彼女の考えに、私は元気づけられた。

フェイバー・アンド・フェイバーがなかなか『片頭痛』を出版しなかったとき、私はイライラを募らせていて、それを見たカーメルが断固として介入してきた。

「エージェントを付けなくちゃ」と彼女は言った。「あなたを守ってくれる人、あなたがだまされないようにしてくれる人を」

イネス・ローズを紹介してくれたのはカーメルだった。本を刊行するように出版社にプレッシャーをかけたエージェントだ。イネスがいなかったら、カーメルがいなかったら、『片頭痛』は日の目を見なかったかもしれない。

カーメルは一九七〇年代半ば、母親の死後にニューヨークにもどり、東六三丁目のアパートを借りた。そして私だけでなく、当時ユダヤ人の歴史に関する一連の本とテレビ番組にかかわっていたオーブリーのためにも、エージェントのような活動をした。しかしエージェント活動も俳優業もパートタイムで、物価の高いニューヨークでカーメルの家賃をまかなうことはできなかったので、オーブリーと私が一緒に不足額を補うことになり、それから三〇年間それを続けた。

カーメルと私はそのころ頻繁に会っていた。よく一緒に芝居に行ったが、あるとき観た『ウィングス』で、コンスタンス・カミングスが脳卒中のあとに言葉を失う女性飛行士を演じていた。途中カーメルは私のほうを向いて、彼女の演技はとても感動的だと思わないかと尋ね、私が思わないと答えるとびっくりしていた。

なぜよ？　とカーメルが迫った。彼女の話し方は失語症の人の話し方とは全然ちがうから、と私が答える。

「まあ、神経科医さんたら！」カーメルが言う。「しばらく神経学を忘れて、ドラマや演技に入り込んだら？」

「できないよ」と私は言った。「失語症らしく聞こえないと、芝居全体に現実味がないように思える」。彼女は私の了見の狭さと強情さに首を振った。[5]

『レナードの朝』がハリウッドで映画化され、私がペニー・マーシャルとロバート・デ・ニーロに会ったとき、カーメルは大喜びだった。しかし私の五五歳の誕生日に、彼女は自分の直感に裏切られた。その日、シティ島で催された私のパーティーにデ・ニーロが出席することになり、私の小さな家に（目立たないように）やって来て、誰にも気づかれずに静かに二階に上がった。カーメルにデ・ニーロが到着したと話すと、彼女は大きな声で言った。「あれはデ・ニーロじゃないわ。映画会社が送り込んだそっくりさん、影武者よ。私は本物の役者がどんなふうか知っているから、全然だまされないわよ」。彼女は発声法の心得があったので、そのコメントはみんなにつつ抜けだった。私も自信がもてなくなって、通りの電話ボックスまで走り、デ・ニーロのオフィスに電話をかけた。彼らは困惑し、もちろんそれは本物のデ・ニーロだと言った。そしてカーメルの大声を聞いていたデ・ニーロ自身が、誰よりもおもしろがっていた。

ああ、魔のカーメル！　彼女と一緒にいるのは楽しかった――腹立たしい思いをさせられていないときは。彼女は華やかで、おもしろくて、意地が悪いほど物まねがうまい。衝動的で、無邪気で、無責任だが、夢想家で、ヒステリーで、いつも周囲のあらゆる人からお金を吸い取るヒルでもあった。家に招くのは危険だ（私はのちにそのことを学んだ）。家主の書斎から画集を盗み、古書店に売るのだ。私はよくリナおばさんのことを思い出した。彼女は裕福な人たちを脅迫して、ヘブライ大学にお金を寄付させていた。カーメルは誰のことも脅迫はしなかったが、いろんな点でリナに似ていた。リナも魔性の人で、家族の一部には嫌われていたが、私は大好きだった。ただ、カーメルは似ていることを自覚していなかった。

カーメルの父親は亡くなったとき、莫大な財産を彼女に遺した。子どもたちのなかで彼女がいちばん困窮していることに気づいていたからだ。彼女の兄弟姉妹はうらんだが、彼女が遺産を手に入れて、分別よく暮らし、愚かなことや浪費さえしなければ一生楽に暮らせると思うと、ある程度そのうらみも薄れた。もう彼女にたかられたり、支援を求められたりしなくていい。私としても、毎月彼女に小切手を送る義務があるように感じなくてすむのはありがたい。

しかし彼女には別の考えがあった。彼女はデイヴィッドが亡くなってからずっと、演劇界から離れたことをさびしく思っていた。お金を手にしたいま、自分で好きな芝居をプロデュースし、監督し、演じられる。彼女は『真面目が肝心』を選んだ。プリズム女史として主演できるからだ。劇場を借り、キャストを集め、宣伝を打ち、そして彼女の望みどおり、公演は成功した。しかしながら、世の中の不思議で、あとが続かなかった。彼女はたった一度、無分別でばかなところを見せただけで、遺産をすべて浪費したのだ。家族は激怒し、彼女は再び無一文になった。

ある意味で、それは三〇年前に『ヨーン・ガブリエル・ボルクマン』で起こったことの繰り返しだったが、カーメルはすべてをずいぶん明るく受けとめた。しかし彼女には昔ほどの回復力はなかった。若く見えても七〇歳。糖尿病なのに、そのことに無頓着だ。そして家族は（どんなにはらわたが煮えくり返る思いをさせられても、つねに彼女の味方だったオーブリーを除いて）もう口もきかなかった。

オーブリーと私は毎月の小切手を再開したが、カーメルのなかでは、もっと深いところの何かが壊れていた。ブロードウェーの栄光とスターダムへの最後のチャンスだと思っていたのだろう。健康状態が悪化し、そのせいで介護つきのホームに入らざるをえなくなった。原因は初期の認知症か、糖尿病か、あるいはその両方か、いずれにせよ妄想を起こすことがあり、だらしない格好で迷子になって、ヘブライ・ホーム周辺の通りを徘徊しているところを見つけられることもあった。自分がスティーヴン・スピルバーグ監督の映画でトム・ハンクスと主役を演じていると信じ込んでいたこともある。

しかし、不運な出来事のない日もあって、そういうときは劇場——彼女が最初と最後に愛した場所——に出かけ、ヘブライ・ホームにほど近いウェイヴヒルの美しい庭園の散歩を楽しんだ。彼女はこの時点で、自伝を書く決心をしていた。彼女はすらすらとうまく書くし、語るべき奇想天外な人生の物語がある。しかし認知症が着実に進行するにつれ、彼女の自伝的記憶は薄れていった。

それとは対照的に、彼女の「演技」記憶、役者としての記憶はそのままだった。私がシェイクスピアのせりふの始まりを言うだけで、彼女はその続きを口にして、デスデモーナ、コーデリア、ジュリエット、オフィーリア、誰にでもなることができた。自分の演じている人物に完全になりきるのだ。ふだんは彼女を病気で認知症の老女と思っている看護師たちも、その変容にびっくり仰天した。かつてカーメルから、自分のアイデンティティはなくて、演じる人物のものしかないと聞かされた——昔の彼女は個性もエゴもかなり強かったので、これは誇張だ——が、認知症によって自分のアイデンティティが絞り取られてしまっているいま、まさにそのとおりになっている。コーデリアやジュリエットになる数分間だけ、ちゃんとした人間になるのだ。

最後に訪ねたとき、彼女は肺炎を起こしていた。呼吸が速く、不規則で、ゼーゼーいっている。目は開いていても見えていない。そのそばで私が手を振っても彼女はまばたきをしなかったが、耳は聞こえていて、声は聞きわけられるかもしれないと思った。
「さよなら、カーメル」と私は言い、数分後、彼女は息を引き取った。弟のラファエルに電話をかけて彼女の死を伝えると、彼は言った。「彼女の魂が安らかに眠りますように——彼女に魂があったのなら」

原作者になる

一九八二年初め、私はハロルド・ピンターからの手紙と、新作戯曲『いわばアラスカ』（喜志哲雄訳、『ハロルド・ピンターII』ハヤカワ演劇文庫所収）の原稿が入ったロンドンからの小包を受け取った。『レナードの朝』に着想を得たものだという。ピンターの手紙によると、彼は『レナード』が一九七三年に最初に出たときに読んでいて、「すばらしい」と思った。それを戯曲にする可能性を考えたが、そのあと前に進むはっきりした道が見つからず、このテーマを棚上げしていたところ、八年後に突然もどってきた。前年の夏のある朝に目覚めると、「何かが起ってる」（喜志訳）という冒頭の台詞が心にはっきりと迫ってきたのだ。そのあと数日間で戯曲があっというまに「自動的に書かれた」、と彼は言っている。

『いわばアラスカ』は、二九年間、ひどく奇妙で不可解な硬直状態にあった患者、デボラの物語だ。彼女はある日目覚めたが、自分の年齢も、身に起こったこともまったくわからない。そばにいる白髪まじりの女性は、いとこか「会ったことのないおば」だと思うのだが、それが妹だとわかり、自分の状況を思い知らされる。

ピンターは私の患者に会ったこともなければ、ドキュメンタリー『目覚め』を見たこともなかったが、デボラのモデルは明らかに私の患者のローズ・Rだ。私はローズがその戯曲を読んで、「あらやだ！　私のことだわ」と言う姿が思い浮かんだ。ピンターは私が書いたもの以上のことを読みとっている気がする。どういうわけか、もっと深い真実をわかっているのだ。

一九八二年一〇月、私はロンドンの国立劇場での初演を見にいった。ジュディ・デンチがデボラ役ですばらしい演技をしていた。ピンターの構想の真実味に感嘆したのと同じくらい、私はこれにもびっくりした。なぜなら、デンチもピンターと同様、脳炎後遺症患者に会ったことがなかったからだ。それどころか彼女が言うには、ピンターは彼女が役づくりのためにそうすることを禁じたという。彼が書いたせりふからデボラというキャラクターを完全につくるべきだ、と彼は思ったのだ。彼女の演技は見る者の心をしっかりとらえた（それでも、のちにデンチはドキュメンタリーを見て、ロンドンにあるハイランズ病院に脳炎後遺症患者を見舞った。そのあとの彼女の演技はリアルにはなったかもしれないが、前ほど心をつかむものではなくなった、と私は感じた。ピンターは正しかったのかもしれない）。

このときまで、私は自分の作品を「原作」とするドラマについては懐疑的だった。私の思いとしては、『レナードの朝』は現実である。ほかはどれもきっと「現実とは思えない」。患者との直接的な経験がなかったら、どうして現実になりえるだろう？　しかしピンターの戯曲から、偉大な芸術家は現実を語り直しイメージし直すことができると教えられた。ピンターからは、私が彼に与えたのと同じだけのものをもらった。私は彼に現実を与え、彼は私に現実を返してくれたのだ。(6)

一九八六年、ロンドンにいたときに、作曲家のマイケル・ナイマンから「妻を帽子とまちがえた男」を下敷きにした「室内楽オペラ」をやらないかと誘いを受けた。そんなものは想像できないと私が言うと、その必要はないと言われた。自分が想像するのだ、と。実のところ彼はすで想像していた。というのも、翌日、彼の頭にあったオペラ台本作家のクリストファー・ローレンスの実績を示し、彼について話をしたからだ。

私はP教授についてクリスとじっくり話し、最終的に、P教授の未亡人の許可がなければオペラには賛成できないと言った。彼女に会って、企画されているオペラについてどう思うかをやんわり訊いたらどうかと、クリスに提案した（彼女もP教授もオペラ歌手だったのだ）。

クリスはP教授夫人ととても温かく誠実な関係を築き、オペラのなかの彼女は私の話よりも、はるかに大きな役割を果たしている。それでも、オペラがニューヨークで初演されたときには、私もとても緊張した。P教授夫人は初日に来場し、私は彼女のことばかり見ていて、不安のあまり彼女の顔に浮かぶ表情を誤解していた。しかし上演のあと、彼女は私たち三人——マイケルとクリスと私——のところに来て言った。「みなさんは夫に敬意を表してくださいました」。私はそれがとてもうれしかった。そう言われて、私たちは彼を利用したわけでも、彼の状況を誤って伝えたわけでもないと実感できたのだ。

一九七九年、二人の若い映画プロデューサー、ウォルター・パークスとラリー・ラスカーから話をもちかけられた。彼らは数年前にエール大学の人類学の授業で『レナード』を読み、長篇映画にしたいと思ったという。二人はベス・エイブラハム病院を訪ね、大勢の脳炎後遺症患者に会っていて、私は彼らが脚本を練ることに同意した。それから数年が過ぎたが、何も連絡はなかった。

八年後、その企画を忘れかけていたころ、再び連絡が来た。『レナード』とそこから着想した台本を読んだピーター・ウィアーが、監督をつとめることにおおいに関心を抱いているという。彼らは私あてにスティーヴ・ザイリアンという若い脚本家の書いた台本を送っていて、それが届いたのが一九八七年のハロウィーン、私がピーター・ウィアーに会う予定の前日だった。私はその台本が気に入らなかった。とくに、医師が患者と恋に落ちる原作にないわき筋がいやで、ウィアーが来たときにそのことをはっきり伝えた。彼は私の立場を理解していたが、当然のことながら困惑した。数カ月後にウィアーは、さまざまな「暗礁や浅瀬」が見えて、自分には映画の魅力を十分に引き出せそうもないと言って、プロジェクトから手を引いた。

それから一年かけて、スティーヴとウォルターとラリーは、原作と患者の経験に忠実なものを製作しようと努力し、台本に何度も改良を加えた。一九八九年初め、ペニー・マーシャルが監督になること、そして患者のレナード・Lを演じるロバート・デ・ニーロとともに、私のところに来ることを告げられた。

改良された台本についてどう感じているのか、自分でもよくわからなかった。いくつかの点では、当時の状況をかなり忠実に再現しようとしていたが、完全にフィクションのわき筋もいくつか入っている。私としては、かたちはどうあれ「私の」映画だという考えを捨てなくてはならなかった。私が台本を書くわけでも演出するわけでもなく、私の手からはほとんど離れることになるのだ。そう自分を納得させるのはけっして簡単ではなかったが、ほっとする部分もあった。アドバイスや意見を言うことはできるし、医学的におかしくないように、史実とちがうところがないようにすることはできる。映画の出発点を信頼できるものにするべく最善を尽くすが、責任を感じる必要はないのだ。(7)

ロバート・デ・ニーロが自分の演じるものを理解しようとする情熱、細かいところまで研究しようとする熱心さは有名だ。私はそれまで、役者が自分の役をリサーチするところなど見たことがなかったが、そのリサーチで、最終的に役者が役になるのだ。

一九八九年までに、ベス・エイブラハムの脳炎後遺症患者はほぼ全員亡くなっていたが、ロンドンのハイランズ病院にはまだ九人が生存していた。ロバートは彼らを訪ねることが重要だと感じていたので、私たちは一緒に見舞いに行った。彼は何時間もかけて患者たちと話をし、じっくり研究できるようにテープに録音までした。私は彼の観察力と共感力に感動し、患者自身も、それまでほとんど経験したことのないほど強く、他人が自分に関心を抱くのに心を動かされたと思う。「彼は人を徹底的に観察し、まっすぐに見つめています」と、患者のひとりが翌日私に言った。「実際、あんなことをするのはパードン・マーティン先生以来です。先生は何がほんとうに起きているかを理解しようとしていましたっけ」

ニューヨークにもどってすぐ、医師――つまり私――を演じることになっていたロビン・ウィリアムズに会った。ロビンが望んだのは、私が実際に働き、『レナード』に診療や生活の様子を描かれているような患者とやり取りしているところを見ることだった。そこで私たちはリトル・シスターズ・オブ・ザ・プアに出かけた。そこには私が数年間見守ってきた、Lドーパを服用している脳炎後遺症患者が二人いたのだ。

数日後、ロビンは私とブロンクス・ステートに同行した。そして数分間、重い精神障害を抱える高齢者の病棟で過ごした。そこでは六人の患者がみんないっせいに叫び、異様にまくしたてていた。そのあと車で帰る途中、ロビンは突然、その病棟での様子をあっけにとられるほどの正確さで再現しはじめた。みんなの声とスタイルを完璧にまねたのだ。さまざまな声と会話をすべて吸収し、それを完全な記憶能力によって脳裏に刻み、今度はそれを再生している、というか、彼らが乗り移っているみたいだ。この即座に理解して再現する能力、「ものまね」という言葉では表現しきれない（感性とユーモアと独創性に満ちた模倣の）力が、ロビンのなかでものすごいレベルにまで高められていたのだ。しかしそれは彼の役者としてのリサーチの第一歩にすぎないと、私は思い知らされることになる。[8]

すぐに私自身が彼のリサーチ対象になった。最初の二、三回の打合せのあと、ロビンは私の癖、私の姿勢、私の歩き方、私の話し方――それまで私が意識したことのないいろいろなこと――を、そっくりまねるようになった。この生きた鏡に自分が映しだされるのを見ると気味が悪かったが、ロビンと一緒にドライブや外食をするのは楽しくて、彼の強烈な矢継ぎ早のユーモアに声を上げて笑い、その幅広い知識に感服した。

数週間後、私たちが通りでおしゃべりしているとき、私は人から私独特の物思いにふけるポーズと言われる姿勢をとっていたのだが、突然、ロビンもまったく同じ姿勢であることに気づいた。彼は私をまねているのではなく、ある意味で、私になっていたのだ。まるで突然双子の弟ができたような気がする。これには二人ともしばらく言葉を失い、私たちは少し距離を置く必要があると判断した。彼が私をベースにしながら、生活も性格も独自の人物の役づくりをできるように。(9)

私がキャストとクルーを何度かベス・エイブラハムに連れて行ったのは、そこの雰囲気をわかってもらい、とくに二〇年前の出来事を覚えている患者と職員に会わせるためだった。あるとき、一九六九年に脳炎後遺症患者を診ていた医師、看護師、セラピスト、ソーシャルワーカーを招いて、同窓会のようなものを開いた。かなり前に病院を退職した人もいれば、何年も会っていなかった人もいたが、九月のその晩、私たちは何時間も患者たちの思い出を語りあった。ひとりの記憶がほかの人の記憶を呼び起こす。あの夏がいかに強烈で歴史的な夏だったか、それと同時にその出来事がいかにおかしく、いかに人間的だったかを、あらためて認識した。笑いあり涙あり、なつかしさを感じながらも、互いを見あって、二〇年の月日が過ぎ、あのたぐいまれな患者たちのほぼ全員がもう亡くなっていることを実感して、厳粛な気持にもなる晩だった。

たったひとりの例外はリリアン・タイ、ドキュメンタリー映画で雄弁なところを見せていた患者だ。ロバートとロビンとペニーと私は彼女を訪ね、全員が彼女のタフさ、ユーモア、自分を憐れんでいないところ、そしてその存在感に驚いた。進行する病気とLドーパに対する予測不能な反応にもかかわらず、彼女はユーモアと人生への愛情と快活さを失っていなかった。

撮影中、私は映画のセットでかなりの時間を過ごした。パーキンソン症候群の患者が仮面のように無表情で、まばたきもせず、ぴくりとも動かずにすわっている様子を、役者たちに教えた。頭はたいてい後ろにそらすか、片側に傾ける。口は開けたままになりがちで、唇から少しよだれが垂れていることもある（よだれを垂らす演技は難しそうで、映像としても見苦しすぎるかもしれないので、それについては強く主張しなかった）。さらに一般的な手足のジストニー運動を教え、震えやチックをやって見せた。

パーキンソン症候群の患者がどうやって立つか、あるいは立とうとするか、それも役者たちに教えた。たいてい腰を曲げ、ときにはせっかちに加速して歩く様子、立ち止まり、固まって、前に進めなくなる様子。さまざまな種類のパーキンソン患者の発する声や音を聞かせ、筆跡も見せた。狭い空間に閉じ込められるか、糊の入った大桶にはまったところを想像するように助言した。

「矛盾性運動《キネジア・パラドクサ》」の練習もした。音楽によって、あるいは飛んできたボールをつかむような無意識の反応によって、パーキンソン症候群から突然解放されるのだ（役者たちはこれをロビンとやるのが大好きだった。ロビンはもし俳優になっていなかったら優秀な野球選手になっていただろうと、みんなが感じていた）。緊張病や脳炎後遺症患者たちのトランプゲームも練習した。四人の患者がトランプを両手でしっかりつかんで完全に硬直した状態ですわっていて、誰か（たいがい看護師）が最初の動きをすると、それをきっかけに立て続けにみんなが動く。最初は麻痺していたゲームが数秒のうちに終わるのだ（私は一九六九年にそういうトランプゲームを見てフィルムに収めていた）。この加速する発作的な動きにいちばん近いのはトゥレット症候群なので、私は若いトゥレット患者を数人、セットに連れて行った。何時間も続けてじっと動かずに自分を無にするか、あるいは自分の動きをどんどん速めていく。この禅のようなエクササイズは、役者にとって興味深いと同時に恐ろしくもあった。こんなふうに永遠に動けないことが実際にどういうものなのか、恐ろしいほど生々しく感じるようになっていたのだ。

　神経系と生理機能が正常に働いている役者が、神経系も経験も行動もひどく異常な患者に、ほんとうに「なる」ことができるのだろうか？　あるとき、ロバートとロビンは医師が患者の姿勢反射（パーキンソン病患者の場合、まったく、あるいはごく弱くしか示さない）を検査しているシーンを演じていた。私はどうやって検査するかを見せるために、しばらくロビンと交代した。患者の背後に立ち、そっと彼を後ろに引っ張る（ふつうの人は反射的にバランスをとるが、パーキンソン病患者や脳炎後遺症患者は、ボウリングのピンのように後ろに倒れてしまう）。私がロバート相手にこれを実演すると、彼は反射反応をまったく示さず、完全に力なく受け身で後ろにいた私に倒れかかった。びっくりした私は、彼をそっと直立の位置まで前に押したが、今度は彼は前につんのめりはじめ、バランスをとらせることができない。私は混乱して半分パニックに陥った。一瞬、彼の神経に突然大惨事が起こって、彼がほんとうに姿勢反射をすべて失ったと思ったのだ。こんなふうに、演技が実際に神経系を変化させることがありえるのだろうか？

　翌日、撮影が始まる前に楽屋で彼と話をしていると、彼の右足がセットでレナード・Lを演じているときのように、まさにジストニー性屈曲を起こしていることに気づいた。私がそれを指摘すると、ロバートはかなり驚いたようだった。「気づかなかったよ。無意識だと思う」。彼は何時間も、あるいは何日も役になりきったままでいることがあった。夕食のときに、まるでレナードの心と人格の名残がまだまとわりついているかのように、彼自身ではなくレナードとしての意見を言ったものだ。

一九九〇年二月には、私たちは疲れ果てていた。撮影期間は四カ月にわたり、もちろんその前にも数カ月のリサーチを行なっていた。しかし、ある出来事が私たち全員を奮い立たせた。ベス・エイブラハムの脳炎後遺症患者のうち、最後まで生き延びていたリリアン・タイがセットを訪れ、そこで彼女自身がロバートとワンシーンを演じるのだ。周囲の見せかけの脳炎後遺症患者について、彼女はどう思うだろう？　役者たちは合格レベルに達するだろうか？　彼女が入ってくると、セットに畏敬の空気が流れた。みんなドキュメンタリーで彼女のことを見知っていたのだ。

私はその夜、日記にこう書いている。

役者がどれだけ患者の役に没頭してなりきっても、ただ演じているだけだ。リリアンは生きているあいだずっと患者でいなくてはならない。彼らは役を抜け出すことができるが、彼女はできない。彼女はこのことをどう感じているのか？（私は私を演じているロビンについてどう感じている？　彼にとっては一時的な役だが、私にとっては一生涯だ）
ロバートが車いすで入って来て、レナード・Lの硬直したジストニーの姿勢をとると、自分も硬直しているリリアン・Tが警戒するような批判的な目を向ける。凍りついた演技をしているロバートは、一メートルと離れていないところで現実に凍りついているリリアンをどう感じるのか？　そして現実に凍りついている彼女は、凍りついた演技をしている彼をどう思うだろう？
彼女は私に向かってウインクをして、ほとんどわからないくらい軽く、親指を立てるしぐさをして見せた。「彼はだいじょうぶ――理解しているわ。どんなふうかをほんとうにわかっている」という意味だ。

（注1）私の植物好きを知って、トムは「植物」の詩をすべて送ってきた。「キンレンカ（Nasturtium）」を受け取ったあと、私はこう書いた。「もっとこんな詩を書いてほしい。空き地、溝、岩の割れ目などに生える勇敢な植物への賛歌を。道路わきに踏みつぶされてもまだ闘っているアザミを見たとき、トルストイの頭にハジ・ムラートの人物像がよみがえったことを覚えていますよね」

（注2）一九七〇年の初め、トムにニューヨーク滞在の予定があったとき、私はオーデンが例によって二月二一日に誕生パーティーを開くと話し、来たいかどうかを尋ねた。彼は招待を断わったのだが、オーデンの死後の一九七三年にはじめて、彼はそのことに触れた（一九七三年一〇月二日の手紙で）。「おそらく彼はシェイクスピアを除けばいちばん私に深い影響を与えた詩人だろう。彼のおかげで私は自分のことを書くことができるように思えた。彼は私をあまり好きではなかったと思うし、そう言われたが、そんなことは、仮にキーツが私をあまり好きでなかったとわかってもどうということはないのと同じで、どうでもいいことだ」

（注3）トムはこのことについて自伝的エッセイ「これまでの人生（My Life up to Now）」に長々と書いている。「LSDを称賛するのはもうはやらないが、人間としても詩人としても、私にとってとても重要だったことをまったく疑っていない。……LSDのトリップはいかなる型にもはまらない、人に無限の可能性を開くものであり、人は無限を渇望する存在なのだ」

（注4）マデリンがこの脳卒中に襲われたのは、まだ五〇歳くらいのときだった。それ以来失語症になったが、とても機知に富み、品があって、創意あふれる失語症だったので、失語症のイメージを刷新することになった。
（注5）芝居が終わったあと、カミングスに会いに楽屋に行き、大勢の失語症患者に会ったのかと尋ねた。「いいえ、ひとりも会っていないわ」と彼女は答えた。私は何も言わなかったが、「バレバレだ」と思った。
（注6）このあとずっと、私の作品を下敷きにしたほかの作品――とくにピーター・ブルックの一九九三年の『妻を帽子とまちがえた男』、二〇一四年の『驚愕の谷』、そして『レナードの朝』に着想を得てトバイアス・ピッカーが音楽を担当したバレエ――についても、同じことを感じている。
（注7）脳炎後遺症患者を演じる役者全員がドキュメンタリー映画『目覚め』を細かく研究した。私が一九六九年と七〇年に自分で記録したスーパー8フィルムと音声テープとあわせて、本篇映画のための大事な映像資料になった。

このドキュメンタリーはイギリス以外では放送されていなかったが、ハリウッド映画の公開はPBSに放送を提案する理想的なタイミングに思えた。しかしコロンビア映画はそうしないことを強く要求した。本篇映画の「信憑性」が損われると考えたわけだが、ばかげたことだ。
（注8）二年ほど前、映画『レインマン』で演じる自閉症の男性の役を研究していた、ダスティン・ホフマンの訪問を受けたときのことを思い出した。私たちはブロンクス・ステートで私が診ていた若い自閉症患者を訪ね、そのあと植物園を散歩した。私は監督としゃべっていて、ホフマンは数メートル後ろをついてきていた。突然、私の患者の声が聞こえた気がした。びっくりして振り返ると、考えごとをしているホフマンだとわかった。彼は声と体を使って、演技をしながら考えごとをしていたのだ。

（注9）それから二五年のあいだにロビンと私は親しくなり、彼のウィットと突然爆発するような即興能力のすばらしさだけでなく、彼の幅広い読書量、奥深い知性、そして人間的な気づかいがよくわかるようになった。

いちど私がサンフランシスコで講演をしたとき、聴衆のひとりの男性が妙な質問をしてきた。「あなたはイギリス人ですか、それともユダヤ人ですか？」

「両方です」と私は答えた。

「両方にはなれませんよ」と彼は言った。「どちらかのはずです」

聴衆のなかにいたロビンがこのことをあとで夕食のときに言いだし、極端なイギリス英語を使ってケンブリッジ風の話し方をしながら、イディッシュ語とイディッシュ語の格言を織り交ぜて、ほんとうに両方になれることを見事に実証した。このびっくりするような瞬間を記録できていたらと思う。

遍歴

マイケルと父

　父は一時期、神経科医になることを考えていたが、そのあと総合治療医のほうが「現実的」で「おもしろい」と判断した。なぜなら、人々とその生活に深くかかわれるからだ。

　この人間に対する強い関心は最後まで衰えなかった。彼が九〇歳になったとき、デイヴィッドと私は引退を勧めた——少なくとも往診はやめよう、と。しかし彼は、往診こそ医療の「心臓部」であり、ほかのことを先にやめると答えた。九〇歳から九四歳近くまで、彼はミニキャブを一日借り切って往診を続けたものである。

　彼が数世代にわたって治療した家族もいて、「きみのひいおじいさんも一九一九年に同じような問題を抱えていたよ」と言っては、若い患者をびっくりさせることもあった。彼は人間を知っていた。患者の体だけでなく内面もわかっていて、どちらか片方だけを治療することはできないと思っていた（実際、あの先生は患者の体のなかだけでなく、患者の冷蔵庫のなかも熟知しているというのがもっぱらの評判だった）。

彼は患者にとっての医者であるだけでなく友人でもあることが多かった。患者の全生活に対するこの強い関心のおかげで、父も母と同様、すばらしい語り手だった。彼の医療についての話は幼い私たちを魅了し、マーカスとデイヴィッドと私が、両親のあとを追って医学の道に進むのに一役買ったのだ。

父は音楽に対しても、生涯深い情熱を注いだ。一生をとおしてしょっちゅうコンサートに行き、とくにウィグモア・ホールが好きで、初めて連れられて行ったのは、まだ若いころ（そこがまだベヒシュタイン・ホールと呼ばれていたころ）だった。この世を去る数カ月前まで、週に二、三回コンサートに足を運んだ。ウィグモア・ホールには誰も思い出せないくらい昔から通っていたので、晩年には一部の演奏者と同じように（それなりの）伝説的存在になっていた。

母の死後、四五歳だったマイケルは父との関係が密になり、一緒にコンサートに行くこともあった。以前にはなかったことだ。父は八〇歳になるころには関節炎をわずらっていて、マイケルが同行するのを望んだ。おそらくマイケルは過去に何度も、自分は医者である父親にとって、自立できない病気の息子で患者なのだと感じたにちがいないが、そんな思いにとらわれるのにくらべれば、高齢で関節炎の親を助けるほうが気が楽だったかもしれない。

それから一〇年間、マイケルは（幸せとは呼べないが）比較的安定した生活を送った。精神病を食い止めながらも、あまり副作用が起こらない精神安定剤の量がわかったのだ。彼はメッセンジャーの仕事を（ふつうの仕事も、また自ら以《もつ》て認じるようになった秘密の情報伝達の仕事も）再開し、また楽しくロンドン中を歩きまわった(ただし、かつて熱心に目を通していた『デイリー・ワーカー』や彼の言う「ああいうものすべて」はもはや過去のものになっていた)。マイケルは自分の病気を意識しすぎていて、ひどくいやな気分のときには、「自分は消える運命にある」と言っていた。ただし、この言葉にも救世主信仰の気味がある。あらゆる救世主が消える運命にあるから、自分は消える運命にあるというのだ(私の友人のレン〔ローレンス〕・ウェシュラー〔訳注:『ウィルソン氏の驚異の陳列室』などの著書があるノンフィクション・ライター〕が彼を訪ねて、調子はどうかと訊いたところ、マイケルは「リトルイーズにいる」と答えた。レンが首をかしげたので、仕方なくマイケルは、リトルイーズとはロンドン塔にあって、まっすぐ立つことも横になることもできないくらい狭く、けっして楽《イーズ》になれない監房なのだと説明してくれたそうだ)。

しかし消えるべき運命にあるにせよ、特権を与えられているにせよ、マイケルは母の死後、さびしさが深まるのを感じた。大きな家に父と二人だけで、患者さえもいない(父は診療所を家の外に移していた)。マイケルには友だちがなく、何十年来の同僚との関係にも、礼はあっても温かみはない。彼がいちばん愛したのはボクサー犬のブッチだったが、ブッチはだんだん年をとって関節炎になり、マイケルについていけなくなっていた。

一九八四年、マイケルが三五年近く働いていた会社の創立者が引退し、会社はもっと大きな企業に売却されて、その親会社は年輩の従業員をすぐに解雇した。五六歳でマイケルは職を失った。がんばって役に立つスキルを身につけようと、タイプや速記や簿記を覚えようと懸命に努力したが、急速に変化していく世の中では、このような昔ながらのスキルは価値を失う一方だった。それまで就職のた

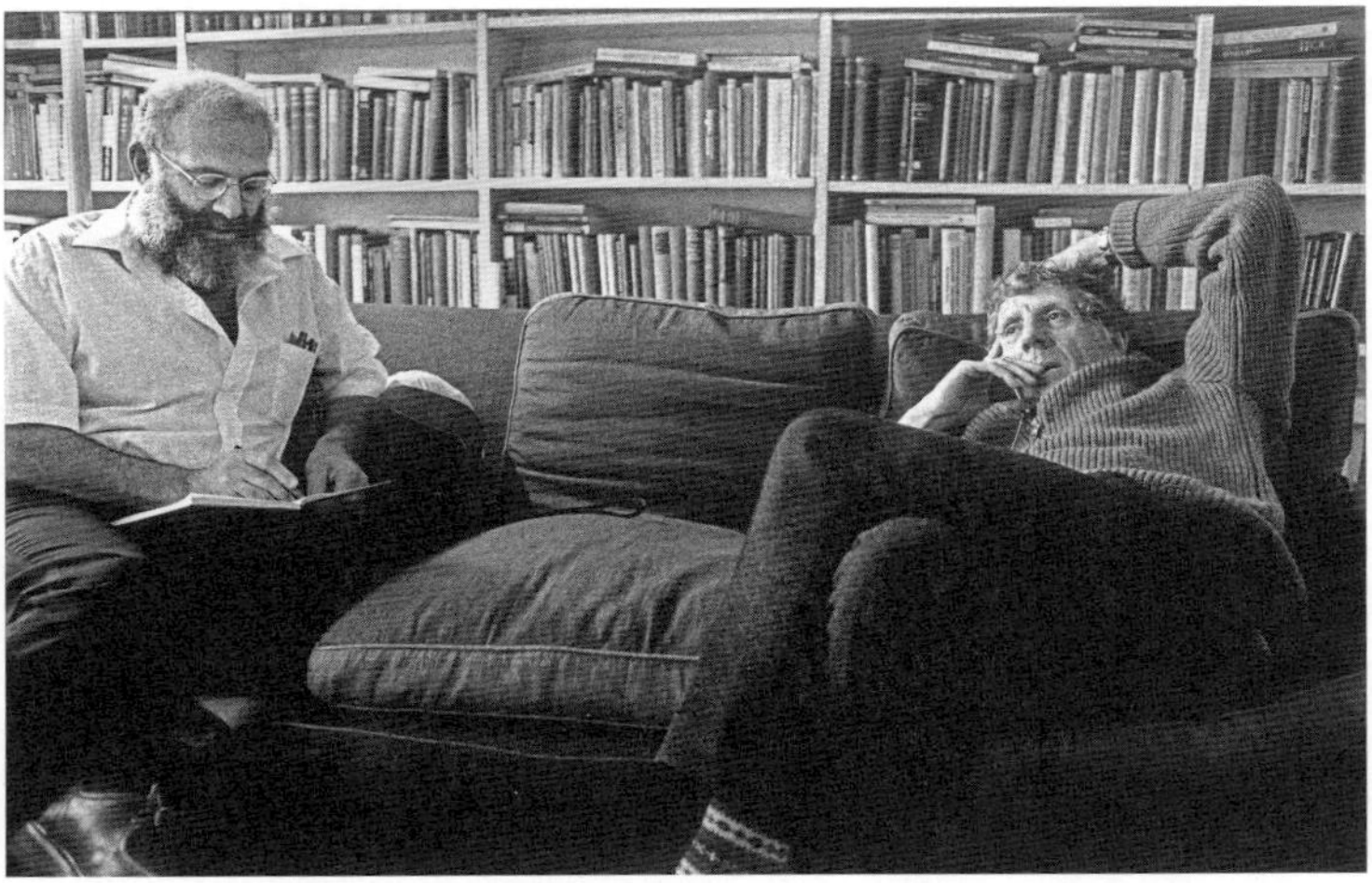

1987年、ジョナサン・ミラーをロンドンの自宅に訪問。

めに誰かにアプローチしたことはなかったが、気おくれを克服し、面接を二回か三回受けたが落とされてしまった。この時点で、彼は仕事をする望みをあきらめたのだと思う。長い散歩をやめて、大量の喫煙にふけった。何時間もラウンジにすわって、タバコを吸いながら空を見つめている。私が一九八〇年代半ばから末にかけてロンドンを訪れたとき、目にする彼はいつもそんなふうだった。生まれてはじめて、少なくとも認識したのははじめて、彼は幻聴を聞くようになった。その「DJ」（彼の発音では「ダイジェイ」）は、なんらかの超自然的な電波を使って、彼の考えを監視したり、それを放送したり、向こうの考えを植えつけることもできるのだ、と彼は言っていた。

このときマイケルは、ずっとかかりつけ医として彼を診てきた父ではなく、自分の家庭医がほしいと言った。新しい医者はマイケルがやせていて青白い顔をしているのを見て、単に心の穴を埋めようとする力が尽きたのではなさそうだと考え、いくつか簡単な検査を行ない、マイケルが貧血で甲状腺機能低下症であることを突きとめた。甲状腺ホルモン剤、鉄分、そしてビタミンB12を処方されると、マイケルはかなり元気を取りもどし、三カ月後に「DJ」は消えた。

一九九〇年、父が亡くなった。九四歳だった。ロンドンにいるデイヴィッドとその家族は父の晩年、マイケルと父をよく支えていたが、マイケルがメイプスベリー三七番地の大きな家で、あるいは自分でアパートを借りて、独り暮らしをするのは無理だと私たちはみな思った。時間をかけて調べた結果、同じ通り沿いのメイプスベリー七番地にある、心の病を抱える高齢のユダヤ人のためにつくられた居住施設に決めた。ここなら体の健康を取りもどしたマイケルはサポートを受けられるし、近所のことがよくわかっていて、シナゴーグや銀行、それになじみの店にも楽に歩いて行ける。

金曜の晩にはデイヴィッドとリリーが安息日の夕食にマイケルを家に呼ぶ。めいにあたるリズが定期的に訪ねて、必要なものをチェックする。マイケルはすべてをできるかぎり快く承諾し、のちに自分の引っ越しについて冗談を言ったものだ。七〇数年の人生で自分がした唯一の旅は、メイプスベリー・ロードの三七番地から七番地までだった、と(マイケルにとってリズとのきずなは人生で最も深いものになった。リズは彼をしばらくのあいだ恐ろしい妄想から引っ張り出して、二人で笑ったり、冗談を言ったりすることもあった)。

イーロン・ハウスと呼ばれるその居住施設は驚くほど効果があった。マイケルはちょっとした社会生活と実際的なスキルを得ることができた。私が訪ねると、自分の部屋で私のために紅茶かコーヒーをいれてくれる。それまで自分で紅茶やコーヒーをいれたことなどなかったのに。そして地下室の洗濯機と乾燥機を見せてくれた。以前は洗濯したこともなかったが、いまでは自分のものをやるだけでなく、高齢の入居者がやるのを手伝う。そして少しずつ、この小さなコミュニティのなかで一定の地位、一定の役割を担うようになった。

読書はほとんどやめていたが（「もうこれ以上本を送らないでくれ！」と手紙に書いてきたことがある）、生涯の読書の成果は頭のなかに残っていて、彼はほかの入居者たちが相談できる生き字引のような存在になった。人生の大半を人から無視されている、軽んじられていると感じて過ごしてきたマイケルが、博識の賢い高齢者という新たな地位を満喫していた。

さらに、ずっと医師を信用していなかったマイケルが、彼をはじめ入居者たちの面倒を見ていたセシル・ヘルマン医師にだけは信を置くようになった[1]。セシルと私は手紙のやり取りをして、そのあと友人になったが、彼はよくマイケルについて書き送ってくれた。ある手紙にはこう書いている。

> マイケルはいま具合がいいです。スタッフは彼の状態を「すばらしい」と言っています。彼は毎週金曜の夜にイーロン・ハウスでキドゥーシュ（訳注：安息日の夕食前に唱えられる祈り）をしますが、とても上手なようです。そのおかげで、この小さなコミュニティにおけるラビに近いような役割を担っていて、それが彼の自尊心をおおいに助けていると思います。

（「私には聖なる使命があると、私は思う」とマイケルは私への手紙に書いている。「聖なる使命」

を大きな字で書き、「私は思う」をていねいに強調しているところに、皮肉のセンスや自分自身に対する不安が見える)。

一九九二年にデイヴィッドが肺癌で亡くなったとき、マイケルはとても落ち込んだ。「私が死ぬべきだったんだ」と言って、生まれてはじめて、自殺をほのめかす行為におよんだ。強い咳止めシロップのコデインをまるごと一瓶飲んだのだ(とても長い時間眠ったが、命に別状はなかった)。

そのことを除けば、彼の人生の最後の一五年は比較的穏やかだった。他人を助けて自分なりの役割を担《にな》うという、家ではなかったアイデンティティを得て、近所に散歩に行ったり、ウィルズデングリーン地区で夕食をとったりして(イーロン・ハウスで出る、ユダヤ教の戒律にしたがった味気ない食べ物の代わりに、夕食にハムエッグを食べるのが好きだった)、イーロン・ハウスの外での生活も少し楽しんだ。デイヴィッドの妻のリリーと娘のリズは、引き続き金曜の晩には彼を家に招いた。実家はもう売却されたので、私はロンドンに行ったときには近くのホテルに泊まり、日曜のブランチにマイケルを誘った。そして二回ほど、マイケルが彼の夕食に私を招き、ホスト役を務めて勘定を払ってくれた。このことを彼は明らかにとても喜んでいた。

私が訪ねるとき、彼はいつもスモークサーモンのサンドイッチとタバコをひと箱持ってきてくれと言った。スモークサーモンは私も好きなので、サンドイッチは喜んで持って行ったが、タバコについてはあまり気が進まなかった。彼は一日一〇〇本近く吸うチェーンスモーカーになっていたのだ(その費用は彼のこづかいのほとんどを占めていた[2])。

この過剰な喫煙がマイケルの健康をむしばみ、咳や気管支炎に苦しむだけでなく、もっと深刻な問題として両足のあちこちに動脈瘤もできていた。二〇〇二年、腋窩《えきか》動脈の一本が詰まり、下腿にほとんど血が流れなくなり、冷たく青白くなった。痛みがあるはずだった。虚血性疼痛はとても激しい。しかしマイケルは何も訴えず、足を引きずっているのを見とがめられてはじめて医者に送られた。さいわい彼の足は外科医に救われた。

マイケルは「私は消えるべき運命にある」と、響き渡る大声でいろんな人に宣言したが、ふだんの人づきあいではほとんど感情を表わさない。しかし、いちどだけ彼の人を寄せつけない態度がやわらいだことがある。おいのジョナサンが一〇歳の双子の息子を連れてマイケルを訪ねたとき、双子は二人とも、会ったことのないこの大おじに飛びついて、愛情をこめてキスをした。マイケルは最初身を固くしたが、そのあとリラックスし、そして大声で笑いだし、おいの息子たちを抱きしめた。その行為の温かさとおおらかさは、何年も見せた（あるいは感じさせた）ことがなかったものである。この光景に、一九五〇年代生まれで「ふつう」のマイケルを見たことがなかったジョナサンは、おおいに感動していた。

二〇〇六年、反対の足の動脈が詰まり、このときもまた、危険をよく承知していたにもかかわらず、彼は何も言わなかった。全身の機能がだんだんに衰えていて、足を失うか、気管支炎がひどくなれば、イーロン・ハウスでは面倒を見きれなくなるとわかっていた。もしそういうことになれば、自主性もアイデンティティも自分なりの役割もない老人ホームに移らなくてはならない。そんな環境での生活は意味がないし耐えられないと、彼は思っていた。そうなったら彼は死を決意しただろうか。

マイケルの人生最後のシーンは、病院の緊急救命室で展開された。彼は手術を待っていたが、今回は足を失うことになりそうだ。ストレッチャーの上で横になっているとき、突然ひじを立てて体を起こし、「タバコを吸いに外に行く」と言ってから、倒れて息を引き取った。

才気あふれる「患者」たちと

一九八七年の後半、私はイギリスで自閉症の少年、スティーヴン・ウィルトシャー（訳注：『火星の人類学者』中の「神童たち」という章に登場）に会った。彼が六歳のときに描きはじめた、とても細かい建物の絵は仰天ものだ。複雑な建物どころか都市の景観全体でさえも、二、三秒間ちらりと見るだけで、記憶をもとにすべてを正確に描けるのだ。一三歳になった彼はまだ引きこもっていて、ほとんど口がきけなかったが、すでに画集を一冊出していた。

目にした光景を一瞬にして「記録」し、それを詳細に再現する並はずれたスティーヴンのスキルの裏には何があるのだろう。彼の頭はどう働き、彼はどういうふうに世界を見ているのだろう。何より、感情を理解して対人関係を築く能力はどうなっているのだろう。自閉症の人は極度に孤立していて、人と関係を築くことができず、他人の感情や知覚を理解できず、ユーモア、遊び心、自発性、創造性をもてない——ハンス・アスペルガーの言う「知的オートマトン」——と、従来は考えられてきた。しかしスティーヴンをちょっと見ただけでも、はるかに温かい印象が感じられた。

それから二年にわたり、私は多大な時間をスティーヴンと彼の先生であり指導者であるマーガレット・ヒューソンとともに過ごした。スティーヴンの絵は高く評価されていて、彼は世界中の建物を描くためにあちこちを旅した。私たちは一緒にアムステルダム、モスクワ、カリフォルニア、そしてア

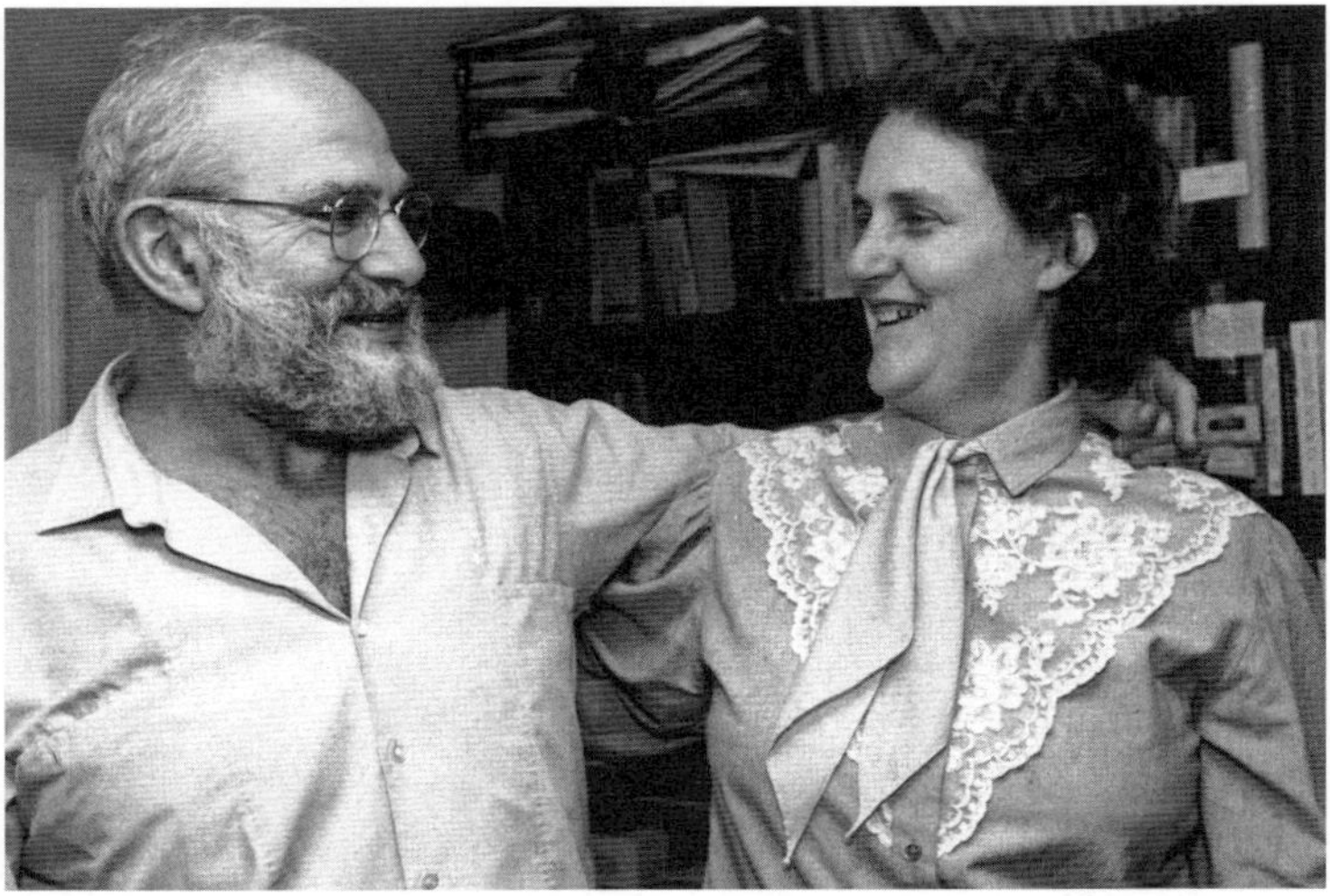

1994年、テンプル・グランディンと。

リゾナにも行っている。

私が会った大勢の自閉症専門家のなかに、ロンドンのウタ・フリスがいた。おもにスティーヴンなどのサヴァンについて話したが、別れぎわに彼女からテンプル・グランディンに会うよう勧められた。当時アスペルガー症候群と呼ばれるようになったばかりの高機能自閉症を抱える、才能に満ちた科学者だ。彼女が言うには、テンプルは聡明で、私が病院や診療所で会ってきた自閉症児とはまったくちがい、動物行動学で博士号を取得していて、自伝を書いている(3)。自閉症は必ずしも重い知的障害やコミュニケーション不能を意味するものではないことが、だんだん明らかになりつつある、とフリスは言った。発育遅延があったり社会的手がかりを読みとれなかったりする自閉症者もいるが、ほかのさまざまな点では十分に有能で、優れた才能をもっていることもありえるのだ。

私はコロラドにあるテンプルの自宅で、彼女と週末を過ごすことにした。私が書いていたスティーヴンに関する文章の脚注として、おもしろいかもしれないと考えたのだ。

テンプルは礼を失しないように苦心していたが、さまざまな点で、他人の心のなかで起こっていることをほとんど理解していないことは明らかだった。自分は言葉ではなく、とても具体的かつ視覚的に考えるのだ、と彼女は強調した。彼女は牛にとても共感していて、「牛の視点から見ている」と思っている。このことと、エンジニアとしての能力とがあいまって、彼女は牛などの動物にやさしい設備を設計する専門家として、世界的に有名になった。私は彼女の見誤りようのない知性と、コミュニケーションを望む気持に深く心を動かされた。消極的で他人に無関心に見えるスティーヴンとはまったくちがう。彼女がさよならのハグをしてくれたとき、私は彼女についての長いエッセイを書くべきだと確信した。

テンプルについての記事を『ニューヨーカー』に送った二週間後、たまたま新しい編集長のティナ・ブラウンと会い、こう言われた。「テンプルはアメリカのヒーローになるでしょう」。その言葉は正しかった。テンプルはいまや世界中の自閉症コミュニティの人々にとってのヒーローであり、彼女のおかげで、自閉症とアスペルガーは神経学的欠陥ではなく異なる生き方であり、彼らは独自のユニークな気質とニーズをもった人たちであると、世間のみんなが考えざるをえなくなったとして、広く崇敬されている。

私のそれまでの本は、さまざまな神経の病気や「欠陥」を乗り越え、（ときに巧みに）適応しようと闘っている人たちを描いているが、『火星の人類学者』（吉田利子訳、ハヤカワ・ノンフィクション文庫）に書いたテンプルをはじめ多くの人たちにとっては、その「病気」は生活の根本であり、しばしば独自性や創造性の源《みなもと》になる。この本に「七つの逆説的な物語」（訳注：邦訳では「七人の奇妙な患者」）とサブタイトルをつけたのは、取りあげた患者全員が自分の障害に思いがけない適応をしているからだ。全員がさまざまなかたちで障害を補う能力をもっている。

一九九一年、ある男性（『火星の人類学者』のなかではヴァージルと呼んでいる）（訳注：「『見えて』いても『見えない』」という章に登場）についての電話をもらった。彼は網膜損傷と白内障によって、幼いころからほとんど目が見えなかった。そして五〇歳になって結婚しようとしていて、婚約者から白内障の手術を受けるように強く勧められた。何か失うものがある？　婚約者は彼が目の見える人として新たな生活を始められるかもしれないと期待していたのだ。

しかし手術後に包帯がはずされたとき、ヴァージルの口から驚きの叫び（「見える！」）は出てこなかった。ぼんやりと、困惑して見つめているようで、自分の前に立っている外科医に焦点が合わないようだ。外科医が話をして――「どうですか？」と尋ねて――はじめて、そうかという表情がヴァージルの顔に浮かんだ。声が顔から出てくることはわかっているので、自分に見えている光と影と動きのカオスが外科医の顔にちがいないと推論したのだ。

ヴァージルの経験は、心理学者のリチャード・グレゴリーが三〇年前に記述していたS・Bのそれとほとんどそっくりで、私は何時間も彼とヴァージルの症例について議論した。

リチャードと私は一九七二年にコリン・ヘイクラフトのオフィスで、コリンが『レナードの朝』だけでなく、グレゴリーの本『自然と芸術の錯覚（*Illusion in Nature and Art*）』の出版準備もしているときに会っていた。彼は頭ひとつ私より高い大男で、おおらかで、元気で、心も体もエネルギーに満ちていて、しかも天真爛漫なところがあって、ジョーク好きで、まるで大きくて威勢のいいひょうきんな一二歳の少年のようだ。私は彼の以前の著書、『脳と視覚』（近藤倫明・中溝幸夫・三浦佳世訳、ブレーン出版）と『インテリジェント・アイ——見えることの科学』（金子隆芳訳、みすず書房）に関心をもっていた。力強く情熱的な知性と、彼らしい遊び心と奥深さの融合がなしとげた、わかりやすくとても楽しい研究が示されている。グレゴリーの文章は、ブラームスの曲を一小節聴けば誰のものかわかるのと同様、すぐにそれとわかる。

私たちが二人ともとくに興味を抱いていたのは脳の視覚系であり、人の視覚認識がけがや病気で損なわれたり、幻視によって惑わされたりする理由だった[4]。知覚は単なる目や耳からの感覚データの再現ではなく、脳によって「構築される」必要のあるもの、脳のさまざまなサブシステムが協調してつくり出すものであり、そこにはたえず記憶や見込みや期待に基づく情報が入ってくるのだと、リチャードは確信していた。

リチャードがその長く実り多いキャリアにおいて実証していたのが、錯視はあらゆる種類の神経機能を理解するための王道になる、ということだった。遊びは彼にとって、知的遊び（彼は大のダジャレ好き）という意味でも科学の手法としても重要である。彼の考えによると、脳はいろいろな考えで遊んでいて、知覚と呼ばれるものは、じつは脳が構築してもてあそんでいる「知覚仮説」なのだ。

私はシティ島に住んでいたとき、よく夜中に起きて、誰もいない通りで自転車に乗ったものだったが、ある夜、奇妙な現象に気づいた。前輪が回転しているときのスポークを見ていると、写真のように止まって見える瞬間があるのだ。これに興味をそそられ、イギリスではまだとても朝早いということを忘れて、すぐにリチャードに電話した。それでも彼は喜んで電話に応じ、その場で三つの仮説を提示した。「止まった」のは、自転車の発電機が発生する電流の強さの周期的変化によるストロボ効果だったのではないか。私の目が衝動性眼球運動（サッケード）を起こしていたからではないか。あるいは、じつは脳は一連の「静止画」から動いているという感覚を「構築している」ということではないか。(5)

私たちが二人とも夢中だったものに、立体視覚というのもあった。リチャードは友人に立体写真のクリスマスカードを送ることがあり、ブリストルにある彼の博物館のような自宅には、あらゆる種類の古い光学機器とともに、古い立体鏡がごまんとあった。スーザン・バリー（「ステレオ・スー」）（訳注：『心の視力』中の「ステレオ・スー」参照）について書いているとき、彼によく相談した。スーザンは幼いころから立体視覚がなかったらしいが、それでも五〇歳でそれを獲得している。これは不可能と考えられていたことだ。人の幼少期には立体視覚経験にとってきわめて重要な短い期間があって、二歳か三歳までに立体視覚が確立されないと、それ以降は遅すぎるというのが、当時のおおかたの意見だった。

そのあと、私自身が片目の視力を失いはじめ、最終的に完全に失った。私はリチャードへの手紙に、ぞっとすることもある自分の視覚の状態について書き、生まれてこのかた豊かで美しい立体的な奥行を感じながら見ていた世界が、ひどく平坦で紛らわしいものになったため、ときどき距離や奥行の概念そのものがわからなくなるようだと訴えた。リチャードは私の疑問にどこまでも根気よく答えてくれたが、彼の見識はとても貴重だった。彼がいたからこそ、私は自分の経験していることを理解できたのだと思う。

色のない島・ソテツの島

一九九三年初め、ケイトが電話を回してきて言った。「グアムからの電話で、ジョン・スティールさんです」

グアムだって？　グアムからの電話など受けたことがない。どこにあるのかさえよく知らない。ジョン・スティールという名の人とは、二〇年前に多少手紙のやり取りをしたことがある。子どもの片頭痛による幻覚についての論文を執筆したトロントの神経科医だ。そのジョン・スティールは、進行性核上麻痺と呼ばれるようになった変性性脳疾患、スティール・リチャードソン・オルゼウスキー症候群を特定したことで知られている。受話器を取り上げると、まさにそのジョン・スティールだとわかった。彼はその後どうしていたかを話した。最初はカロリン諸島、そしていまはグアムと、ミクロネシアで生活しているという。なぜ私に電話をしているのだろう？　彼が言うには、グアム先住民のチャモロ族には、リティコ - ボディグと呼ばれる風土病がある。患者の多くは、私が脳炎後遺症患者のものとして記述し撮影したものと、とてもよく似た症状を示している。私はそのような脳炎後遺症患者を診たことのある数少ない人のひとりなので、彼の患者に会って、意見を聞かせてくれないだろうか、とジョンは考えたのだ。

私はレジデントのときに、そのグアムの風土病について聞いたことを思い出した。この風土病は神経変性疾患のロゼッタストーンと言われることがある。というのも、その患者の多くはパーキンソン、ＡＬＳ、または認知症の患者に似た症状を呈することから、これらの疾患すべてを明らかにできる可能性があるのだ。何十年のあいだに神経学者が何人もグアムにおもむき、病気の原因を明らかにしようと努力したが、そのほとんどが断念していた。

私は数週間後にグアムに着き、空港で出迎えてくれたジョンを見て、すぐに彼とわかった。うだるような暑さで、だれもがカラフルなシャツを着て短パンをはいていたが、ジョンだけは例外で、酷暑用のスーツにネクタイを締め、麦わら帽子をかぶっている。「オリヴァー」と彼は叫んだ。「来てくれてありがとう」

赤いコンバーチブルを走らせているあいだ、彼はグアムの歴史について長々と話してくれた。さらに、もともとグアム全土に生い茂っていた非常に原始的な木、ソテツが立ち並ぶのを指さした。私がソテツなどの原始植物に興味があるのを知っていたのだ。それどころか電話で、グアムには「ソテツ学者の神経科医」または「神経科医のソテツ学者」、どちらとしてでも来られると言っていた。なぜなら、チャモロ族がよく食べるソテツの種からつくられる粉が、ここでの奇妙な病気の原因だと考える人も大勢いたからだ。

それから数日間、私はジョンの往診に同行した。子どものころ父と一緒に往診に行ったことが思い出される。大勢のジョンの患者と会ったが、ほんとうに『レナードの朝』の患者を彷彿とさせる人もいた。私はもう一度グアムに来て、もっと長く滞在しようと心に決めた――他に類のない患者を撮影するためのカメラをたずさえて。

グアム訪問は人間的な観点からも非常に重要に思えた。脳炎後遺症患者が何十年も病院に入れられ、たいてい家族からも見捨てられているのに対し、リティコ‐ボディグ患者は最後まで家族の一員、コミュニティの一員であり続けている。そう考えると、病気や認知症の人々を施設に入れて忘れようとする「文明」世界の医療と習慣が、いかに野蛮であるかを思い知らされる。

グアム滞在中のある日、私はもうひとつ関心のあることについて、ジョンに切りだした。それは色盲というテーマで、私は長年おおいに興味を寄せていた。少し前に、生まれてからずっと色が見えていたのに、突然色を知覚する能力を失った患者のI氏を診たところだ。彼は自分に何が欠けているかをわかっていたが、生まれつき色を見る能力がない場合、色がどういうものかがわからないのではないか。「色盲」とされる人の大部分は、じつは色覚不全であって、特定の色を識別できないが、ほかの色はすぐにわかる。どんな色も見えない先天性全色盲は非常にまれで、おそらく三万人に一人だろう。色は一般の人々にとって、あるいは鳥類や哺乳類にとって、情報源であり示唆に富むものだが、そんな色があふれる世界で色が見えない人はどうするのだろう？　そのような全色盲者は、耳の聞こえない人と同じように、特別な補完のスキルや戦略を身につけるのだろうか？　聴覚障害者のように、充実したコミュニティと文化をつくり出すのか？

私はジョンに、全色盲の人だけが住む孤立した谷についてのうわさ——たぶん空想の伝説——を聞いたことがあると話した。するとジョンは言った。「ああ、その場所なら知っているよ。正確には谷ではないけれど、完全に孤立している環礁島で、グアムにわりと近い――二〇〇〇キロ足らずだよ」。そのピンゲラップ島は、ジョンが数年間仕事をしていた比較的大きい火山島、ポーンペイ島に近い。彼はポーンペイでピンゲラップから来た患者を数人診たことがあって、ピンゲラップの人口の約一〇パーセントが全色盲だとわかったそうだ。

二、三カ月後、マイケル・ナイマンによるオペラ『妻を帽子とまちがえた男』の台本を書いたクリス・ローレンスが、BBCで私と連続ドキュメンタリー番組をやろうと提案してきた(6)。そこで私たちは一九九四年、私の友人で眼科医のボブ・ワッサーマンと、ノルウェー人心理学者で自身も全色盲のクヌート・ノルドビーとともに、再度ミクロネシアにおもむいた。クリスと撮影クルーがピンゲラップ島に行くための危なっかしいほど小さい飛行機を手配し、ボブとクヌートと私は、その島々の独特の文化生活と歴史にどっぷり浸かった。患者に会い、医者や植物学者や科学者と話をする。熱帯雨林を歩きまわり、サンゴ礁をシュノーケリングし、シャカオと呼ばれる酒を味見する生活だ。

一九九五年の夏にようやく、私は腰を落ち着けてこれらの島々での経験を書きはじめ、内心では二部構成の旅行記として思い描いていた。ピンゲラップ島についての「色のない島」と、グアムでの奇妙な病気に関する「ソテツの島」である(さらに、太古の地質時代と私の好きな古代植物のソテツについての、結びのようなものをつけ加えた)。

神経学の話題だけでなく、神経学と関係のないさまざまなテーマも自由に探っていて、六〇ページを超える巻末注の多くは、植物、数学、あるいは歴史についての短いエッセイになった。そのため

『色のない島へ』（大庭紀雄監訳、春日井晶子訳、ハヤカワ・ノンフィクション文庫）は、それまでの私の著書とは一線を画し、もっと叙情的で個人色の強い本になっている。ある意味で、いまも私のお気に入りの本だ。

タングステン棒は私のマドレーヌ

一九九三年には、ミクロネシアなどでの新たな冒険と旅を始めただけでなく、もうひとつの旅、心のタイムトラベルにも乗り出した。記憶にある私自身の若き日の情熱を回想し、再考する旅である。

ボブ・シルヴァーズから、ハンフリー・デイヴィーの新しい伝記の書評を書かないかと言われたときにはわくわくした。というのも、デイヴィーは私の少年時代のアイドルだったのだ。一九世紀初めに彼が行なった化学実験に関するものを読んで、自分の小さな実験室で再現するのが大好きだった。私は再び化学史にのめり込み、化学者のロアルド・ホフマンと知り合いになった。

二年ほどたって、私が少年時代に化学に夢中だったことを知ったロアルドから小包が届いた。なかには、各元素の写真入りの大きな周期表のポスター、化学薬品の目録、そして非常に濃厚な灰色っぽい金属の小さな棒。それはタングステンだとひと目でわかった。ロアルドも私がそういう反応を示すだろうと思ったに違いないが、すぐにおじの記憶がよみがえった。工場でタングステン棒を成形し、タングステンをフィラメントにした電球を製造していた人物である。そのタングステン棒は私のマドレーヌだった（訳注：プルーストの『失われた時を求めて』で語り手がマドレーヌの味から幼少期のことを思い出したという話にちなむ）。

私は自分の少年時代について、第二次世界大戦前にイギリスで育ち、戦争中はサディストの校長がいる寄宿学校に疎開させられ、一貫して数字に熱中し、のちに元素への情熱が加わり、あらゆる化学反応を表わせる化学反応式の美しさに夢中になったことを書きはじめた。私にとってはこれまでになかった種類の本で、回想録と化学史を足し合わせたようなものになる。一九九九年の年末までに何十万語も書いたが、本がまとまる気はしなかった。

私は一九世紀の博物誌を読むのが好きだった。どれも手記と科学書のブレンドだ。とくに心ひかれたのは、ウォーレスの『マレー諸島』（新妻昭夫訳、ちくま学芸文庫）、ベイツの『アマゾン川の博物学者』（長澤純夫・大曾根静香訳。新思索社）、スプルースの『アマゾンとアンデスにおける一植物学者の手記』（長澤純夫・大曾根静香訳、築地書館）、そして彼ら全員が（そしてダーウィンも）刺激を受けたアレクサンダー・フォン・フンボルトの『新大陸赤道地方紀行』（大野英二郎・荒木善太訳、岩波書店）。ウォーレスとベイツとスプルースが全員、一八四九年の同じ月に、同じアマゾン川流域で互いに互いのたどった道を行き来し、追い抜きあい、しかも三人とも親友どうしだったと考えると楽しかった（彼らは生涯にわたって手紙のやり取りを続け、ウォーレスはスプルースの『一植物学者の手記』を彼の死後に出版することになった）。

彼らはみな独学し、自発的に活動し、組織に属していない、ある意味アマチュアであり、競争による動揺も混乱もないエデンの園のような平穏な世界に生きていたように思える。しかしその世界が次第にプロフェッショナル化していくにつれ、殺伐とした競争（H・G・ウェルズの短篇「蛾」（橋本槙矩・鈴木万里訳、『モロー博士の島』岩波文庫に所収など）に生々しく描かれているような競争）が目立つようになった。

学名命名の先取権や名声への欲望とエゴイズムに支配されるのではなく、冒険心と好奇心に満ちあふれた、楽しくて純粋なアマチュアっぽい雰囲気は、ある種の博物学の世界にはまだずいぶん残っているように思える。その目立たないが重要な存在は、世間にはほとんど知られていない。たとえばアメリカシダ学会がそうで、月に一回会合を開き、ときどき何かしらの現地調査旅行——「シダ狩り」——を行なう。

二〇〇〇年一月、まだ『タングステンおじさん』を仕上げようと悪戦苦闘しているとき、私はシダ学会の会員二〇名ほどと一緒にオアハカまで旅をした。オアハカでは七〇〇種類以上のシダが観察されている。詳細な日記をつける予定ではなかったが、冒険心に燃えて豊かな経験ができたので、一〇日間の旅行をとおして、ほぼひっきりなしに書いていた。(7)

オアハカ市のまんなかで、ホテルに帰ろうと広場でシャトルバスに乗ったとき、『タングステンおじさん』について感じていた行き詰まりが突然解消した。バスで私の向かいに葉巻を吸う男性とその妻がすわっていて、どちらもスイスのドイツ語を話していて、シャトルバスとその言語の組み合わせが、私を突然一九四六年に引きもどしたのだ。私は『オアハカ日誌』（林雅代訳、早川書房）にこう書いている。

当時は戦争が終わったばかりだったので、わたしの両親はヨーロッパで唯一〝荒らされていない〟国スイスを訪ねることにした。ルツェルンの〈ホテル・シュヴァイツァーホフ〉には、四十年間静かに品よく走りつづけていたブルーアムという車高の高い電気自動車があった。思春期になりかけだった十三歳当時の、甘くほろ苦い思い出がにわかによみがえる。あのころは、見るものすべてが新鮮で刺激的だった。そして両親の姿――五〇歳になったばかりで、若く溌剌《はつらつ》としていた。（林訳）

ニューヨークにもどると、引き続き少年時代の記憶がよみがえり、『タングステンおじさん』の続きがわき上がってきて、個人的な思い出が歴史と化学の物語に織り込まれていくように思えた。かくして二種類のまったく異なる話と表現がどうにか絡み合い、このハイブリッド本ができあがったのである。

スティーヴン・ジェイ・グールドと議論する

博物学と科学史に対する深い愛情に通じあうものがあったのは、スティーヴン・ジェイ・グールドだ。

私は彼の『個体発生と系統発生』（仁木帝都・渡辺政隆訳、工作舎）や毎月『ナチュラル・ヒストリー』誌に掲載されていた記事のほとんどを読んでいた。とくに一九八九年の『ワンダフル・ライフ』（渡辺政隆訳、ハヤカワ・ノンフィクション文庫）が気に入っている。どんな動植物の種にも降りかかりうる純然たる運――幸運と悪運の両方――と、偶然が進化に果たす役割のとてつもない大きさを実感させる本だ。彼が書いているように、もし進化を「やり直す」ことができるなら、そのたびにまったくちがう結果になることはまちがいない。ホモ・サピエンスは特定の偶発性が組み合わさった結果であり、それで最終的に私たちが生まれたのだ。彼はこれを「すばらしい偶然」(訳注：グールド『フルハウス』ハヤカワ・ノンフィクション文庫の渡辺政隆氏の訳を引用)と言っている。

私はグールドの進化観にとても興奮し、イギリスの新聞から一九九〇年にいちばん気に入った本を訊かれたとき、『ワンダフル・ライフ』を選び、五億年以上前の「カンブリア爆発」で生まれた(カナディアン・ロッキーのバージェス頁岩《けつがん》に見事に保存されていた)驚くほど多種多様な生命のかたちを、さらにそのうちのどれだけ多くが競争や災難、あるいは単なる不運に屈したかを、彼は生き生きと描いていると評した。

スティーヴはこの小さな書評を見て、ありがたくも献辞入りの本を贈ってくれた。その献辞によるとこの本は、私が自分の脳炎後遺症患者について記述していたある種の不確実性、本質的な予測不能性の「地質学バージョン」だという。私が礼状を送ると、彼は独特のエネルギーと元気とスタイルに満ちた返事をくれた。その始まりはこうだ。

拝啓　サックス先生

あなたから手紙をいただいて、うれしく思いました。あこがれの識者が自分の作品を楽しんでくれたと知ることほど大きな喜びは、この世にめったにないでしょう。何か共通の意識があるのに、どう考えてもつながりはまったくない、私たちを含む複数の人間が、偶発性の理論に根ざした共通の目標に向かって取り組んでいると、私は確信しています。あなたの症例研究の成果はまちがいなく、神経学に関するエーデルマンの考え、カオス理論全般、南北戦争についてのマクファーソンの考え、そして私自身が集めた生命史に関する情報と、ぴったり合っています。もちろん、偶発性そのものはけっして目新しいものではありません。むしろ、このテーマは一般に科学ではない（「単なる歴史」）とか、もっとひどい話ですが、非科学的な精神論の後見役、さもなくばそうした立場が新規まきなおしをはかる足場と見なされてきました。重要なのは偶発性を強調することではなく、「個々の存在は還元不能なものだ」という考え方にもとづく、純粋な科学の中心テーマとしてあつかうことです。偶発性とは科学に対立するものではなく、自然法則を検討する際には当然前提として考慮されるべき、所与の要件の筆頭であると見なすべきなのです。

ほかのいくつかのテーマについて論じたあと、彼はこう締めくくっている。

おもしろいことに、長年会いたいと思っていた人とコンタクトをとると、その人と話しあいたいことがいたるところに見えてくるものです。

敬具

スティーヴン・ジェイ・グールド

実際に私たちが顔を合わせたのは二年ほどあとで、オランダのテレビジャーナリストから一連のインタビューを持ちかけられたときのことだ。プロデューサーからスティーヴを知っているかと訊かれて、「手紙のやり取りをしたことはあるけれど、会ったことはありません。でも、私は彼をきょうだいと思っています」と答えた。

スティーヴのほうはプロデューサーにこんな手紙を書いている。「ぜひオリヴァー・サックスに会ってみたいと思います。私は彼をきょうだいと思っているけれど、お目にかかったことはありません」

出演者は全部で六人――宇宙物理学者のフリーマン・ダイソン、哲学者のスティーヴン・トゥールミンとダニエル・デネット、生物学者のルパート・シェルドレイク、スティーヴ、そして私だ。それぞれ別々にインタビューを受け、数カ月後にアムステルダムに飛び、別々のホテルに案内された。誰も互いに会ったことがなくて、六人が集まれば、すばらしい（そしてもしかすると激しい）爆発が起こるという期待があった。一三時間におよぶテレビ番組『すばらしい偶然』はオランダで大ヒットし、番組を書籍化したところ、それもベストセラーになった。

スティーヴ自身の番組に対する反応は、いかにも彼らしい茶目っ気たっぷりのものだった。「オランダの番組があれほど好意的に受け入れられたことに、びっくりしています。あなたがたと会えたことが心底うれしかったのは確かですが、この政治的な正しさ《ポリティカリー・コレクトネス》の時代にあっては『死んだヨーロッパの白人男性』（訳注：かつてヨーロッパ、白人、男性が中心だった時代の偉人とされる人物を、偏見への批判をこめてこう呼ぶ場合がある）と見なされる人たちがしゃべるのを見るために、テレビの前で何時間も費やす気には、私ならなれないでしょうね」と書いている。

スティーヴはハーバードで教えていたが、ニューヨークのダウンタウンに住んでいたので、私たちはご近所さんだったわけだ。スティーヴにはじつにさまざまな面があって、いろんなことに情熱を燃やしていた。散歩が大好きで、いまのニューヨーク市だけでなく、一世紀前にどんなふうだったかについても、建築に関する膨大な知識を蓄えていた（彼くらい建築に対する感性が豊かでなければ、進化論において適応を重視しすぎる立場を批判するためのたとえとしてスパンドレル〔訳注：ゴシック建築などに見られる、丸屋根を支えるアーチとアーチにはさまれた三角形の部分〕を持ち出すことはないだろう）。そして大の音楽好きだ。ボストンの聖歌隊で歌い、ギルバート・オサリバンを敬愛していた。ギルバート・オサリバンの曲はすべて暗記していたと思う。私たちがロングアイランドにいる友人を訪ねたとき、スティーヴは風呂に三時間入っていて、そのあいだずっとギルバート・オサリバンの曲を歌い、しかも同じ歌を繰り返さなかった。彼は両世界大戦期の歌もたくさん知っていた。

スティーヴと妻のロンダは衝動的に気前のいい行動をする友人で、誕生パーティーを開くのが大好きだった。スティーヴは母親のレシピでバースデーケーキを焼き、いつも朗読用の詩を書く。それがとてもうまくて、ある年、彼はルイス・キャロルばりの見事なナンセンス詩をつくって、パーティーで朗読した。

一九九七年、オリヴァーの誕生日にささぐ

この男、シダにほれ

世が世なら、バイクのＣＭスターかも
多様な多様性の王様だ
ヒップ！　ハッピ・バースデー！
昔のフロイトを超えている

片足、片頭痛、色がない
火星で、目覚めて、帽子通
オリヴァー・サックス
いまも全力で生きている
泳ぎはイルカを超えている

別の誕生日には、私の周期表好きを知って、スティーヴとロンダがみんなに特定の元素の格好をするように頼んだ。私は名前と顔を一致させるのがかなり不得意だが、元素は絶対に忘れない（旧友のキャロル・バーネットと一緒にパーティーに来た男性がいた。彼の名前は覚えていないし、顔を思い出すことはできないが、彼のことはアルゴンとしてずっと記憶しているだろう）。スティーヴは原子番号五四、希ガスのキセノンだった。

私はスティーヴが毎月書いている『ナチュラル・ヒストリー』のエッセイを熱心に読み、彼が提起したテーマについてよく手紙を書いた。患者の反応に見られる偶発性の位置づけから、二人に共通の博物館愛（とくに古い陳列棚タイプのもの。二人ともフィラデルフィアの比類なきムッター博物館の保存を支持する声を上げていた）にいたるまで、ありとあらゆるテーマについて議論した。

私には、海洋生物学に関心を抱いていたころまでさかのぼる、原始的な神経系と行動についてもっと知りたいという欲求もあって、これに関してスティーヴは私の人生に重大な影響を与えた。私は彼のおかげで、生物学においては進化と偶然、つまり偶発性の観点を抜きにしては何も理解できないことを、思い知らされてばかりだったのだ。彼はすべてを進化の悠久の時間という背景に照らして考えていた。

スティーヴ自身の研究テーマは、バミューダ諸島とオランダ領アンティル諸島における陸生巻貝の進化であり、彼に言わせれば、膨大な種類の無脊椎動物のほうが脊椎動物よりも、自然の幅広い創造力と、ごく初期に進化したさまざまな構造とメカニズムの新しい用途を見つける創意工夫の力——彼の表現では「外適応」——を、如実に示している。つまり彼と私では、「低次」の生命形態に対する深い理解が共通していた。

一九九三年に、特殊性を一般性と結びつける——私の場合は臨床例を神経学と結びつける——方法について、スティーヴあての手紙に書いたところ、彼がこんな返事をくれた。「私もまさに同じストレスを経験しています。個々の事例に感じる喜びをエッセイによって、そして普遍性に対する関心をもっと専門的な著述によって、満たそうとしているのです。バージェス頁岩をとても気に入ったのは、両者を統合させてくれるからです」

スティーヴは私の書いた『色のない島へ』の原稿をわざわざ読んでくれたが、彼がとても丁寧に読んでくれたおかげで、私はたくさんの重大なミスを逃れることができた。

さらに言うと、私たちは二人とも自閉症に興味を抱いていた。彼は手紙にこう書いている。「私の関心の理由には個人的なものもあります。私には自閉症の息子がいて、彼は日付の計算がとても得意です。何千年という期間でも一瞬でできるのです。『人間計算機』と呼ばれた双子についてのあなたのエッセイ（訳注：『妻を帽子とまちがえた男』所収の「双子の兄弟」参照）は、私が読んだなかでいちばん感動的です」

彼は息子のジェスについて、のちに刊行された『暦と数の話』（渡辺政隆訳、早川書房）でとても感動的に書いている。

人間は、なんといっても物語を創造する生きものである。われわれは、物語の集まりとして世の中のことを整理している。なのに、物語を解することができなかったり、他人の意図を推し量ることができないとしたら、その人は自分を取り巻く錯綜した環境からどのようにして意味をくみ取れるだろう。数ある英雄詩のなかで、人間が共有する基本属性を人生の不運のせいで奪われた人たちが、その代償となるものを発見して満たそうと苦闘する姿ほど気高いものはない。（渡辺訳）

スティーヴは私と出会う前、四〇歳かそこらのころに、死を覚悟するような経験をしていた。非常にまれな悪性腫瘍――腹膜中皮腫――にかかったが、逆境に打ち勝つと決心し、とりわけ致死率の高いこの癌を克服した。さいわいにも、放射線療法と化学療法に助けられたのだ。彼は以前からずっと非常にエネルギッシュな人だったが、死と直面するこの経験のあと、さらにエネルギッシュになった。無駄にできる時間はない。次に何が起きるかは誰にもわからないのだから。

二〇年後、六〇歳のとき、彼は前のものとは無関係と思われる癌にかかった。肺線腫で、肝臓と脳に転移していた。しかし彼が病気に対して行なった譲歩は、講義中に立つのではなくすわることだけである。自分の最高傑作『進化理論の構造（*The Structure of Evolutionary Theory*）』を完成させるとの決意は固く、この本は『個体発生と系統発生』の出版二五周年の二〇〇二年春に刊行された。

数カ月後、ハーバードでの最終講義を終えてすぐ、スティーヴは昏睡状態に陥り、息を引き取った。まるで意志の力だけで自分を動かし続け、最後の学期の授業を終えて、最後の著書の出版を見届けたところで、ようやく手を引く気持になったかのようだ。彼は自宅の書斎で大好きな本に囲まれて亡くなった。

（注1）セシル・ヘルマンはラビと医師の家庭出身で、南アフリカとブラジルにおける物語と医療と病気の異文化間研究で知られる医療人類学者でもあった。とても思慮深くすばらしい教師である彼は、アパルトヘイト下の南アフリカで行なった医療訓練について、回想録『郊外のシャーマン（*Suburban Shaman*）』で語っている。

（注2）イーロンハウスの入居者にはチェーンスモーカーが多かった（一般に「慢性」統合失調症患者も多かっ

た)。施設ではやることがあまりないので退屈から喫煙するのか、それとも興奮作用にせよ鎮静作用にせよ、ニコチンの薬理効果のためなのか、私にはわからない。かつてブロンクス・ステートで、無感動でたいてい引きこもっているのに、タバコを二、三口吸うと、まず快活になり、そのあとトゥレット症候群に近いくらい過活動で乱暴になる患者を診たことがある。付添人は彼を「ニコチン性ジキルとハイド」と呼んでいた。

(注3) テンプルの処女作『我、自閉症に生まれて』(カニングハム久子訳、学研) が出版されたのは、アスペルガー症候群がほとんど認知されていないころのことだ。その本のなかで、彼女は自閉症からの「回復」について語っている。当時、自閉症者は生産的な生活を送ることはできないと一般に思われていた。一九九三年に私が彼女に会うまでに、テンプルは自閉症の「治療」についてではなく、自閉症者の強みと弱みを語るようになっていた。

(注4) グレゴリー家は何世代にもわたって、視覚と光学にとくに興味を抱いていた。フランシス・ゴルトン (訳注:一九世紀から二〇世紀にかけての英国の人類学者・統計学者。チャールズ・ダーウィンのいとこ) は著書『遺伝性の天才 (*Hereditary Genius*)』のなかで、グレゴリー一族の卓越した知能を、ニュートンの時代のジェイムズ・グレゴリーまでさかのぼっている。彼はニュートンの反射望遠鏡に重要な改良を加えた人物である。リチャード自身の父親はグリニッジ天文台長だった。

(注5) のちにそのような「スナップショット」視覚についてフランシス・クリックと議論し、二〇〇四年、『ニューヨーク・レビュー・オブ・ブックス』向けのエッセイ「意識の流れのなかで」に、そのことについて書いた。

(注6)『心の旅人 (*The Mind Traveller*)』というタイトルのこのシリーズは、トゥレット症候群や自閉症など、私が長年関心を抱いてきたさまざまなテーマを探るものだった。この番組で私は、ウィリアムズ症候群の人々 (彼らについてはのちに『音楽嗜好症』に書いた)、視聴覚障害のケイジャン・コミュニティ、そして大勢の言葉をも

たない聴覚障害者たちと、新たな経験もすることになった。
(注7)帰国して日記をタイプしたところ、そのあとすぐに、それをナショナル・ジオグラフィックの紀行シリーズの一冊として出版しないかと勧められた。刊行された『オアハカ日誌』には、手書きの日記そのままのページもあるが、旅行中に私が感動したほかのこと——チョコレートとチリ、メスカルとコチニール、メソアメリカ文化と新世界の幻覚剤——をさらに調べて、肉づけした部分もある。

心についての新たな展望

クリックのとどまるところを知らない独創性

一九八六年三月初旬、『帽子』が出版されてすぐ、ロングアイランドに住む画家のI氏から手紙をもらった。

わたしはまあ成功してきた画家で、六十五歳になります。今年一月二日、車を運転していて、助手席側に小型トラックをぶつけられるという事故にあいました。地元病院の救急治療室の診断では、脳震盪《しんとう》を起こしているということでした。目の検査を受けたところ、文字も色も識別できなくなっていました。文字はまるでギリシャ文字のようですし、世の中のすべてが白黒のテレビのようにしか見えないのです。数日すると文字はわかるようになり、視力はワシなみになりました。一ブロック先を這《は》っている毛虫が見えるのですから、信じられないほどの視力です。**ところが——色については、完全な色盲になってしまったのです**。眼科にも行きましたが、色盲のことはさっぱりわからないということでした。神経科医にも診《み》てもらいましたが、役に立ちませんでした。催眠状態でも、色を識別することはできませんでした。考え得るかぎりのあらゆるテストを受けました。でも、無駄でした。茶色の飼い犬はダークグレイにしか見えないのです。トマトジュースは真っ黒です。カラーテレビは、白黒のまだらもようにしか見えません……

（吉田利子訳）

自分がいまいる陰鬱で「つまらない」白黒の世界では、人は醜く見えるし、絵を描くのは不可能だと、I氏は不満だった。先生はこんな症例に遭遇したことがありますか？　何が起こったか突きとめられますか？　助けてもらえませんか？

このような後天的全色盲のことを聞いたことはあるが、診たことはないと返事を書いた。助けられるかどうかわからなかったが、私の診察を受けに来ないかとI氏に勧めた。

I氏は六五年間ふつうに色が見えていて、色盲になった。「白黒テレビの画面を見ている」かのような全色盲である。そうなったのが突然だったことは、網膜錐体細胞に生じる可能性のあるゆっくりした劣化とは相いれないので、はるかに高次のレベル、色の知覚に特化した脳の部位が災難に見舞われたことを示唆していた。

さらに、I氏は色を見る能力だけでなく、想像する能力も失っていることがわかった。夢も白黒で、片頭痛前兆さえも色がない。

その二、三カ月前、『帽子』の出版のためにロンドンにいたとき、クイーン・スクエアの国立病院で行なわれる会議に来ないかと同僚から誘われていた。「セミール・ゼキが講演をするんだ。彼は色覚の最高権威だよ」

ゼキは、サルの大脳視覚野に挿入した電極の記録によって、色の知覚を神経生理学的に研究していて、ひとつの領域（V４）が色の構築を担《にな》っていることを明らかにしていた。そして人間の脳にも同じような領域があるかもしれないと考えた。私はゼキの話、とくに色の知覚に関連して「構築」という言葉を使うことに、強く心ひかれた。

ゼキの研究からはまったく新しい考え方が光を放っているように思え、そのおかげで私は意識の神経基盤について、それまで考えたことのなかった観点で考えるようになった。脳を画像化する新たな能力と、生きていて意識のある脳の各ニューロンの活動を記録する新開発の技術によって、あらゆる種類の経験がどうやってどこに「構築」されるかをプロットできるかもしれない。そう考えると気分がうきうきする。私自身が学生だった一九五〇年代初期には、意識があって、知覚していて、行動している動物の、脳内の個々の神経細胞を記録することなど、できるわけがないし、ほとんど想像さえできなかったが、それ以降に神経生理学は飛躍的進歩をとげたのだ。

このころ、私はカーネギー・ホールでのコンサートに行った。プログラムにはモーツァルトの『ミサ曲ハ短調』と、休憩のあとに『レクイエム』が入っていた。そのとき若い神経生理学者のラルフ・シーゲルが、たまたま私の二列ほど後ろにすわっていた。前の年にカリフォルニアはラホーヤのソーク研究所を訪れたとき、そこでフランシス・クリックの弟子だった彼と、短い時間だったが会っていた。ラルフは自分の前にいる大男が膝のうえにノートを置いて、コンサートのあいだひっきりなしに書いているのを見て、それが私だと気づいた。コンサートが終わるとやって来てあいさつした彼を見て、私もすぐにラルフだとわかった。（私にはほとんどの顔が同じに見えるので）彼の顔ではなく、燃えるような赤毛と不作法で威勢のいい態度からだ。

ラルフは知りたがった――コンサートのあいだずっと何を書いていたんです？　音楽はまったく意識していなかったのですか？　いいや、と私は言った。音楽を意識していたし、しかもただのＢＧＭとしてではなかった。私は、やはりコンサートで書きものをしていたニーチェを引き合いに出した。彼はビゼーが大好きで、こう書いている。「ビゼーのおかげで私は優れた哲学者になれる」

私はモーツァルトのおかげで優れた神経科医になれると思っていて、自分が診ている患者について書いていたのだと言った。それが色盲の画家なんだよ。それを聞いてラルフは興奮した。私がフランシス・クリックにＩ氏のことを話していたので、彼も耳にしていたのだ。ラルフ自身の研究対象はサルの視覚系だったが、彼はぜひＩ氏に会いたいと言った。Ｉ氏は彼が研究しているサルとはちがって、自分に何が見えているか（あるいは見えていないか）を正確に話すことができる。患者の脳内の色の構築がどの段階でだめになっているかを正確に知るのに役立つ、単純だが重要な検査を六つほど説明してくれた。

ラルフはつねに深い生理学的な観点から考えているが、私を含めた神経科医はたいてい、脳の疾患や損傷の現象学で満足し、関係する正確なメカニズムについてはほとんど考えず、脳の活動からどうして経験や意識が生じるのかという究極の問題についてはまったく考えない。ラルフに言わせれば、彼がサルの脳で探究している問題も、辛抱強くひとつひとつ集めた見識も、すべてその究極の問題を指し示している――脳と心の関係だ。

私の患者が経験していることについて話すたびに、ラルフはすぐに私を生理学的な議論に引きずり込む。脳のどの部位が関係しているのか？　何が起こっているのか？　コンピューターでシミュレーションできるか？　彼は生まれながらの優秀な数学者で、物理学の学位を持っていて、神経科学にも楽しそうにコンピューターを使い、神経系のモデルやシミュレーションをつくっていた[1]。

それから二〇年、ラルフとはとても親しくさせてもらった。彼は夏をソーク研究所で過ごし、私はよくそこに彼を訪ねた。科学者としての彼は妥協せず、たいていぶっきらぼうで無遠慮だが、人としての彼は陽気で、おおらかで、遊び心がある。彼にとっては夫であり双子の父親であることが大きな喜びだった――その家族の生活に、私はしばしば名づけ親のような立場で加わった。ラルフも私もラホーヤが好きで、そこで長い散歩やサイクリングをしたり、断崖の上を舞うパラグライダーを見たり、入り江で泳いだりすることもあった。一九九五年にはラホーヤは世界の神経科学の中心地となっていて、ソーク研究所、スクリプス研究所、そしてカリフォルニア大学サンディエゴ校に、ジェラルド・エーデルマンの神経科学研究所が加わった。ソークでは大勢の神経科学者が研究をしていて、ラルフはそのうちの数人に私を紹介し、私は自分がこの並はずれて多様で独創的なコミュニティの一員であるような気がしてきた。

二〇一一年、ラルフは脳腫瘍が原因で、五二歳という若さで亡くなった。彼がいなくなってほんとうにさびしいが、私の大勢の友人や先輩と同じように、彼が発した意見も私の思考の欠かせない一部になっている。

一九五三年、オックスフォードの学生だったとき、ワトソンとクリックの有名な「二重らせん」論文を、『ネイチャー』誌に掲載されたときに読んだ。そのとんでもない重要性がすぐにわかったと言いたいところだが、私はそうではなかったし、当時のほとんどの人も実際のところそうではなかった。一九六二年にクリックがサンフランシスコに来てマウント・ザイオン病院で講演をしたときにはじめて、二重らせんの重要な意味に気づきはじめた。クリックの講演のテーマはDNAの構造ではなく、分子生物学者のシドニー・ブレナーと行なっていた、DNA塩基の配列がどうしてタンパク質のアミノ酸配列を規定できるのかを究明する研究だった。彼らは四年の熱心な研究のすえ、翻訳には三つ組《み》のヌクレオチドを最小単位とする暗号《コード》が関与していることを明らかにしたところだった。これ自体、二重らせんの発見に負けず劣らず重大な発見だ。

しかし明らかにクリックはすでにほかへと目を向けていた。彼は講演のなかで、将来的に探究されるべき重大な課題が二つあることをほのめかした。それは生命の起源と本質の理解、そして脳と心の関係——とくに意識の生物学的基盤——の理解である。私が聴いた一九六二年の講演の際、今後分子生物学をうまく「処理」できたら、あるいは少なくともほかの人に任せられる段階までもっていけたら、クリック自身がまさにそのテーマに取り組むつもりであることを匂わせていたのだろうか？

一九七九年、クリックが『サイエンティフィック・アメリカン』に掲載した「脳についての考察」

は、ある意味で、神経科学的観点から意識を研究することを正当化するものだった。それ以前、意識の問題はあくまで主観的であり、したがって科学的調査では取り組めないものだと思われていたのだ。

一九八六年、私はサンディエゴで行なわれた会議で彼に会った。大勢が集まり、神経科学者がたくさんいたが、夕食のときにクリックは私を見つけ出し、私の肩をつかんで、自分の隣にすわらせて言った。「症例の話をしてくれ！」とくに彼が望んだのは、視覚が脳の損傷や疾患で変容するケースの話だった。

何を食べたかなど、夕食については何も覚えていないが、さまざまな私の患者について話したこと、それぞれが彼の心に多くの仮説とさらなる研究の提案を、次々と燃え上がらせたことだけは覚えている。数日後、私は彼への手紙に、そのときの経験は「知性の原子炉の隣にすわったようで……あんな白熱したものを感じたことはなかった」と書いた。私がI氏について話したときも、私の患者の多くが片頭痛前兆の数分のあいだ、正常な途切れのない視覚ではなく、「凍りついた」静止画がちかちかするのを経験していることについて話したときも、クリックは興味をそそられた。そのような私の言う「映画的視覚」は、永続する状態なのか、予測可能な方法で引き起こせて研究できるものなのかと詰めよってくるのだ（私はわからないと答えた）。

一九八六年、私はかなりの時間をI氏とともに過ごし、一九八七年一月、クリックへの手紙にこう書いた。「いま患者について長めの報告書を書いています。……実際に書いてはじめて、色がどういうふうに（大脳皮質と心で）構築されるのかがわかりました」

私はそれまでプロとしての人生のほとんどを、「素朴実在論」という考えに執着してすごしてきた。たとえば、視覚は網膜像の転写にすぎないと考える。この「実証主義」の考えは、私のオックスフォード時代に有力だった。しかしI氏を診ているうちに、この考えが脳と心に対するまったく異なる見方に変わった。基本的に脳と心は建設的、あるいは創造的であるとする見方だ。動きの知覚を含めたあらゆる知覚が、同じように脳によって構築されるのだろうかと考えるようになったと、つけ加えた。(2)

私は手紙のなかで、I氏の症例には友人で眼科医のボブ・ワッサーマンと、さまざまな精神物理学的実験を考案して実行したラルフ・シーゲルもかかわっていることに触れた。セミール・ゼキもI氏に会って検査をしたことにも言及した。

一九八七年一〇月末には、ボブ・ワッサーマンとともに『ニューヨーク・レビュー・オブ・ブックス』に書いた論文「色盲の画家の症例」をクリックに送ることができ、一九八八年一月初旬にクリックから返事が来た——ほんとうにびっくりするような手紙だ。びっしりタイプされた便箋《びんせん》五枚に、綿密な議論とアイデアや提案があふれていて、なかには彼が「無謀な推理」とするものもあった。

> 色盲の画家に関するきみのすばらしい論文を送ってくれてありがとう。……きみが手紙で強調しているように、厳密には科学論文ではないにしても、それでも、私の同僚や科学者や哲学者の友人たちも、おおいに関心を抱いた。私たちはグループセッションを二回ほど行ない、さらに私は個別にも何度かもっと詳しく話しあった。

彼は私の論文のコピーに手紙を添えてデイヴィッド・ヒューベルに送ったとも書いていた。ヒューベルはトルステン・ウィーセルと、視覚の皮質メカニズムに関する先駆的研究を行なっていたのだ。クリックが私たちの論文を、私たちの「症例」を、このように議論の俎上に載せていることに、私はとても興奮した。科学は共同事業であって、科学者は互いの研究を共有して考える友愛会のような国際コミュニティであり、そしてクリック自身はこの神経科学界のあらゆる人とつながっているハブのようなものだということを、強く感じることができた。

「もちろん、最も興味深いところは」という文言に続け、クリックはこう書いている。

> Ｉ氏が色の主観的感覚を失うとともに、直観像や夢でも色の感覚をなくしたことだ。このことから、直観像と夢に欠かせない脳の部位が、色の知覚にも必要であることは明らかだ。同時に、色の名前と色の連想についての彼の記憶は、まったく失われていない。

彼はさらに、マーガレット・リヴィングストンとデイヴィッド・ヒューベルによる初期視覚処理の三段階説をまとめたさまざまな論文を丁寧に要約し、Ｉ氏はそのうちの一段階（Ｖ１〔一次視覚野〕の「斑点模様構造《ブロブ》」）、細胞がとくに酸素の欠乏に敏感な部位に、（おそらく軽い脳卒中か一酸化炭素中毒による）損傷を受けたのだと推測していた。

「長文失礼」と彼は最後に書いている。「きみが時間をかけて内容をすべて飲みこんだあと、電話で話をしよう」

ボブとラルフと私は三人とも、クリックの手紙に心を奪われた。読むたびにより深く、より示唆に富むものに思えて、クリックが連発している提案をフォローするには一〇年以上の研究が必要だと感じた。

二週間ほどあとに再び連絡してきたクリックは、アントニオ・ダマシオ（訳注：リスボン生まれの神経学者で、心と意識をテーマにした著作で著名）の症例二件を持ち出した。そのうちの一件では、患者が心象の色は失ったが、夢は色つきのままだった（彼女はのちに色覚を取りもどしている）。

そしてクリックはこう書いている。

きみがI氏をさらに研究する計画だと知って……とてもうれしい。きみが述べていることはすべて重要で、とくにスキャンは……。このような大脳性全色盲の症例ではどのような損傷があるのか、私の友人たちのあいだでまだ意見の一致はない。私はV１のブロブとそれに続く高次の変性だと（とりあえず）言いたいが、これはスキャンで判明する新事実がほとんどないならの話だ（もしV４のほとんどがやられているなら、わかることがあるはずだ）。デイヴィッド・ヒューベルは、あくまで予備的な見解ながらV４損傷説支持だ、と言っている。デイヴィッド・ヴァン・エッセンは、もっと上流の部位があやしいと言っている。

そしてこう締めくくっている。「ここで言えるのは、参考になるのは［このような］患者の慎重かつ徹底的な精神物理学的研究と、損傷部位の正確な特定だけということだと思う（いまのところ、サルの視覚心像と夢の研究方法はわかっていない)」

一九八九年八月、クリックはこう手紙に書いてきた。「いま、視覚的アウェアネスを理解しようとしているが、これまでのところ依然としてまったく不可解だ」。彼は「意識の神経生物学的理論に向けて」という論文の原稿を同封していた。カリフォルニア工科大学のクリストフ・コッホとの共同研究から出す初めての通観的な論文だ。この原稿を見られるとは、とくに、この近づきがたそうなテーマへの理想的な入り方は視覚障害を探ることであるという、彼らが慎重に展開している主張を知ることができるとは、私はなんと恵まれているのだろうと感じた。

クリックとコッホの論文は神経科学者に向けられたもので、二、三ページで非常に幅広い範囲がカバーされていて、難解で高度に専門的な部分もある。しかし、クリックが非常にわかりやすくウィットに富んだ親しみやすい表現で書くこともできることを、私は知っていた。そのことはとくに彼が前に出していた二冊の著書、『生命この宇宙なるもの』(中村桂子訳、新思索社)と『分子と人間』(玉木英彦訳、みすず書房)ではっきりわかる。そのため、彼なら意識の神経生物学的理論を、もっと一般的にわかりやすく、臨床や日常の事例で肉づけして説明してくれるだろうと望みを抱いた(それが実現されたのが、彼の一九九四年の著書、『DNAに魂はあるか』(中原秀臣訳、講談社)だ)。

一九九四年六月、ラルフと私はクリックとニューヨークで夕食をともにした。話はあらゆる方向に広がった。ラルフは自分が最近やっているサルの視覚の研究と、神経レベルでカオスが担う根本的役割に関する考えを話す。フランシス（・クリック）はクリストフ・コッホとの研究の広がりと、意識と神経の相関に関する最新の理論について話す。私はもうすぐ行く予定のピンゲラップ島と、そこに住む大勢の――人口の一〇パーセント近い――先天性全色盲の人々について話す。私はそこにボブ・ワッサーマンと、ノルウェー人の知覚心理学者でピンゲラップ島民と同じように生まれつき網膜に色の受容体がないクヌート・ノルドビーとともに遠征する計画だった。

一九九五年二月、私はフランシスに『火星の人類学者』を一冊送った。出版されたばかりのその本には、「色盲の画家の症例」をフランシスとの議論で部分的にかなり敷衍《ふえん》した拡張版が収録されている。ピンゲラップでの経験や、クヌートの脳には色覚異常に反応してどんな変化が起こっている可能性があるか、クヌートと私で推測しようとしたことについても、フランシスに話した。網膜に色の受容体がない状態なので、彼の脳の色構築センターは退化したのだろうか？　それとも、まだ入力情報を、電気的または磁気的刺激から直接情報が入力されるのを、待っているのではないだろうか？　もしそうなったら、生まれてはじめて彼は色を見るのだろうか？　彼はそれを色だとわかるだろうか、それとも、その視覚経験はいままでにないもので混乱をきたし、色というものをどうカテゴリー化して整理・分類したらいいかわからず途方に暮れるのだろうか？　このような疑問にフランシスも興味をそそられると、私にはわかっていたのだ。

フランシスと私はさまざまなテーマについて手紙のやり取りを続けた。幼いころから目が見えなかったが、そのあと視覚を取りもどした患者のヴァージルについても、長々と手紙に書いたし、手話についてだけでなく、手話をする聾《ろう》者の聴覚野の再配置についての考えも書き送った。そして私はよく、視覚や意識について困惑するような問題が起こると、彼と心のなかで会話をする。これをフランシスはどう考えるだろう？　彼ならどう説明しようとするだろう？　彼ならどうやって調べるだろう？

フランシスのとどまることを知らない独創性――一九八六年に初めて会ったときに衝撃を受けた彼の白熱ぶりや、つねに前を向いて、自分や他人の何年も何十年も先の研究について考える態度――のおかげで、人は彼が不死身だと思ってしまう。実際、八〇代に入ってもなお、彼は聡明で刺激的な論文を次々と発表していて、疲れも、衰えも、年齢もまったく感じさせなかった。そのため、二〇〇三年の初めに、彼が深刻な内科疾患に見舞われていることを知ったときは、ある意味でショックだった。二〇〇三年五月に彼に手紙を書いたとき、そのことが私の心のどこかにあったかもしれないが、私が彼と再び連絡を取りたかったいちばんの理由はそのことではなかった。

私はいつからか時間のことを考えていた――時間と知覚、時間と意識、時間と記憶、時間と音楽、時間と運動。とくに、私たちの目に切れめないように映る時間と運動の経過は錯覚なのだろうかという疑問に、たちもどっていた。私たちの視覚経験は、じつは一連の時間を超越した「瞬間」で成り立っていて、それが脳内の高次のメカニズムによってひとつにまとめられているのではないか。私は片頭痛患者から話を聞き、私自身も経験したことのある「映画のような」連続する静止画に、再び注意を向けていた（ミクロネシアでシャカオに酔ったときには、別の知覚障害として衝撃的な経験もしたことがある）。

このようなことを書きはじめているのだとラルフに話すと、彼はこう言った。「クリックとコッホの最新の論文を読まなくてはだめだ。彼らはそのなかで、視覚的アウェアネスはじつは一連の『スナップショット』からなっているのだと提唱している。あなたの考えと方向性がぴったりだ」

私はフランシスに手紙を書き、自分の論文の草稿を同封した。さらにおまけで、最新の著書『タングステンおじさん』と、視覚について私たちの気に入っているテーマをあつかった最近の論文も入れておいた。二〇〇三年六月、フランシスは長い手紙を送って来たが、そこには知性が火花を散らし、快活さがあふれていて、病気のきざしはかけらもなかった。

きみの昔話を楽しく読ませてもらった。私もおじの助けを借りて初歩的な化学の勉強やガラス吹きをやっていたが、きみほど金属に入れ込まなかったな。私もきみと同じで、周期表や原子構造についての考えにとても感動した。実際、ミル・ヒル［彼の通った学校］での最後の年に、「ボーア原子」と量子力学を用いた、周期表の元素はどうしてあのように配置されるのかの説明を発表した。ただし、どれだけほんとうに理解していたかはわからないが。

フランシスの『タングステンおじさん』への反応には、おおいに興味をそそられ、私は彼にあてた返事で、ボーア原子について発表したミル・ヒルのティーンエージャーと、そのあと物理学者になった彼と、さらにのちの「二重らせん」を研究した彼と、そしていまの彼自身とに、どれだけ「連続性」があるのかと尋ねた。フロイトが六八歳だった一九二四年に、カール・アブラハム（訳注：ドイツ最古参の精神分析医で、フロイト初期の高弟の一人）に書いた手紙を引き合いに出した。フロイトいわく、

「自分をヤツメウナギの脊髄神経節に関する論文の著者だと認めようとすると、人格の統一性がかなり厳しくなる。それでもやはり、そのとおりのようだ」

クリックの場合、見かけの不連続はもっと大きかった。フロイトの場合、最初に興味をもったのが原始的神経系の生体構造だったとはいえ、もともと生物学者だった。それにひきかえフランシスは学士号を物理学で取得していて、戦争中に磁気機雷を研究し、そのあと物理化学で博士課程の研究を行なった。そのあとようやく三〇代――ほとんどの研究者がすでに、自分の選んだテーマに突っ込んだ足が抜きさしならなくなっている年齢――で変貌をとげ、本人がのちに称したとおり「生まれ変わり」、生物学に転向している。自伝『熱き探究の日々』（中村桂子訳、TBSブリタニカ）で、彼は物理学と生物学のちがいを次のように書いている。

自然選択は……次々と積み重ねられていく……。その結果、生物の成り立ちは複雑になり、解明し難くなっている。物理学の基本法則はつねに数式だけで表現でき、おそらく、森羅万象を通じて変るものではない。それに対し、生物学の法則は、自然選択が数十万年かけて作りあげた、複雑な化学的メカニズムを解き明かし、それを一般化したにすぎない事が多い。……私自身、最初の学位をとったのは物理学であり、生物学については三〇歳を過ぎるまで一般の人と同程度にしか知らなかった。そのため、生物学独特の考え方に慣れるまでに多少時間を要した。私にとってはさながら、生まれ変るような思いだった。

（中村訳）

二〇〇三年半ばにはフランシスの病気はかなり悪化し、そのころ週に数日を彼と過ごしていたクリストフ・コッホから、手紙が来るようになった。二人はとても親密になっていたため、彼らの考えは二人のやり取りのなかから生まれる問答体のものが多く、クリストフが私あてに書いてくることには、二人の考えが凝縮されていた。彼の文章は「フランシスと私はあなた自身の経験にさらに二つ三つ疑問があり……。フランシスの考えでは……。私自身はよくわからない」というふうに始まることが多かった。

当時の私の論文（のちに『ニューヨーク・レビュー・オブ・ブックス』に「意識の流れのなかで」として掲載されたもの）に対して、クリックは片頭痛前兆で見えるちらつきの速度について、細かく質問してきた。これは一五年前に初めて会ったときに議論した問題だったが、そのことを彼も私も忘れていたようで、たしかにどちらも以前の手紙について言及しなかった。一九八六年当時には解決策に到達できず、二人ともそれぞれその問題を棚上げし、「忘れて」、無意識のなかにしまい込んでいたその問題が、一五年間温められたのち再び現われたかのようだった。私としては、この問題に対して思い入れが強かったので、二〇〇三年八月、ラホーヤにいるフランシスに会いに行かなくてはならないと思った。

ラホーヤに一週間滞在し、再びソークで研究していたラルフを何度も訪ねた。そこはとても楽しげで競争のない雰囲気だった（部外者としての短い滞在期間中、私にはそう見えた）。それはフランシスが一九七〇年代半ばに初めてソークに来たときに彼を喜ばせた雰囲気であり、彼がずっといることでさらに深まっていた。彼はその年齢にもかかわらず、相かわらずまさに中心人物だった。ラルフは彼の車を指さして、そのナンバープレートにA、T、G、Cの四文字——DNAの四つのヌクレオチド——だけが記されていることを教えてくれた。ある日、背の高い彼が、杖の力を借りてとてもゆっくりだが、背筋をぴんと伸ばして歩いているのを見て、私はとてもうれしかった。

ある日の午後にプレゼンテーションを行なったのだが、始めるとすぐ、フランシスが入って来て、後ろのほうに静かにすわるのが目に入った。彼はほとんどずっと目を閉じていて、居眠りしているように見えたが、私が話し終えると、とても鋭い質問をあれこれとしてきた。一言も聞き逃していなかったのだ。聞くところによると、彼の目を閉じた姿に外部の研究者はだまされるが、あの閉じられた目は、比類ない鋭い注意力と明晰で奥深い知性を覆い隠しているのだ。

ラホーヤでの最後の日、パサデナ（訳注：クリストフ・コッホの所属するカリフォルニア工科大学の所在地）からクリストフが訪ねてくることになっていて、私たちみんながフランシスと妻のオディールから、一緒にランチをするためにクリック家まで上がってくるよう招かれた。「上がってくる」とは言い得て妙なのだ。ラルフと私は車で次から次へとヘアピンカーブを曲がり、上り坂が果てしなく続くように感じたすえに、ようやくクリック家にたどり着いた。明るく晴れわたったカリフォルニアらしい日で、みんなプールの前のテーブルに陣取った（プールの水は真っ青だったが、フランシスが言うには、プールの塗装のせいでも空の色のせいでもなく、地元の水に空気中のちりのように光を散乱する細かい粒子が含まれているせいだった）。オディールはいろいろなごちそう——サーモンやエビやアスパラガス——と、化学療法中で食事が制限されているフランシスのための特別な料理を運んできた。彼女は会話に加わらなかったが、芸術家であるオディールが、フランシスの研究のすべてをつねに把握していることはわかっていた。たとえその根拠が、一九五三年の有名な論文に二重らせんを描いたのも、五〇年後、私をひどく興奮させた二〇〇三年の論文でスナップショット仮説を図解する走る女性のストップモーションを描いたのも彼女である、という事実だけであるにしても。

フランシスの隣にすわっていた私には、彼のもじゃもじゃの眉毛が前より白く、さらにもじゃもじゃになっているのがわかり、そのせいで彼の賢人然とした風貌がさらに際立っていた。しかしこの賢《さか》しらなイメージは、キラキラした目といたずら好きなユーモアのセンスにたびたび裏切られる。ラルフは自分の最新の研究について熱心にフランシスに語った――生きている脳のほぼ細胞レベルの構造を映しだせる光学画像だ。このレベルで脳の構造と活動を視覚化することはこれまで不可能だったが、クリックもジェラルド・エーデルマンも、ちがいはあるにしても、まさしくこの「中間《メソ》」スケールで脳の機能構造を特定していた。

フランシスはラルフの新技術と画像にひどく興奮したが、それと同時に、鋭い質問を次々と浴びせ、とても細かく、それでいて建設的に、ラルフを追及し尋問した。

フランシスといちばん親しかったのは、オディールを除けば「科学界の息子」であるクリストフであり、年齢が四〇歳以上も離れていて気質も経歴もまったくちがう二人が、これほど深く互いを敬愛するようになったのを見ると、心がじーんと熱くなる（クリストフは熱烈で大胆不敵と言えるくらいの運動好きで、危険なロッククライミングと明るい色のシャツに病みつきになっている。フランシスは禁欲的なくらい知的で、彼の思考は感情的なバイアスや判断にまったく左右されないので、クリストフは彼をシャーロック・ホームズになぞらえることがあった）。フランシスはとても誇らしげに、父親のように誇らしげに、クリストフの近刊本『意識の探求』（土谷尚嗣・金井良太訳、岩波書店）について、さらに「その出版後に予定しているあらゆる研究」について語った。これから先のさまざまな調査、何年にもわたる研究――とくに分子生物学とシステム神経科学の収束から生まれる研究――の概要を説明する。クリストフもラルフも、何を考えていただろう。フランシスの健康は急速に衰えていて、彼自身はその膨大な研究計画の端緒しか見られないことは、誰の目にも明らかだった（そしてフランシスにもよくわかっていたはずだ）。フランシスは死を恐れてはいなかったが、死を受け入れることには、二一世紀の科学のすばらしい、ほとんど想像しがたい成果を、自分が生きて見ることはないのだという悲しさがつきまとっていたと思う。意識とその神経生物学的基盤の中心的問題は、二〇三〇年までに十分に理解され「解決される」と彼は確信していた。「きみはそれを見られるよ」と、よくラルフに言い、「それにオリヴァー、きみも私の年まで生きれば見られるだろうね」とも言った。

二〇〇四年一月、私はフランシスからの最後となる手紙を受け取った。彼は「意識の流れのなかで」を読んでいた。手紙にはこう書かれていた。「とてもうまく書けているが、タイトルは『意識は流れなのか？』のほうがよかったと思う。この論文のおもな要点は、そうではないかもしれないということだから」（そのとおりだと思う）

「また昼食に来てくれ」と手紙は締めくくられていた。

エーデルマンの神経ダーウィニズム

一九五〇年代半ば、私が医学校にいたころ、専門的な神経生理学と患者が経験する神経障害という現実のあいだには、埋められない溝があるように思えた。神経学は依然として、一世紀前にブローカが設定した臨床解剖学的手法にしたがっていて、脳内の損傷部位を特定し、それと症状の相関関係を明らかにする。つまり言語障害はブローカの言語野の損傷と関係し、麻痺は運動野の損傷と関係する、といった具合だ。脳は小さい器官の集まりかモザイクであり、それらは各々特定の機能があるが、なんらかのかたちで相互接続していると考えられていた。しかし脳が全体としてどう働くかについては、ほとんどわかっていなかった。一九八〇年代初めに『妻を帽子とまちがえた男』を書いたとき、私の考え方はまだこのモデルに根ざしていて、神経系は一定不変で、機能ごとに「あらかじめ特化した」部位があると見なしていた。

そのようなモデルは、たとえば失語症の人の損傷部位を特定するのには役立つ。しかし、学習や練習効果はどう説明できるのか？　人が一生を通じて行なっている記憶の再構成や補正をどう説明できるのか？　適応過程や神経可塑性《かそせい》をどう説明できるのか？　意識を――その豊かさ、その全体性、そのたえまなく変化する流れ、そのさまざまな障害を――どう説明できるのか？　個性や自己をどう説明できるのか？

一九七〇年代から八〇年代にかけて、神経科学は飛躍的進歩をとげていたが、実際には、概念の危機というか希薄さがあった。神経学から子どもの発達、言語学、さらには精神分析にいたるまで、さまざまな異なる分野の見解と豊富なデータを説明できる、一般理論がなかったのだ。

一九八六年、『ニューヨーク・レビュー・オブ・ブックス』に掲載されたイスラエル・ローゼンフィールドのすばらしい論文を読んだ。そのなかで彼はジェラルド・M・エーデルマンの革新的研究と意見について論じていた。エーデルマンはとにかく大胆だ。「神経科学の革命が始まろうとしている。これが終わったときには、心がどう働くか、人間の本質を支配するのは何か、人はどうやって世界を理解するのか、私たちは知ることになる」

二、三カ月後、私はローゼンフィールドとともに、本人に会う手はずを整えた。場所はエーデルマンと彼の神経科学研究所があったロックフェラー大学に近い会議室だ。

エーデルマンはずかずかと入って来て、軽くあいさつし、それから二〇分か三〇分とめどなくしゃべって、自説の概要を説明した。私たち二人とも、口をはさむ勇気がなかった。そのあと彼は突然別れを告げた。窓の外を見ると、ヨーク・アヴェニューを脇目もふらずに早足で歩く彼が見えた。「あれが天才の歩き、偏執狂者の歩きだ」と私は思った。「とり憑かれた人のようだな」。畏怖と羨望の念がわいてくる。あんなものすごい集中力がどれだけ欲しいことか！　しかしふと、あんな脳で生きるのはあまり楽ではないかもしれないと思った。実際あとで知ったのだが、エーデルマンは休暇を取らず、ほとんど眠らず、とめどない思考に駆り立てられ、さいなまれているも同然で、よく真夜中にローゼンフィールドに電話をかけたものだ。私は控えめな才能で幸せなのかもしれない。

一九八七年、エーデルマンは『神経ダーウィニズム（*Neural Darwinism*）』を出版した。それは画期的な本で、彼が神経細胞群《ニューロンぐん》選択（淘汰）説とか、もっと刺激的に神経ダーウィニズムと呼んだ、非常に急進的な考えにまつわる問題を提示して探究する一連の書籍の第一号である。私はこの本と格闘したが、ところどころ理解できなかった。その理由は、ひとつにはエーデルマンの考えの斬新さにあり、ひとつには本が抽象的で具体例がないことにあった。ダーウィンは『種の起源』を「ひとつの長い論証」だと言ったが、それを自然（そして人為）選択の数々の例や、小説家のそれに似た文章力が支えている。それに引きかえ『神経ダーウィニズム』は純粋な論証であり、最初から最後まで、ひとかたまりの真剣な知性に訴える概要書なのだ。エーデルマンの研究の密度と大胆さ、そして独創性、言葉の限界を超える押しの強さには、圧倒されるものがある。

私は自分の『神経ダーウィニズム』に、神経科医と精神科医としての訓練も受けているエーデルマン自身がやってほしかったと思いながら、臨床例の注釈を書きこんだ。

一九八八年、私はジェリー（ジェラルド）・エーデルマンと再会した。二人ともフィレンツェで行なわれた記憶術に関する会議でプレゼンを行なったときのことだ。(3) 会議のあと、私たちは夕食をともにした。最初に会ったときの、ひとりでしゃべりまくった彼とはまったくちがう印象だ。あのときは一〇年におよぶ真剣な思考を数分に凝縮しようとしていた。このときの彼はもっとリラックスしていて、私の緩慢さにも寛大だった。そして口調は気軽な会話という感じだ。ジェリーは私の診療経験——彼の考えと関連があるかもしれない経験、脳の働きと意識についての彼の説に関係しそうな臨床例——を知りたがった。彼はソーク研究所のクリックと同じように、ロックフェラーで臨床の仕事からやや遠ざかっていて、やはり臨床データに飢えていたのだ。

テーブルには紙のテーブルクロスがかかっていて、要点があいまいなとき、私たちはそこに図を描いては、意味を徹底的に検討した。食事を終えるまでに、私は彼の神経細胞群選択説を、あるいはその一部を、理解できた気がした。その説は、神経学と心理学の広範な知識に光明を投じるように思える。そして知覚、記憶、学習についての妥当で検証可能なモデルであり、脳の中の、自然選択が作用し双方向的にはたらくメカニズムによって人間が意識を獲得し、他人とは異なる一個人になるプロセスを説明しているようだった。

クリック（と共同研究者たち）は遺伝子コード――平たく言うと体をつくるための一連の命令――を解明したが、エーデルマンは早いうちから、遺伝子コードは体内の細胞一つひとつの運命を決めたり制御したりできないことに気づいていた。とくに神経系内の細胞の発達は、あらゆる種類の偶発性に依存する――神経細胞が死んだり、移動したり（エーデルマンはそのような移動する細胞を「ジプシー」と呼んだ）、予測不能なかたちで互いに結びついたりする――ので、一卵性双生児でさえ誕生のときにすでに、脳内の細かい神経回路はまったく異なる。二人はすでに別々の個人であり、それぞれの方法で経験に反応するのだ。

クリックやエーデルマンの研究の一世紀前に、フジツボの形態学を研究していたダーウィンは、同じ種のフジツボでまったく同じ個体は二つとないことに注目していた。生物集団はそっくりの複製ではなく、さまざまな異なる個体で構成されている。自然選択が作用する対象はまさにそのような、互いに異なるものが集まった集合体なのであり、一部の系統は生き延びて子孫を残し、そのほかは死に絶える（エーデルマンは自然選択を「巨大な死の機械」と好んで呼んだ）。エーデルマンは駆け出しのころから、個々の生命体――とくに高等動物――が成長していく過程にも、そうした自然選択に似たプロセスがないはずはないと考えていた。生きていくうえで経験したことがらが神経系の特定の接続または配置を強め、ほかのものを弱めたり消したりする働きをするのだ(4)。

エーデルマンは選択と変化の基本単位は単一のニューロンではなく、五〇から一〇〇〇個の相互に接続したニューロン群だと考えた。だから自分の仮説を神経細胞群選択説と呼んでいる。そして自分の研究をダーウィンの仕事の仕上げととらえ、何世代にもわたる自然選択という考えに、一個体の生存期間内における細胞レベルの選択を加えた。

たしかに、私たちの遺伝子プログラミングの一部として、生来の好みや性向がある。そうでなければ、赤ん坊にはなんの傾向もなくて、何かをしよう、何かを探そう、生きようとする行動が起こらない。このような（たとえば食べもの、温かさ、他人との接触を求める）基本的性向は、生きものの最初の動きと闘いを導く。

そして生理学の基本レベルで見ても、勝手に起こる反射作用（たとえば痛みへの反応）から生来の脳内メカニズム（たとえば呼吸など不随意機能の制御）まで、さまざまな感覚と運動の既定要因がある。

しかしエーデルマンの見解では、ほかにプログラムされているもの、組み込まれているものはほとんどない。カメの赤ん坊は孵化した時点ですぐに出て行ける。人間の赤ん坊は準備ができていない。知覚その他のあらゆる種類のカテゴリーをつくり、それを使って世界を理解しなくてはならない――一人ひとりが自分の世界をつくり、その世界を進んでいく方法を見つけなくてはならない。そこでは経験と実験がきわめて重要だ。神経ダーウィニズムとは、煎じ詰めて言えば、経験にもとづく選択である。

　エーデルマンに言わせると、脳の真の機能「機構」は、無数のニューロン群がもっと大きな単位、つまり「地図《マップ》」に組織されてできている。これらの地図は、千変万化でとてつもなく複雑だがつねに意味のあるパターンでたえず対話していて、数分か数秒で変化するのかもしれない。イギリスの生理学者C・S・シェリントンが脳を「魅惑的な織機」として描いた詩的表現が思い出される。「無数の杼《ひ》がすばやく動いて、崩れていく模様を織り上げている。つねに意味のある模様だが、けっして持続しないのだ。いくつもの小さい模様が移動しつつ調和している」

　特定の要素カテゴリー――たとえば視野内の動きや色――に選択的に反応する地図の生成には、膨大な数のニューロン群が同期しなくてはならないだろう。解剖学的に不動のあらかじめ決まった皮質の部位で、地図が生成される場合もある。色がその一例で、色は大脳皮質の視覚野のＶ４と呼ばれる領域でおもに構築される。しかし皮質のほとんどは可塑性で、必要とされるどんな機能も（限界はあるが）果たすことができる、多能性の「地所」である。だからこそ、耳の聞こえる人では聴覚野となるものが、生まれつき耳の聞こえない人では視覚の目的に再配置される可能性があり、同様に、通常は視覚野であるものが、生まれつき目の見えない人ではほかの感覚のために使われることもある。

　ラルフ・シーゲルは、視覚的課題に取り組むサルの神経活動を調べていて、活動を記録するために単一の神経細胞に電極を差し込む「ミクロ」手法と、反応している脳の全領域を示す「マクロ」手法（機能的ＭＲＩ、ＰＥＴスキャンなど）のあいだの大きな隔たりを、はっきり認識していた。その中間のものが必要だと意識して、彼は非常に独創的な光学的「メソ」手法を開発した。その手法を使えば、数十から数百個のニューロンが相互に作用して同期するところを、リアルタイムに見ることができる。彼の発見のひとつは──最初は予想外で不可解だったが──ニューロンの集合体、つまり地図は、サルが異なる感覚入力を学んだり、それに適応したりすると、ものの数秒で変化する場合があることだ。これはまさにエーデルマンの神経細胞群選択説のとおりであり、彼の説の意味するところについて、ラルフと私は互いに何時間も議論し、クリックと同じようにラルフの研究に関心をもっていたエーデルマン本人とも話しあった。

対象の知覚に関するかぎり、世界は「ラベルづけ」されていない、とエーデルマンは好んで言う。知覚は「すでに各々の対象へと解析されたかたちで」得られるわけではない。人が知覚するには、自分なりに行なうカテゴリー化によるしかないのだ。「あらゆる知覚は創造する行為だ」とエーデルマンは言う。人が動き回るとき、感覚器官は世界のサンプルを抽出し、そのサンプルから脳内に地図がつくられる。そのあとの経験から、成功した──「現実」構築のために最も有益で有力であるという意味で成功した──知覚に対応する地図の生成が、選択的に強化される。

エーデルマンはここで、より複雑な神経系に特有のさらなる統合活動について語り、「再入力性の信号伝達」と呼んでいる。彼の考えでは、たとえばイスの知覚は、まず活性化したニューロン群が同期することによって「地図」がつくられ、そのあと視覚野のあちこちで起こっている地図生成──イスのさまざまな知覚的要素（大きさ、形、色、「脚」、アームチェア、ロッキングチェア、ベビーチェアなどほかの種類のイスとの関係）についての地図生成──がさらに同期する必要がある。このようにして、豊かで柔軟な「イスというもの」の知覚ができ上がり、それによって、種類が無数にあるイスをイスとして瞬時に認識できるのだ。この知覚の一般化はダイナミックなので、たえず更新される可能性があり、無数の細部が活発にたえまなく統合される必要がある。

そのような、ニューロン発火の相関と同期が脳の離れた部位のあいだにまたがって起こるには、脳地図間の非常に強力な結合が必要だ。すなわち、何百万という線維による再帰的な結合である。たとえば、イスに触れたことによる刺激はある地図セットに影響し、イスを見たことによる刺激は別の地図セットに影響する可能性がある。そしてイスを知覚する過程の一部として、二つの地図セット間で再入力性の信号伝達が起こる。

カテゴリー化は脳のおもな仕事であり、再入力性の信号伝達によって脳は自らこしらえたカテゴリー分けそのものをカテゴリー化し、それを再カテゴリー化することができる。そのようなプロセスから壮大な上行性の経路が開けて、さらに高いレベルの思考と意識が可能になる。

再入力性の信号伝達は、たとえれば神経の国連のようなものかもしれない。そこでは大勢の代表者が話しあっているが、その会話には外部からたえず入ってくるさまざまな報告が盛り込まれていき、それらがまとめられることでいっそう大局的な見地に立つことが可能になり、新しい情報が相関して新しい見識が生まれる。

かつてコンサートバイオリニストになるつもりだったエーデルマンは、音楽のたとえも使っている。BBCラジオのインタビューで次のように語った。

想像してみてください。弦楽四重奏団の四人の奏者が一万本のワイヤでランダムに結ばれていて、彼らが言葉を発しなくても、信号が秘密裡にあらゆる方向に行ったり来たりして、それで「ふだんは奏者間の阿吽《あうん》の呼吸で行なわれているように」一連の音全体が統一のとれたアンサンブルになるのです。脳の地図が再入力によって機能するというのはそういうことです。

奏者は結ばれている。各奏者が個々に音楽を解釈して演奏しているが、つねに奏者どうしが合わせ合わせられる。最終的な解釈とか、「マスター」の解釈といったものはない。音楽は集団でつくられ、どの演奏もかけがえがない。これがエーデルマンの脳のイメージだ。オーケストラであり、アンサンブルだが、指揮者なしで独自の音楽を奏でるオーケストラである。

あの晩、ジェリーとの夕食を終えてホテルまで歩いてもどるとき、私はなんだか恍惚としていた。アルノ川の上空に浮かぶ月が、これまで見た何よりも美しく思える。何十年にもわたる認識論への失望から解放された気がする。浅はかで見当ちがいのコンピューターのたとえを聞かされる世界から抜け出し、生物学的にとても意義深い世界、脳と心の現実にふさわしい世界に到達できたように思う。エーデルマンの説は、初の真に包括的な心と意識の理論、初めて個別性と自律性を生物学的に説明する理論だった。

私は「生きてこの説を聞けるとはありがたい」と思った。想像するに、その気持は一八五九年に『種の起源』が出たとき、多くの人々が感じたものにちがいない。自然選択の考えは度肝を抜くものだったが、よく考えればわかりきったことだった。同様にその晩、私はエーデルマンの意図していることを把握したとき、ハクスリーが『種の起源』を読んで言ったように、「自分でこれを考えつかなかったとは、私はなんてばかなんだ！」と思った。突然、すべてのもやが晴れたようだった。

フィレンツェからもどって二、三週間後、私は別の、まさかと思うようなこっけいな啓示を突然得た。ジェファーソン湖まで、サリヴァン郡の緑深い田舎をドライブしていて、静かな畑と生垣を楽しんでいたとき、目に入った——牛だ！　しかし、動物の生態に対する新たなエーデルマン的視点で見ると輝いている。脳がたえずあらゆる知覚と動きをマッピングしている牛、カテゴリー化とマッピング、そしてものすごいスピードで発火しながら対話するニューロン群とで構成される内的世界をもつ牛、一次意識という奇跡の過程ではち切れそうな、エーデルマンの牛だ。「なんてすばらしい動物なんだ！」と、私は心のなかで思った。「これまでこんな目で牛を見たことはなかった」

自然選択は牛全般がどうして生まれたかを示すことはできたが、この特定の牛であるとはどういうことかを理解するのに、神経ダーウィニズムが必要である。この特定の牛になることができたのは、経験が脳内の特定のニューロン群を選択し、その活動を増強したからだ。

哺乳類、鳥類、そして一部の爬虫類には「一次意識」がある、つまり複雑で変化する環境に適応するのに役立つシーンを頭のなかに構築する能力をもっていると、エーデルマンは考えた。エーデルマンに言わせると、そんな能力が得られたのは、進化のどこか「超越的な瞬間」に、新しいタイプの神経回路——ニューロンの地図どうしを結ぶだけでなく、新しい経験を統合してカテゴリーを再カテゴリー化する、形成途上にある無数の広域マッピングそのもののあいだも並列かつ再帰的に結ぶ回路——が出現したことによる。

エーデルマンはさらにこう主張する——進化のどこか二度めの超越的な瞬間に、人間（とおそらくサルやイルカなど数少ない種）のなかで、さらに高レベルの再入力性の信号伝達によって「高次の意識」の発達が可能になった、と。高次の意識によって、普遍化と内省、そして過去と未来の認識がもつ新たな力がもたらされたので、最終的には自己意識、つまり「世界のなかにあるこの私」という認識が実現した。

一九九二年、私はジェリーとともに、ケンブリッジのジーザス・カレッジで行なわれた意識に関する会議に出席した。ジェリーの本はたいてい読みにくいが、彼が話すのを見聞きすると、聴衆の多くは貴重な体験をしたという気持になる。

その同じ会合で——きっかけは忘れたが——ジェリーに言われた。「きみは理論家ではないね」「わかっている」と私は言った。「でも、私はフィールドワーカーであって、きみがやっているような理論構築には、私のやっているフィールドワークが必要だ」。ジェリーに異論はなかった。

日常の神経科の診療で、古典的な神経学による説明を完全に打ち砕くような状況によく遭遇し、根本的にちがう種類の説明を切に求めるのだが、エーデルマンの考えでは、そのような現象は、神経の損傷か疾患の結果として生じる局部的または高次のマッピングの破綻として、説明できることが多い。

ノルウェーでの事故で負傷し身動きできない状態をへて、左足が「他人のもの」になったとき、私の神経学の知識は役に立たなかった。古典的神経学では、情報の知覚と自己の感覚の関係について言えることは何もない。神経の情報の流れが損なわれた場合、どうして手足が意識にのぼらなくなるのか、自分のものではなくなるのか、「縁を切られる」のか、その手足を除く体の残りの部分が急速に再マッピングされるのか、何も教えてくれない。

脳の右半球が感覚野（すなわち頭頂葉）にひどい損傷を受けた場合、患者はたとえ左半身が無感覚になっても、あるいは麻痺しても問題を認識しない、「病態失認」になる場合がある。自分の左半身は「誰かほかの人」のものだと主張する場合もある。そのような患者にとって、たとえ半分の世界で暮らしていても、主観的には自分の空間と世界は完全である。病態失認は古典的神経学の考え方では理解できないために、長年、神経症がひき起こすわけのわからない一症状と誤解されていた。しかしエーデルマンはこうした症状を「意識の疾患」と考えている。片方の脳半球で高次の再入力性信号伝達とマッピングが完全に停止し、その結果、意識が根本的に再編成されているのだ。

神経の損傷のあとに、記憶と意識の解離が起こり、潜在的な知識または記憶だけが残ることがある。そのため、私の患者で健忘症の船乗りのジミーは、ケネディー暗殺の顕在記憶はなく、二〇世紀に暗殺された大統領はいたかと訊くと、「いいえ、知りません」と言う。しかし「それならもしもの話として、あなたの知らないところで大統領暗殺が起きていたとしたら、どこで起こったと思いますか、ニューヨーク、シカゴ、ダラス、ニューオーリンズ、それともサンフランシスコ？」と訊くと、彼は必ずダラスだと「当てる」。

同様に、脳の一次視覚野への重大な損傷による完全な皮質盲の患者は、何も見えないと主張するが、不思議なことに、自分の前にあるものを「当てる」こともある——いわゆる盲視だ。このようなケースでは、知覚と知覚上のカテゴリー化は保持されているが、高次の意識とは切り離されているのだ。

個別性はニューロンのレベルで、最初から私たちに深く植えつけられている。運動レベルでも、赤ん坊は歩いたり、何かに手を伸ばしたりすることを覚えるのに、決まったパターンにしたがうわけではないことが研究で明らかになっている。赤ん坊それぞれが対象に手を伸ばす方法をいろいろ試し、数カ月のあいだに自分自身の運動方法を見出す、あるいは選び取るのだ。そのような個人の学習の神経基盤がどのようなものか思い描きたいなら、一群の動作パターン（とその神経との相関）が経験によって強化されたり取り除かれたりするのを想像するといい。

同じような考え方を、脳卒中などの損傷後の回復とリハビリについてもあてはめることができる。ルールはないし、規定の回復方法はない。患者はみな自分なりの運動と知覚のパターン、目の前の難題に対する独自の解決方法を、見つけ出すか考え出すかしなくてはならない。それを助けるのが、セラピストの繊細な働きだ。

そして広い意味で、人は望むかどうかにかかわらず、自分の人生を送り、生涯自分の道を進む運命にあることを、神経ダーウィニズムは示唆している。

『神経ダーウィニズム』を読んだとき、この本はダーウィン進化論が生物学の様相を変えたように、神経科学の様相を変えるだろうかと考えた。端的に答えれば、変えてはいない。ただし、エーデルマンのさまざまな考えを、それがエーデルマンのものだと認めずに、あるいはおそらく知りもせずに、当然のことと考えている科学者は無数にいる。そういう意味で、明確に意識されるかたちではないにせよ、彼の考えは神経科学の土台そのものを変えているのだ。

一九八〇年代にはエーデルマンの説はあまりに斬新だったので、神経科学の既存のモデルやパラダイムには当てはまりにくく、だから広く受け入れられなかったのだと思う。しかもエーデルマンの文章はひどく難解なところがある。エーデルマンの説は「早すぎた」のであり、時代のはるか先を行っていて、複雑きわまりない、新しい考え方を求めるものだったために、八〇年代には反撃されたり無視されたりしたが、これから二〇年か三〇年のうちに、私たちは新しい技術を用いてその根本理念を実証する（あるいは反証する）ことができるだろう。私にとって彼の説はいまだに、私たち人間とその脳がどうやって個々の自己と世界を構築するかについての、最も有力でエレガントな説明である。

（注1）私が片頭痛前兆で見られる複雑な模様——六角形やフラクタルパターンなどさまざまな形状の幾何学模様——を見せると、ラルフはおおいに関心を抱いた。彼はこのような神経ネットワークの基本パターンの一部をシミュレーションすることができて、一九九二年に私たちはこの研究を改訂版『片頭痛大全』に新たな章として加えた。さらに数学および物理学の直観から、ラルフはカオスと自己組織化があらゆる自然作用の中心にあって、量子力学から神経科学まであらゆる科学と関係していると思うようになり、その結果、一九九〇年に私たちは別の共同研究をすることになった。それが改訂版『レナードの朝』の付録「カオスと目覚め」である。

（注2）数日後、私が受け取った返事のなかでクリックは、片頭痛の患者と、一九八三年のジョセフ・ジールらによる論文に記述されている驚くべき患者とのちがいについて、もっと詳細に知りたがった。ジールの患者は、たとえばお茶をカップに注げなかった。彼女に見えていたのは、注ぎ口からぶら下がる動きのないお茶の「氷河」だったのだ。私の片頭痛患者のなかには、そのような「静止画」が続けざまに見える経験をしたことがある人もいたが、脳卒中のあとに動きを知覚しなくなったジールの患者にとって、その静止画はもっとはるかに長く、それぞれが数秒間続くようだった。とくにクリックは、私の片頭痛患者の連続的な静止画は、連続する目の動きの合間に起こるのか、それともそういう合間のあいだに起こるのかを知りたがった。「このような話題についてあなたとぜひとも議論したい」と彼は書いている。「大脳皮質と心が構築するものとしての色に関するあなたの意見も聞きたい」

クリックへの返事で、私は私の片頭痛患者とジールの動きが見えない女性患者との大きなちがいを詳しく述べた。

（注3）ジェリーの聴衆は心を奪われると同時に当惑した。「心はコンピューターではなく、世界はテープ（tape）ではない」と言ったとき、イタリア人の聴衆はこれを「世界はケーキ（cake）ではない」と聞きちがえたのだ。そのため廊下で、偉大なアメリカの教授がこの不可解な発言で何を言わんとしたのか、熱い議論が交わされた。

（注4）エーデルマンはもともと免疫系との関連で自然選択を取り入れた理論を提唱したのであり、この研究でノーベル賞を受賞している。一九七〇年代半ばに、神経系に類似の概念を当てはめるようになった。

ホーム

飛び出した故郷から顕賞される

自分はこそこそとイギリスを離れたように思うこともあった。イギリスの最高の教育を受け、英語表現の粋《すい》や一〇〇〇年の慣習と伝統を吸収したところで、「ありがとう」も「さようなら」も告げずに、その貴重な精神的財産を、自分に投資されたすべてのものを、国外に持ち出したのだ。

にもかかわらず、私は相かわらずイギリスを本拠地《ホーム》と考え、できるだけ頻繁に帰り、自分の足でこのホームグラウンドにしっかり立つたびに、強気になれた――自分のもの書きとしての力量が上がったような気がした。イギリスの親類、友人、同僚たちと密に連絡をとっていて、一〇年、二〇年、三〇年と重ねたアメリカでの月日も、出張が長引いた、くらいにしか思わず、早晩自分は本拠地《ホーム》に帰るのだと信じていた。

しかしイギリスを「ホーム」と思う感覚は、一九九〇年に大きく揺らいだ。その年、父が亡くなり、メイプスベリー・ロードの家――私が生まれ育ち、イギリスに帰国したときには立ち寄って、よく滞在した家、私にとって隅々にまで思い出と情感が染み込んだ家——が売却されたのだ。もはや自分には帰る場所がないように思えて、それ以降、イギリス行きは「行く」のであって、自分の国や同胞のもとに帰るのではない気がした。

それでも、自分のイギリスのパスポートは妙に誇らしかった。(二〇〇〇年より前は)美しい大きな硬い表紙に金文字が浮き出しになっていて、たいていの国が発行する薄っぺらの小さいものとは大ちがいだ。私はアメリカの市民権を求めようとはせず、グリーンカードを持つ「居住外国人」と見なされることに満足していた。この言葉は、少なくとも自分のふだんの心持ちと一致していた——周囲のすべてに気を配る友好的で従順な外国人だが、投票や陪審義務など市民としての責任を負わず、国の政策や政治にかかわる必要もない。(テンプル・グランディンが自称していたように)自分は火星の人類学者だと思うことが多かった(カリフォルニア時代、西部の山や森や砂漠と一体感を覚えていたときには、そう思うことはもっとはるかに少なかった)。

そして二〇〇八年六月、驚いたことに、私の名前が女王誕生記念叙勲リストに載っていると聞かされた——私は大英帝国勲章コマンダーになるのだ、と。「コマンダー」という言葉にはむずむずした——駆逐艦や戦艦の指揮官《コマンダー》の自分は想像できなかった——が、不思議なことに、その栄誉にかなり深く感動した。

フォーマルな服をはじめ、フォーマルなことは好きではない——ふだんの私の服はだらしなくてぼろぼろで、スーツは一着しか持っていない——が、バッキンガム宮殿での儀式は楽しかった。どうやってお辞儀をするか、女王の前でどうやって後ろ向きに歩くか、女王が人の手を取ったり、話しかけたりするのをどうやって待つか、いろいろやり方を指導される（女王に触れたり、話しかけたりすることはご法度《はっと》だ）。自分が女王の前で気を失うとかおならをするとか、とんでもないことをするのではないかと半ば不安だったが、万事順調だった。儀式のあいだ、私は女王のスタミナにおおいに感心した。私が呼ばれるまでに（その日は受勲者が二〇〇人いた）、彼女は二時間以上も支えなしに立ちどおしだったのだ。彼女は簡潔だが温かい言葉をかけ、私が何を研究しているのか尋ねた。ユーモアのセンスのある、とても品のいい気さくな人だと感じた。まるで彼女が、そしてイギリスが、こう言っているようだった。「あなたは有益で立派な仕事をしました。故郷《ホーム》に帰りなさい。すべて許しますよ」

恐怖と発見の日々

『手話の世界へ』や『色のない島へ』や『タングステンおじさん』執筆のために、診療医としての生活を手放すことはなかった。私はベス・エイブラハムやリトル・シスターズなどで患者の診察を続けた。

二〇〇五年夏、イギリスにクライヴ・ウェアリングを訪ねた。彼はたぐいまれな健忘症の音楽家で、ジョナサン・ミラーによる一九八六年のドキュメンタリー番組『意識の囚われ人』で取りあげられた。クライヴの妻の（私が長年手紙のやり取りをしていた）デボラは、彼に関する注目すべき本を出版したばかりで、悲惨な脳炎に襲われて二〇年になる夫がどんなふうかを私に見てほしいと訴えていた。彼は成人後の人生をほとんど何も思い出せないし、新しい出来事をほんの数秒しか覚えていられないが、それでもオルガンの演奏やコーラスの指揮は、かつてプロの音楽家としてやっていたのと同じようにできるのだ。音楽と音楽記憶がもつ特別な力を体現するクライヴのことを、私は書きたいと思った。彼だけでなく、ほかにもさまざまな「神経と音楽」の話題があることを考えると、音楽と脳に関する本をまとめる試みをすべきではないか。

最終的に『音楽嗜好症《ミュージコフィリア》』（大田直子訳、ハヤカワ・ノンフィクション文庫）というタイトルになったその本は、ささやかな企画として始まった。三章くらいの小さい本になるだろうと考えていたのだ。しかし、音楽の共感覚をもつ人々、どんな音楽も認識できない失音楽症の人々、思いがけず突然、音楽の才能を発揮したり音楽への情熱を燃やしたりする前頭側頭認知症の人々、音楽発作あるいは音楽誘発性癲癇《てんかん》を起こす人々、「耳の虫」や頭のなかで繰り返される音楽や明らかな音楽幻聴にとり憑かれた人々、そういう人たちについて考えはじめると、本はどんどん分厚くなった。

さらに私は音楽がもつ治癒力にも、四〇年前に脳炎後遺症患者で経験して以来ずっと、強く心を引かれていた。彼らがLドーパによって目覚める前のことだ。ほかにも、健忘症、失語症、抑鬱症、さらには認知症など、さまざまな疾患の患者を助ける音楽の力に心を打たれてきた。

一九八五年に『帽子』が出版されて以降、読者からたくさんの手紙が寄せられるようになり、彼ら自身の経験を語っている手紙も多い。そのため、私の活動は診療所の範囲をはるかに超えて広がっているといっていい。『音楽嗜好症』は（のちの『見てしまう人びと』も）、医師や研究者との手紙のやり取りや面談に負けないくらい、そのような読者からの手紙や報告によっても、おおいに内容の濃いものになった。

『音楽嗜好症』には多くの新たな患者や被験者について書いたが、前に書いた患者を再訪し、今回は音楽に対する反応にとくに注目して、新しい脳画像の技術と、脳と心が複合心象とカテゴリーをつくるというコンセプトをふまえて考察した。

七〇代に入ったとき、私の健康は申し分なかった。整形外科的な問題はあったが、深刻なものや命にかかわるものはない。多くの友人や同年輩の人たちだけでなく、三人の兄も全員亡くなっていたが、病気や死についてあまり考えていなかった。

ところが二〇〇五年一二月、突然ドラマチックに癌の存在が明らかになった。右目の黒色腫《メラノーマ》だ。いきなり片側にめらめらと燃え上がるような光が見えて、そのあと部分的に失明したのだ。おそらく時間をかけてゆっくり進行していたものが、その時点で、中心窩《ちゅうしんか》と呼ばれる視覚が最も鋭い中心部の近くまで到達したのだろう。メラノーマはたちが悪いと言われていて、その診断を告げられたとき、私はそれを死刑宣告と受けとった。しかし医師はすぐに、目のメラノーマは比較的穏やかだとつけ加えた。めったに転移せず、おおいに治療可能だという。

癌に放射線を当て、そのあと再び大きくなった領域があったので、数回レーザー光線を当てた。治療が始まって最初の一年半、右目の視力は毎日のように、ほぼ失明からほぼ正常まで大きく変動し、その変動によって私は恐怖から安心へ、そしてまた恐怖へと揺れ動いた。両極端の感情を行ったり来たりしたのだ。

腫瘍とレーザー治療によって、私の網膜——と視力——が少しずつ衰えているあいだに起こった視覚現象に興味津々になっていなかったら、この状況は耐えられなかっただろう（そしてこの状況で生きるのはもっとつらかっただろう）。位相が激しくゆがみ、色がおかしくなり、見えない領域、すなわち暗点が巧妙かつ無意識に埋められ、色と形がとめどなく広がり、目を閉じても物や光景が見え続け、さらに、拡大し続ける暗点にさまざまな幻覚があふれてくるのだ。目だけでなく脳も関与しているのは明らかだ。

失明は怖かったが、死ぬのはもっと怖かったので、私はメラノーマと取引をした。どうしても目が欲しいというなら、体のほかの部分を放っておいてくれれば、目はくれてやろう。

二〇〇九年九月、三年半におよぶ治療のすえ、私の右目の網膜は放射線でもろくなり、大出血し、完全に見えなくなった。網膜がいきなり再出血したため、血液を取りのぞく試みは失敗した。両眼視がなくなって、私は新たに日常生活に支障をきたす（しかし心を奪われることもある）さまざまな現象に見舞われ、それに取り組んで研究せずにはいられなかった。立体視力の喪失は、立体写真好きの私にとって悲しいだけでなく、危険であることも多かった。奥行がわからないので、階段やカーブは地面に描かれた線にしか見えず、遠くにあるものも近くにあるものと同一平面にあるように見える。右目の視野がなくなって、たびたび事故にあった。突然どこからともなく目の前に現われる物体や人と衝突してしまう。しかも、右側が物理的に見えないだけでなく、心の目にも見えない。見えなくなったものの存在を想像することもできないのだ。それは神経学者が半側無視《はんそく》と呼ぶもので、ふつう、脳卒中や脳の視覚野、すなわち頭頂葉の腫瘍により引き起こされる。神経科医である私にとって、このような現象はとくに心ひかれるものだ。というのも、感覚からの入力の不足や異常がある場合に脳がどう働くか（または誤って働くか、あるいは働かないか）を、驚くほどよく概観させてくれるからだ。私はすべてを細かく記録し——メラノーマ日記は九万語にもおよぶ——それを研究して、あらゆる知覚実験を行なった。「左足」の経験と同じように、すべてが自分を使った実験である。

私の目の損傷が知覚に及ぼした影響は、格好の研究材料だった。自分が不思議な現象の世界をまるごと発見しているかのような気がしたが、私のような目に問題を抱える患者はみな、私が経験したのと同じ知覚現象をいくつか経験していると考えざるをえなかった。だから、自分の経験を書くことは、彼らのために書くことにもなるのだ。しかし発見しているという感覚は刺激的であり、その感覚があったことと診察や執筆を続けたおかげで、本来は恐ろしい失意の日々だったであろう期間も、私は前に進みつづけることができた。

新しい著書『心の視力』（大田直子訳、早川書房）に懸命に取り組んでいたとき、次々と新たな不運と手術が私を襲った。二〇〇九年九月、右目の大出血の直後に、左膝の全置換手術を受けなくてはならなかった（これももちろん、かなりの量の日記になった）。手術後、だいたい八週間以内に膝が元どおり完全に動くようになるようにしないと、今後一生、脚が曲がらなくなると言われた。膝を動かすのは瘢痕《はんこん》組織を引っ張ることになり、とても痛いだろう。「やせがまんしないで」と外科医は言った。「必要なだけ痛み止めを使っていいんですよ」。さらにセラピストたちは、痛みのことを口にするのに、官能的とも言える言い回しを用いた。「抱きしめて。身をまかせて」。それは「いい痛み」であって、与えられている短い期間に完全な柔軟性を取りもどすつもりなら、限界まで自分を追い込むことが不可欠だと言われた。

リハビリは順調に進み、一定の動きと力を回復したところで、さらにやっかいな問題が起こった。長年闘ってきた坐骨神経痛が再発したのだ。最初はゆっくりこっそりだったが、あっという間に経験したことのない激しさに到達した。

私はリハビリを続け、動きつづけようとがんばったが、坐骨神経痛に勝てず、一二月には寝たきりになってしまった。膝の手術で処方されたモルヒネがたくさんあって、膝の「いい」痛みにはとても有益だったが、脊髄神経の損傷に典型的な神経痛性の痛みにはほとんど役に立たない(これは「神経障害性」の痛みすべてに言える)。すわることは、ほんの一瞬でもまったくできなかった。

七五歳になったとき、ピアノの演奏と音楽のレッスンを再開していたので(高齢者でも新しいスキルを身につけられることについて書いていて、私自身もそのアドバイスを実行するべきだと考えたのだ)、すわってピアノを弾くことができないのは大きな喪失だった。立ったまま弾こうとしたが、それは無理だとわかった。

書きものはすべて立ったまま行なう。仕事机のうえに、『オックスフォード英語辞典』一〇巻を支えにして、特別な高い台をつくった。執筆に集中することはモルヒネと同じくらい有効で、しかも副作用はない。地獄のような痛みのなか、ベッドに寝ているのがいやでたまらず、できるだけ多くの時間を、間に合わせの立ち机で書くことに費やした。

このとき実際に私は痛みについても考え、書き、読んでいたが、それはあまり考えたことのないテーマだった。ここ二カ月間の自分自身の経験から、少なくとも二種類の根本的に異なる痛みがあることがわかる。膝の手術による痛みは、完全に局部的なものだ。膝の領域より広がることはなく、手術を受けて収縮した組織をどれだけ伸ばすかで決まる。痛みの程度を一〇点方式で簡単に数量化できたし、何より、セラピストに言われたように、それは「いい痛み」であり、受け入れ、向きあい、克服できる痛みである。

坐骨神経痛は質がまったくちがう。そもそも局部的ではない。侵されているL5神経根の支配領域を軽く超えて広がる。膝の痛みのように、ストレッチの刺激に対する予測可能な反応ではない。突然発作的に生じるので、まったく予測できず、備えることもできない。前もって歯を食いしばることができないのだ。その激しさは計り知れない。数量化することはできず、とにかくものすごい。

さらに悪いことに、この種の痛みには説明しにくい独特の感情的要素がある。苦痛とか、苦悩とか、恐怖などの言葉は、その本質をとらえていない。神経痛性の痛みは「抱きしめる」ことも、立ち向かうことも、順応することもできない。人はぶるぶる震え、思考力をほぼ失って、どろどろの状態になってしまう。そのような痛みに襲われると、意志の力もアイデンティティそのものも消えてしまう。

私はヘンリー・ヘッドの傑作『神経学の研究』(*Studies in Neurology*)を読み直した。そのなかで彼は、局部的で、判別できて、刺激に比例する「判別性」感覚と、拡散し、感情がともない、発作的な「原始性」感覚を対比している。この区分は、私が経験した二種類の痛みにそっくり対応しているように思えて、私は痛みに関して、長く忘れられていたヘッドの用語と区分をよみがえらせる、ごく個人的な短い本かエッセイを書こうかと考えた(自分の考えを長々と友人や同僚に話して聞かせたが、書くつもりだったエッセイは仕上げていない)。

一二月には坐骨神経痛があまりにひどくなって、読むことも考えることも書くこともできなくなり、生まれてはじめて自殺を考えた(1)。

脊髄の手術が一二月八日に予定された。この時点で私は大量のモルヒネを服用していて、手術のあと二週間ほどは術後浮腫《ふしゅ》のせいで痛みがひどくなるかもしれないと、外科医から警告され、実際そのとおりになった。二〇〇九年一二月はそのあとも引き続き過酷で、痛みのために服用していた大量の薬のせいだろうが、あらゆる感情が高まり、いきなり希望と不安のあいだを行き来することも多かった。

一日二四時間寝ているのに耐えられなかったが、それでも横になる必要があったので、私はオフィスまで（片手で杖をつき、もう片方の手でケイトの腕をつかんで）なんとか歩いた。そこでは少なくともソファに横になりながらも、手紙を口述したり、電話に出たりして、仕事にもどったふりができた。

孤独癖の終わり

二〇〇八年、七五歳の誕生日のすぐあと、私は好きな人に出会った。作家のビリーはサンフランシスコからニューヨークに移って来たばかりで、私たちは夕食をともにするようになった。生まれてこのかた、気が小さくて引っ込み思案だった私は、彼とのあいだの友情と親密さが深まるに任せたが、おそらくその深さを十分にわかっていなかった。二〇〇九年の一二月、まだ膝と背中の手術から回復中で痛みに苦しんでいるときにようやく、私はそれがどんなに深いかに気づいた。

ビリーは家族とクリスマスを過ごすためにシアトルに向かおうとしていて、出かける直前に私に会いに来て（彼らしいまじめで慎重な口調で）こう言った。「僕はきみに深い愛情を抱いている」。彼がそう言ったとき、私は自分が気づいていなかったこと、あるいは認めないようにしていたこと——

私も彼に深い愛情を抱いていること――に気づき、目から涙があふれた。彼は私にキスをして、行ってしまった。

彼がいないあいだ、ほとんどずっと彼のことを考えていたが、家族と一緒にいる彼の邪魔をしたくなかったので、じれったい気持と震えるような気持で電話を待った。いつもの時間に彼が電話をできない日には、交通事故で障害を負ったか死んでしまったのではないかと不安になり、一時間か二時間後に彼が電話をかけてきたとき、安心で泣きじゃくりそうだった。

このとき、ひどく情にもろくなっていた。大好きな音楽や夕方の黄金色の陽光に涙が出てくる。自分がどうして泣いているのかわからなかったが、愛と死と無常が分かちがたくないまぜになった、強い感情を覚えていた。

ベッドで横になって、私は自分の感情をすべてノートにつけた――「恋に落ちる」をテーマにしたノートだ。ビリーは大みそかの晩に、シャンパンを持って帰ってきた。彼がボトルを開けて、私たちは互いに「きみに」と言いあいながら乾杯した。そのあと日付が変わったときには新年に乾杯した。

一二月の最終週、神経痛が治まってきた。術後浮腫が落ち着いてきたからだろうか？　それとも――考えてみずにはいられなかった仮説だが――恋をする喜びが神経痛に対抗して、麻酔性の鎮静剤とほぼ同じくらいに痛みを和らげられたのだろうか？　恋をすること自体が、オピオイドかカンナビノイドか、マリファナの活性成分のようなもので体を満たしたのだろうか？

一月には、間に合わせの『オックスフォード英語辞典』机で書きものを再開し、立つことが許されるところであれば、少し外出もできるようになった。コンサートホールや講演会場で後方に立ち、立っていられるバーのあるレストランに行き、診察室で立っていなくてはならなかったが精神分析医の受診も再開した。寝たきりになったときに机の上に放り出した『心の視力』の原稿に再び取りかかった。

自分は世間から一定の距離を置いて生きてきたように思えることがある。それがビリーと恋に落ちて変わった。私は二〇歳のときリチャード・セリグに恋をした。二七歳でメルとじれったい思いの恋をした。三二歳ではカールとあいまいな恋をした。そしてこのとき私は（あきれたことに）数えで七七歳だった。

深い、ほとんど地質学的な変化が必要だった。私の場合は生涯の孤独癖、そして潜在的なわがままと自己陶酔が変わらなくてはならない。新しい欲求、新しい不安——相手を求める気持、捨てられる不安——が生活に入ってくる。深い相互適応がなくてはならない。

ビリーと私の場合、それを容易にしたのは共通の興味と活動だった。二人とも作家であり、じつはそれがきっかけで出会ったのだ。私はビリーの著書『解剖学者（*The Anatomist*）』の校正刷りを読んで感心した。そして彼に手紙を書き、彼がたまたま東海岸に来ることがあったら会わないかと提案した（実際に彼は二〇〇八年九月にニューヨークに来た）。私は彼のまじめだが遊び心のある考え方、他人の気持への気配り、そして率直さと繊細さを併せもっているところが気に入った。私にとって、誰かの腕のなかで静かに横になり、一緒に話をしたり、音楽を聴いたり、ただ黙っていたりするのは、未知の経験だった。私たちは一緒に料理をして、正しい食事をすることを覚えた。そのときまで私は

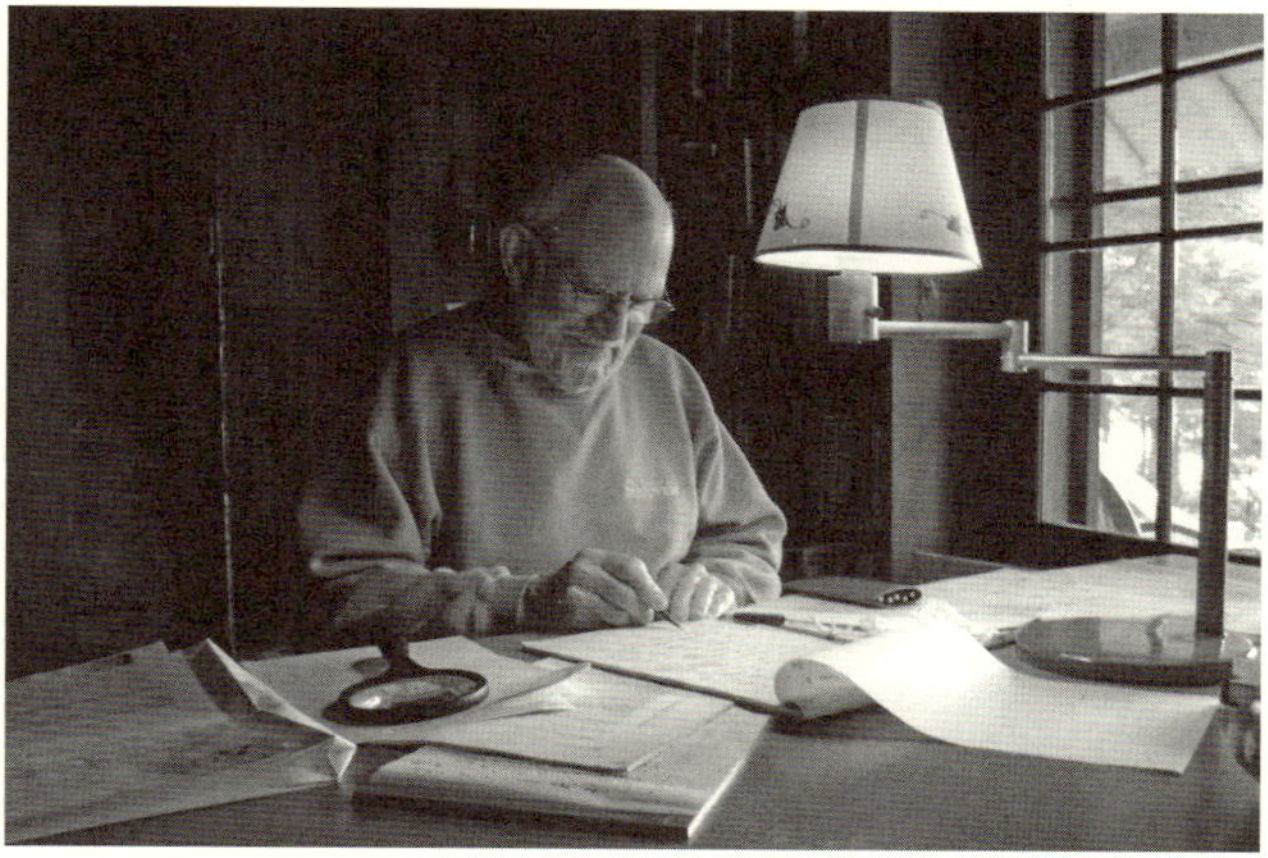

2010年、ブルーマウンテン・センターにて。

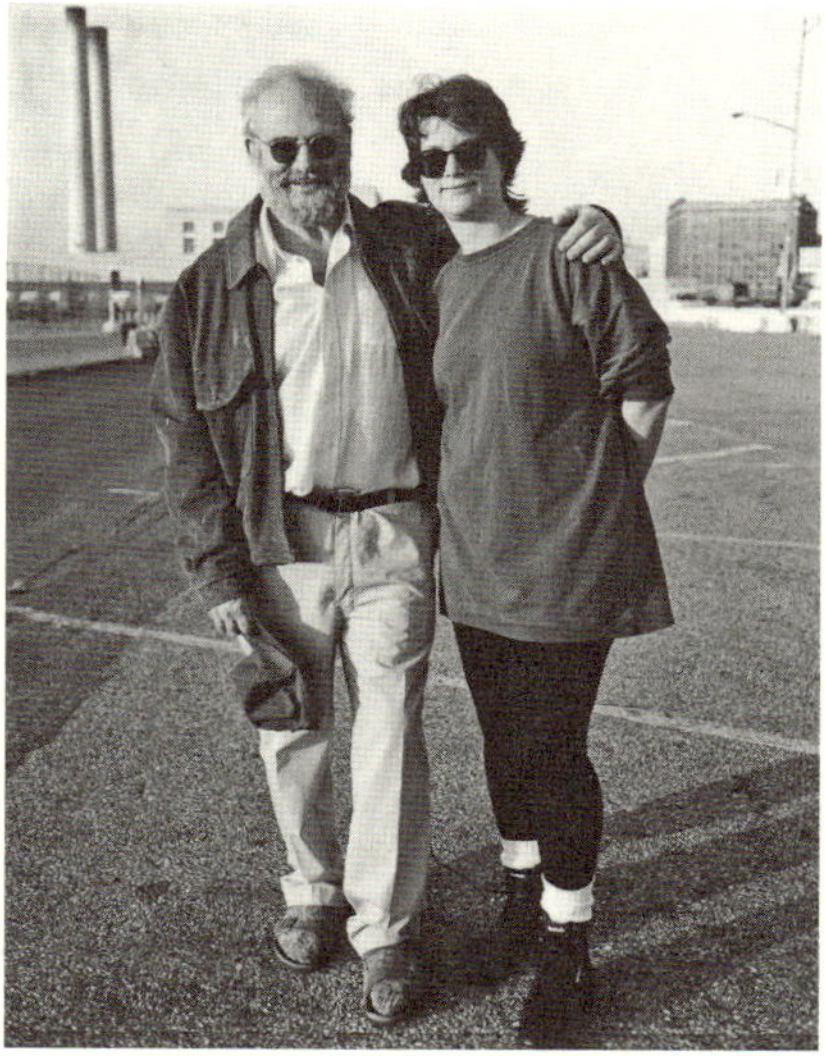

1995年、30年以上も私の助手であり協力者であるケイト・エドガーと。

基本的にシリアルか、立ったままで缶から三〇秒以内に口に入るイワシを食べて生活していたのだ。私たちは一緒に出かけるようになった。（私が好きな）コンサートに行くこともあれば、（彼が好きな）画廊に行くこともあり、私が四〇年以上もひとりで散策してきたニューヨーク植物園に行くことも多い。さらに私たちは一緒に旅行するようにもなった。私の故郷のロンドンでは、友人と家族に彼を紹介した。彼の町であり彼の友人がたくさんいるサンフランシスコにも行き、二人とも大好きなアイスランドも旅した。

国内でも海外でも、私たちはよく一緒に泳ぐ。進行中の作品を互いに読みあうこともあるが、たいていはほかのカップルと同じように、自分が読んでいるものについて話したり、テレビで昔の映画を観たり、一緒に夕日を眺めたり、昼食のサンドイッチを分けあったりする。私たちは穏やかに、さまざまな次元で人生を共有している。ずっと人と距離を置いてきた私にとって、年をとってからの思いがけないすばらしい贈り物だ。

書くということ

小さいころインク少年と呼ばれたが、いまだに七〇年前と同じくらいたくさんインクの染みをつけているように思う。

日記をつけ始めたのは一四歳のときで、その数はついに一〇〇〇冊近くになった。いつも持ち歩く小さなポケット版から大判のものまで、形もサイズもさまざまだ。夜に思いついたことや夢を書きとめるために、いつも枕元にノートを置いているし、プールや湖畔や海岸にも持って行くようにしている。水泳をしているときも考えがいろいろと浮かぶし、とくにまるごと一つの文章や段落のかたちで思いつくこともあって、そういうときは書きとめる必要がある。

『左足』の本を書いているときには、一九七四年に患者としてつけていた詳細な日記をおおいに利用した。『オアハカ日誌』も手書きのノートにずいぶん頼った。しかしだいたいは自分がつけている日記をほとんど見ない。書く行為そのもので十分なのだ。自分の考えや気持をはっきりさせるのに役立つ。書く行為は私の精神生活に欠かせない一部であり、書いているうちに考えが姿を現わし、形になっていく。

私の日記は他人のために書かれるわけではないし、ふだんは私自身も見ないが、特別でかけがえのない自分との対話法なのだ。

紙の上で考える必要性は、ノートに限られるものではない。封筒であれ、メニューであれ、手元にある紙きれの裏にまで広がる。それに私はよく好きな引用句を書き写す。明るい色の紙に書くかタイプして、それをボードにピンで留める。シティ島に住んでいたとき、オフィスは引用句だらけだったし、リングでまとめて机の上のカーテンレールにつり下げていた。

手紙のやり取りも生活の重要な一部だ。私は手紙を書いたり受け取ったりすること——ほかの人々、特定の他人との交流——が総じて好きであり、どうしても「書きもの」ができないときでも、手紙は書けることが多い。受け取った手紙も、自分が書いた手紙のコピーも、すべて取っておく。たとえば一九六〇年にアメリカに渡ったときの波乱に富んだとても重要な時期など、自分の人生の一部を再現しようとするにあたっては、これらの古い手紙が貴重な資料となり、記憶と空想の偽りを正してくれる。

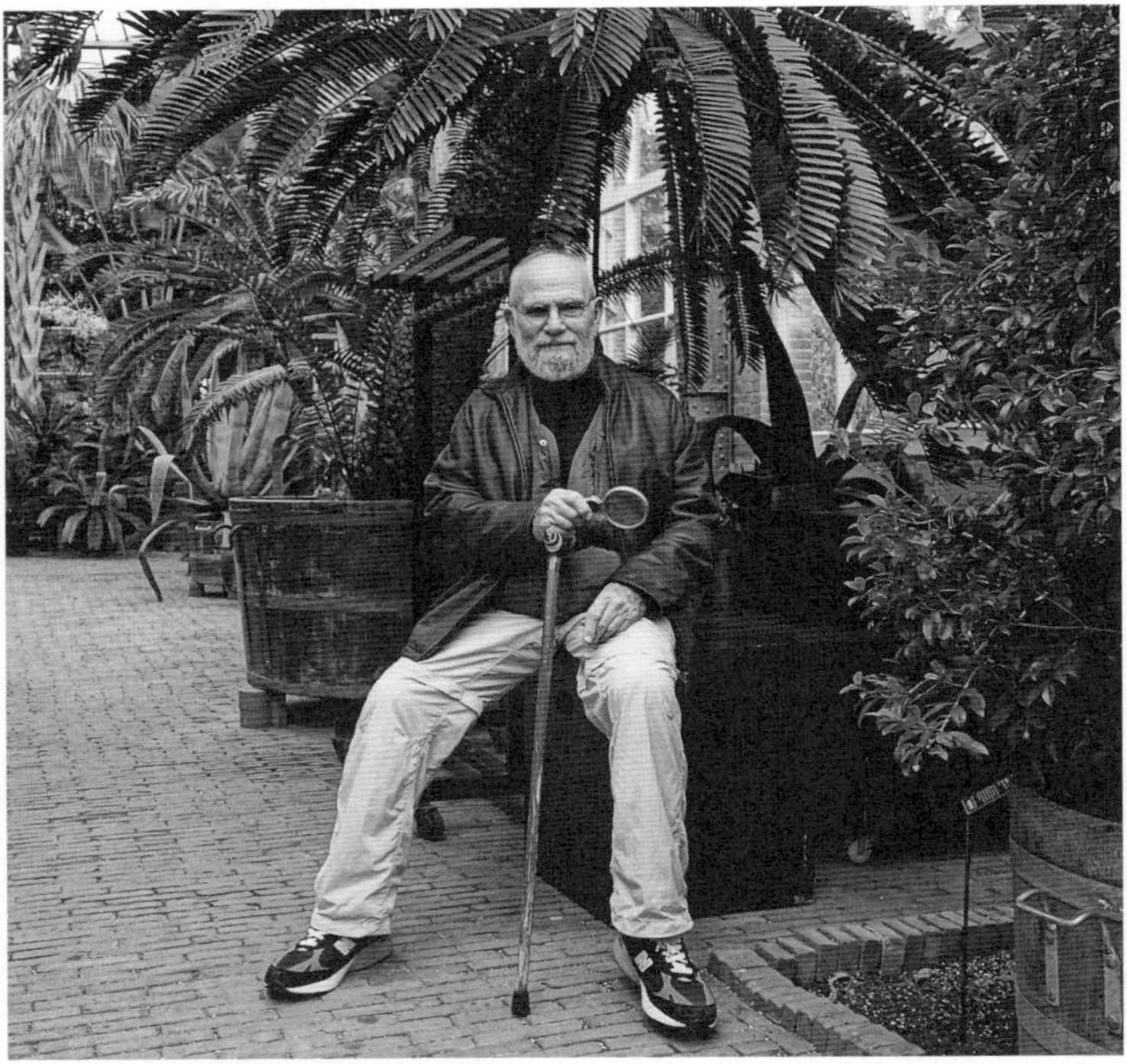

2014年、アムステルダムの植物園でお気に入りのソテツの前で。

私は診療メモの中でも――長年にわたって――大量に書いている。ベス・エイブラハムの患者が五〇〇人、リトル・シスターズ・ホームの入居者が三〇〇人、ブロンクス・ステート病院に出入りしている患者が何千人もいるので、私は年に一〇〇〇件を優に超えるメモを数十年にわたって書き、それを楽しんできた。私のメモは長くて細かくて、小説のようだと言われることがある。

私はよくも悪くもストーリーテラーだ。物語や話に対する感性は、私たちの言語能力、自己意識、そして自伝的記憶に同調していて、人類に共通の性向ではないかと思う。

書くという行為は――筆が進んでいるときにはだが――ほかで得られない満足と喜びを与えてくれる。テーマにかかわらず、書いていると別世界に引き込まれる。文字どおり無我夢中になり、気が散る考え、心配、関心事、さらには時間の経過さえも忘れる。そんなめったにないすばらしい心理状態にあるとき、私は紙が見えなくなるまで、とめどなく書くこともある。紙が見えなくなってようやく、もう暗くなっていて、自分が一日中書いていたのだと気づく。

私は生涯にわたって無数の言葉を紡いできたが、書くという行為は、七〇年近く前に始めたときと同じくらい新鮮で、そして楽しい。

（注1）友人で同僚のピーター・ジャネッタ――UCLAでのレジデント仲間――による発見と技術開発は、発作性三叉神経痛の患者の生活を完全に変え、しばしばその命を救っている。この痛みは目のなかに発作的に起こり、（ピーター の研究以前は）治療法がなく、ほとんどが「耐えられない」もので、自殺につながることも少なくなかった。

謝辞

ケイト・エドガーがいなければ、この自伝をまとめることは不可能だっただろう。ケイトは三〇年以上にわたって、個人秘書、編集者、協力者、そして友人として、私の人生に唯一無二の役割を果たしてくれている（前著『見てしまう人びと』は彼女に捧げた）。そして今回彼女は、二人の献身的な助手ハリー・パーカーとハイレー・ヴォイチクの助けも借りて、一九五〇年代までさかのぼるノートや手紙はもちろん、発表と未発表を問わず、昔の記事や論文などを、ふるいにかけるのを助けてくれた。

友人で同僚の神経科医であるオリン・デヴィンスキーに、とくにお世話になった。彼とは二五年間、医師どうしとして、友人どうしとして、対話を楽しんでいる。オリンはこれまでの本と同じように（『音楽嗜好症』は彼に捧げた）、この本でも科学的および臨床的な部分に鋭い目を光らせてくれた。

クノプフの担当編集者のダン・フランクは、この本のさまざまな段階の草稿を読み通し、その時々に貴重なアドバイスと意見をくれた。

親愛なる友（そして作家仲間）のビリー・ヘイズは、この本の発端、執筆、そして仕上げに深くかかわっていて、私は彼にこの本を捧げる。

長く波乱に富んだ人生のなかで、私にとって愛しい大切な人は大勢いるが、この本ではそのうち一握りの人々しか取りあげることができなかった。出てこなかった人たちも、私はけっして忘れていないこと、そして最期まで記憶にとどめ、愛しつづけることを信じてほしい。

訳者あとがき

「オリヴァー・サックスの自伝をやらないか」というお話をいただいたとき、もちろん「ぜひぜひ」と二つ返事でお受けした。サックスの著書をこれまで三作翻訳してきたこともあるが、ネット上で見ていた原書のカバー表紙に興味津々だったからでもある。短髪のイケメンが革ジャンを着てさっそうとバイクにまたがっている。えっ、これがサックス先生？　いったいどんな青春時代を過ごしていたのだろう？　医師としてのほかに、どんな顔を持っているのだろう？

内容に目を通すと、サックスがみずから語る生涯には、思いがけないエピソードが次々と出てきた。まず冒頭からバイクの話だ。一八歳のときに親の反対を押し切り、勝手に車を売って中古バイクを買った。その後、医師になってからも週末には白衣をレザースーツに着替えてツーリングを楽しんでいたという。バイクでアメリカ一周の旅までしていて、その途中、愛車が故障したときにはヒッチハイクでトラックドライバーの世界をかいま見ている。ちょっとしたロードムービーのようだ。バイクを嫌って挑発してくる車のドライバーに、パンチをお見舞いしたりカメラの一脚を振り回してみせたりする姿は、一見穏やかそうないまのサックスとは結びつきにくい。もうひとつ意外な趣味はウェイトリフティング。病院でただで食べられるダブルチーズバーガーとミルクシェークで「バルクアップ」し、当時のカリフォルニア新記録を打ち立てた。マッチョな脳神経科医を想像するのは難しいが、本文に収録されている写真が何よりの証拠である。私生活に関しては同性愛のことも意外だった。いまとは時代もちがったので、母親に「憎むべきもの」と言われるなど苦悩も大きかったようだ。それでも片思いや失恋の痛み、相手を傷つけた後悔、軽い気持の遊び、真剣な充実した関係など、いくつかの恋愛体験について綴っている。

医師として歩んできた道にも意外な場面がたくさんあった。そもそも医学を志すかどうかでも迷ったという。医者一家だったので周囲は当然と思っていたが、本人としては「あてがわれた職業」という気持が強かった。イギリスから自由の国アメリカへ渡ったのは、しがらみや過去から逃れたいからでもあった。結局は医学の道を進むわけだが、当初は純粋な研究者を目指していた。けれども不器用ゆえに失敗続きで、薬物に慰めを求めるほど落ち込んだ。そして教授から「きみは研究室の脅威になる」とまで言われ、やむなく臨床医に転向するのだが、実はそれが天職だったのだ。この仕事に生きがいを見いだせたからこそ、薬物依存から抜け出して自分とも向き合うことができるようになったと、サックス自身も認めている。そして患者に対して誠実に接する医師として慕われるようになっていった。だが、その後はすべて順風満帆だったわけではない。患者に寄り添うあまりに上司とぶつかり、病院をクビになることもあった。それほど熱く、激しく、とかく「やりすぎて」しまう人なのだ。

しかし特定のポジションに縛られずに、あちこちの病院や施設を「巡回」してさまざまな患者を診る立場は、彼のもうひとつの天職にとって好都合だったといえる。それは「書くこと」だ。学生時代から知識テストや実技は落第でも論文の成績は飛び抜けていたというくらい、サックスは書くことが得意で好きだった。だからこそ、患者の診療記録も詳細な長文になり、それを下敷きにした本を何冊も出すことになったのだ。書くことが好きすぎて、あふれ出てくる文章を切り捨てることができず、本がなかなかまとまらない苦労さえあったようだ。脚注が本文の三倍の分量になるなんて、それは編集者も「激怒」するだろう。もちろん実際に刊行される本はスリム化されているのだが、それでもページの半分以上を細かい文字の脚注が占めている箇所がいくつも出てくると、翻訳者も思わずため息をつくのである。

梅雨入り前に始めた訳出作業も佳境に入り、夏の暑さが少しやわらいできたと感じたころ、「オリヴァー・サックス氏死去」の報を聞いた。末期癌であることはすでに知っていたので、ある程度覚悟はしていたが、本人が振り返った波乱に富んだ人生をたどっているさなかだったので、胸がきゅっと締めつけられる思いだった。ああ、もうサックス先生は患者を診ることも、学生に教えることも、大好きな水泳やシュノーケリングをすることも、そして何より書きものをすることもできないのか。医学をテーマにしながら人間味にあふれる彼のエッセイを、私たちはもう読むことができないのか（ただし本書でも、二月に末期癌を告白した寄稿でも、ほぼ書きあげている本があることを本人はほのめかしている）。つい最近まで新しい著書が出ていたし、亡くなるわずか二週間前にもニューヨークタイムズにエッセイが掲載されていたからよけいに、その喪失感が大きいのかもしれない。

私事で恐縮だが、サックスの『音楽嗜好症』は私にとって翻訳者としての大きな節目となった本である。脳や知覚や意識について、さらには科学読み物の翻訳について、多くを学ばせてもらった。大勢の患者を救った医師オリヴァー・サックス。世界中の人々に感動を与えた作家オリヴァー・サックス。どちらももうこの世にいないと思うと、とてもさびしい。でもいまごろ彼は、自分を医師の道に導いた最愛のご両親、精神を病んでいた兄のマイケル、イスラエルの外相を務めたいとこのアバ・エバン、脳と意識の問題について論じ合ったフランシス・クリック、博物学と科学史への愛情が通じ合っていたスティーヴン・ジェイ・グールド、自伝のタイトルにその詩の題名を借りるほど影響を受けた詩人トム・ガン、そのほか彼の人生に深くかかわり、先に逝った人たちと再会し、科学やら文学やらの話に花を咲かせているのではないか。そんなことを思いながら、生前最後の本となってしまった分厚い一冊を訳し終えたのである。サックス先生、ありがとうございました。

そして本書刊行までにお世話になった多くの方々にもお礼を申し上げます。とりわけ、本書の翻訳の機会と貴重な情報や助言をくださったうえ、読みやすいよう本文に小見出しをつけてくださった早川書房編集部の伊藤浩氏に、そして校正の労をおとりいただいた山口素臣氏に、心より感謝します。

二〇一五年一一月

大田直子

写真クレジット

以下に特記する以外、すべて著者所蔵のもの。

●口絵

p2：Douglas White

p5 上：Lowell Handler, 下：Chris Rawlence

p6：Lowell Handler

p11 下：Kate Edgar

p13：Nicholas Naylor-Leland

p14 上：Marsha Garces Williams, 下：Lorraine Newman, Pan Aqua

p15：Henri Cole

p16：Kate Edgar

●本文中

p37：David Drazin

p59：Charles Cohen

p153：Robert Rodman

p321：Lowell Handler

p323：Lowell Handler

p384：Lowell Handler

p390：Rosalie Winard

p459上：Bill Hayes, 下：Joyce Ravid

p462：Bill Hayes

道程《どうてい》──オリヴァー・サックス自伝《じでん》
2015年12月20日　初版印刷
2015年12月25日　初版発行
＊
著　者　オリヴァー・サックス
訳　者　大田直子《おおたなおこ》
発行者　早　川　　浩
＊
印刷所　株式会社精興社
製本所　大口製本印刷株式会社
＊
発行所　株式会社　早川書房
東京都千代田区神田多町2－2
電話　03-3252-3111（大代表）
振替　00160-3-47799
http://www.hayakawa-online.co.jp
定価はカバーに表示してあります
ISBN978-4-15-209589-3　C0047
Printed and bound in Japan
乱丁・落丁本は小社制作部宛お送り下さい。
送料小社負担にてお取りかえいたします。